现代医院信息化建设与管理实践

主　编　陈　航　宋子申

副主编　邹　芳　陈鹏岗　高　鹏　卫　荣

顾　问　吴德刚　李　辰　钱步月　李　超

指导单位　陕西省卫生健康信息中心

组织编写　陕西省保健学会大健康数据应用专业委员会

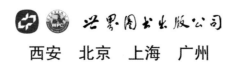

世界图书出版公司

西安　北京　上海　广州

图书在版编目（CIP）数据

现代医院信息化建设与管理实践 / 陈航，宋子申主编 .—西安 : 世界图书出版西安有限公司，2021.11
ISBN 978-7-5192-9032-0

Ⅰ . ①现… Ⅱ . ①陈… ②宋… Ⅲ . ①医院—管理—信息化建设—研究 Ⅳ . ① R197.324

中国版本图书馆 CIP 数据核字（2021）第 230171 号

书　　名	**现代医院信息化建设与管理实践**
	XIANDAI YIYUAN XINXIHUA JIANSHE YU GUANLI SHIJIAN
主　　编	陈　航　宋子申
责任编辑	胡玉平　杨　菲　王少宁
装帧设计	新纪元文化传播
出版发行	**世界图书出版西安有限公司**
地　　址	西安市锦业路 1 号都市之门 C 座
邮　　编	710065
电　　话	029-87214941　029-87233647（市场营销部） 029-87234767（总编室）
网　　址	http://www.wpcxa.com
邮　　箱	xast@wpcxa.com
经　　销	新华书店
印　　刷	西安牵井印务有限公司
开　　本	787mm×1092mm　　1/16
印　　张	19.5
字　　数	380 千字
版　　次	2021 年 11 月第 1 版
印　　次	2021 年 11 月第 1 次印刷
国际书号	ISBN 978-7-5192-9032-0
定　　价	108.00 元

医学投稿　xastyx@163.com ‖ 029-87279745　029-87279675
☆如有印装错误，请寄回本公司更换☆

《现代医院信息化建设与管理实践》
编委会

宇应涛　　空军军医大学唐都医院

安　妮　　西安交通大学口腔医院

孙　冰　　榆林市第二医院

孙　辉　　西安交通大学口腔医院

孙　源　　陕西省肿瘤医院

孙少栋　　榆林市卫生健康委员会

苏　彤　　城固县医院

李　刚　　陕西中医药大学第二附属医院

李世敏　　商洛市中心医院

李宏斌　　陕西中医药大学附属医院

杨　帅　　咸阳市第一人民医院

杨　哲　　陕西省第四人民医院

杨　琦　　西安医学院第二附属医院

吴　强　　延安大学附属医院

吴亚娥　　咸阳市中心医院

邱　宾　　陕西省人民医院

谷孝云　　陕西省卫生健康信息中心

邹　芳　　西安市第一医院

宋子申　　陕西省肿瘤医院

张伟东　　渭南市健康教育所

张建荣　　陕西省核工业二一五医院

张潇东　　神木市医院

陈　航　　陕西省人民医院

陈一博　　西安市精神卫生中心

陈爱德　　安康市中医医院

陈鹏岗　　西安交通大学第二附属医院

邵庆东　　空军军医大学口腔医院

欧阳朝辉　安康市妇幼保健院

周　威　　西安市红会医院

忽　敏　　西安市第九医院

郑　璇　　西安市中医医院

孟天华　　西安交通大学第二附属医院

赵　一　　西安市疾病预防控制中心

赵　磊　　西安市第三医院

胡建栋　　安康市中心医院
胡海龙　　西安市儿童医院
姚　昀　　陕西省肿瘤医院
聂养库　　铜川市人民医院
夏会会　　商洛市卫生健康委员会
徐　刚　　西安交通大学口腔医院
高　鹏　　西北妇女儿童医院
席　娟　　咸阳市卫生健康委员会
曹　建　　西安中医脑病医院
曹　琦　　铜川市卫生健康委员会
曹　锐　　武警陕西省总队医院
曹博伟　　陕西省人民医院
崔克刚　　西安市中医医院
康　艳　　延安市卫生健康委员会
梁宗强　　西安交通大学第一附属医院
董　梅　　陕西省康复医院
蒋　昆　　空军军医大学西京医院
韩　晟　　空军军医大学口腔医院
解卫军　　渭南市中心医院
蔡宏伟　　西安交通大学第一附属医院
熊　炜　　安康市卫生健康委员会
戴　伟　　西安医学院第一附属医院

从"数字中国"到"健康中国"，我国医院信息化建设迎来了新时代高质量发展的春天。《"健康中国 2030"规划纲要》和《国民经济和社会发展"十四五"发展规划》中均对建设全民健康信息化服务体系提出了明确要求，为医疗信息化的未来发展指明了方向。加快推进信息技术与健康医疗的深度融合，既是国家重大发展战略的明确要求，也是优化医疗资源的有效手段，更是创新医疗服务模式的现实需要。

现代医院信息化建设是推动医院高质量发展的有力支撑，是创新医疗服务模式、改善医疗服务的迫切需要，是实现医院管理规范化、精细化、科学化的重要载体。随着智慧医院和临床医疗服务的快速发展，国家对医院信息化建设与发展提出了较高要求。在国家政策和社会需求的双重推动下，利用科技力量助力医院信息化建设，为现代医院智慧化转型提供有力支撑，已成为广大医疗信息化建设者的重任和职责。经过陕西医疗机构卫生信息技术（HIT）工作者的共同努力，编写了《现代医院信息化建设与管理实践》一书，从理论到实践，从探索到创新，从展望到超越，倾力为医院信息化建设"立梁架柱"。这是陕西医疗卫生信息行业的一次大胆探索和有益尝试，也是对陕西医疗卫生信息化建设水平的一次促进和提高，对智慧医院建设也有积极的借鉴意义。

现代医院信息化建设涵盖了基础设施、医院业务应用、信息平台、安全防护、新兴技术等各个方面，需要通过进一步加强顶层设计，依据医疗健康信息标准体系，以评促建，加快推进电子病历系统应用水平分级评价、医院信息互联互通标准化成熟度测评、医院智慧服务分级评估、网络安全等级保护测评等工作，通过规范、应用、创新，不断加强医院信息化标准的建设，大力发展"互联网＋医疗"，用信息技术引领医疗卫生服务，解决患者就医的"三长一短"矛盾，让百姓少跑腿、数据多跑路，落实"最多跑一次"的一站式服务流程再造，真正用技术服务百姓，满足人民群众日益增长的医疗健康需求。

智慧医院是现代医院信息化建设的重要组成部分，包括智慧医疗、智慧管理、智慧服务。医院信息化建设实践充分发挥了信息技术在现代医院建设管理中的重要作用，构建医疗、服务、管理"三位一体"的智慧医院系统，为患者提供更高质量、更高效率、更加安全、更加体贴的医疗服务。同时利用信息化深度推动医院高质量发展，包括公立医院绩效考核数据质量的有效提升以及医保付费 DRG/DIP、互联网医院、远程医疗、分级诊疗等应用，同时通过信息新兴技术构建新基建下医疗卫生应用新场景，包括 5G、大数据、人工智能、区块链和物联网等。

开局"十四五"，启航新征程。医院信息化建设永无止境，希望《现代医院信息化建设与管理实践》这本书，能够抛砖引玉，让医院信息化建设乘风而起，踏歌而行，为实现智慧医院的建设贡献力量，让更多百姓受惠信息化结出的健康医疗硕果！

陕西省人民医院　院长

2021. 11. 29.

前 言 /Foreword

随着信息技术的快速发展，在新基建和新兴信息技术的引领下，医院信息化建设的进程正在提速，医疗信息化发展的方向更加明确，智慧医院建设迎来一轮发展高潮。按照健康中国战略部署，针对医疗卫生新形势、新任务，建设医疗信息化服务体系的目标，"十四五规划"为医疗卫生信息化的未来发展指明了方向。在"数字中国"、"健康中国"、高质量发展等国家战略的指引下，数字化将为医疗健康领域的发展变革加速提供动力，并释放出惠民利民的巨大能量，中国医疗信息化必将迎来以自身高质量发展而促进全行业稳健发展的新阶段。

为了推进医疗卫生行业信息化建设统一标准、统一规范，国家卫健委相继发布了《全国医院信息化建设标准与规范（试行）》和《全国公共卫生信息化建设标准与规范（试行）》，为医疗卫生行业信息化建设提供思路，明确方向。为了促进医院的信息化建设，提高医院管理与业务水平，国家提出的"智慧医院"顶层设计包括智慧医疗、智慧管理、智慧服务三个部分，为构建医疗、服务、管理"三位一体"的智慧医院体系，相继发布了《电子病历系统应用水平分级评价标准（试行）》《医院信息互联互通标准化成熟度测评方案（2020年版）》《医院智慧管理分级评估标准体系（试行）》等评测评级标准和办法，旨在通过"以评促建"，充分发挥信息技术在现代医院建设管理中的重要作用，提升医院的信息化应用水平，实现"智慧医院"的高质量发展。2016年11月7日《中华人民共和国网络安全法》（第十二届全国人民代表大会常务委员会第二十四次会议审议通过）和2021年6月10日《中华人民共和国数据安全法》（第十三届全国人民代表大会常务委员会第二十九次会议审议通过）的颁布，使信息化建设在执行过程中有法可依，同时，网络安全等级保护2.0标准体系正式实施，网络安全等级保护测评工作也全面开启，医院信息化作为关键信息基础设施被纳入保护之列，信息化建设步入了全新发展阶段。

本书的定位是能够成为一本医院信息化整体建设的实用参考书籍，编委成员多为医院信息化工作者，他们有多年的医院信息化建设一线工作经验，是医院信息化从无到有的亲历者、从小到大的建设者、从浅入深的体验者，个中辛酸不足为外人道，从曲折的工作中积累了宝贵的经验。本书从医院信息化建设的宏观角度入笔，内容涵盖信息化建设的各个方面，阐述了现代医院信息化建设与管理实践。

本书分三大篇，共11章。第一篇从第1章至第4章为信息化基础建设要点章节，包括数据中心建设、网络架构设计、安全保障体系、应用系统架构四部分。第二篇从第5章至第7章为信息化系统建设要点章节，包括支撑临床、助力管理和服务患者。第三篇从第8章至第11章为实践应用案例，这也是本书的特点之一，通过不同类型的案例让读者可以有一个好的参考。案例均为医院实际项目案例，从基础、管理、医疗和服务四个方面进行展示。

由于编者水平和时间局限，书中难免会有疏漏之处，恳请广大读者予以批评指正。

编　者

2021 年 11 月

目 录 /Contents ◆

第一篇　信息化基础建设要点

第 1 章　数据中心建设

随着信息化的不断推进及相关技术的发展，我们的生活越来越依赖于信息技术。数据中心通常是指可实现数字信息的集中计算处理、传输交换及存储管理的物理空间，其核心为计算设备、存储设备及网络交换设备等，关键的运营辅助设备有供配电、能源、消防、动环、监控、安防等子系统。数据中心内部设施和环境的安全会直接影响业务设备的稳定运行及其寿命，而且维护点较多，需要给予特殊、充分的重视，同时对于数据中心建设的工程周期、后续的可扩容性和针对整个数据中心的智能化管理也相应有更高的要求。

医院数据中心承担着全院所有信息业务安全运行的重大责任，所以要求能够满足全天（$7 \times 24h$）不间断运行的要求，同时为了响应国家节能减排、绿色环保的要求，数据中心机房的设计也须满足一定的能效指标。现代医院数据中心建设标准应不低于《数据中心设计规范》（GB50174-2017）中 B 级数据中心要求，满足当地绿色节能要求，且在配电和制冷等方面高于 B 级数据中心的要求。

1.1 术语和定义

数据中心：信息系统的中心，通过网络向企业或公众提供信息服务

UPS：不间断电源 (Uninterruptible Power System)

CPU：中央处理器（Central Processing Unit）

SSD：固态硬盘（Solid State Disk 或 Solid State Drive）

HDD：机械硬盘 (Hard Disk Drive)

RAID：磁盘阵列

SAN：存储区域网络（Storage Area Network）

SATA：一种基于行业标准的串行硬件驱动器接口

IOPS：一种性能测试的量测方式

HCI：超融合基础架构（Hyper-converged Infrastructure）

CI：融合基础架构（Converged infrastructure）

Hypervisor：虚拟化软件层

VM：虚拟机 (Virtual Machine)

Host OS：物理主机操作系统

OS：操作系统

VLAN：虚拟局域网

VXLAN：虚拟可扩展的局域网

PDU：电源分配单元（Power Distribution Unit）

1.2 机房建设

1.2.1 组 成

机房是数据中心的重要基础设施，是指在一个物理空间内实现信息的集中处理、存储、传输、交换和管理（图1-1，图1-2）。计算机设备、服务器设备、网络设备、存储设备等是机房的核心设备，机房的组成应根据系统运行特点及设备具体要求确定，宜由主机房、辅助区、支持区、行政管理区等功能区组成。

L1层：大型数据中心集成建设、模块化数据中心解决方案、集装箱数据中心解决方案。

L2层：网络、安全、服务器、存储、IT规划解决方案。

L3层：IAAS解决方案，IDC业务（基础业务、增值业务、云业务），云平台解决方案。

L4层：IDC基础设施咨询规划服务，IDCIT整合和管理服务咨询，数据中心运营管理。

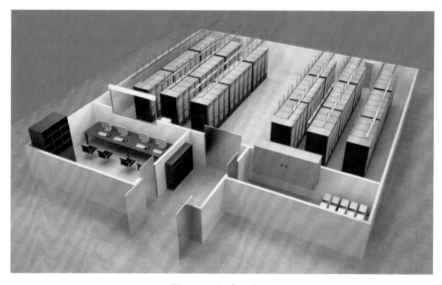

图1-1　机房示意图

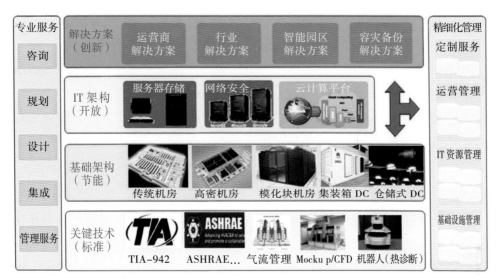

图 1-2　机房整体规划图

1.2.2 基本要求

机房作为数据中心稳定、安全运行的平台，应符合以下条款相应的要求：

• 对环境的温度、湿度要求。

• 对空气的洁净度、新鲜度和流动速度要求。

• 对电源、电压、频率和稳定性、后备时间要求。

• 对照明的照度、眩光、均匀度、稳定性、显色性、光效要求，以及产生有害电磁波的限制和应急照明要求。

• 对各房间楼板荷载要求，包括主机房为 5.0~7.5kN/m²；配线间及网络设备间为 5.0~7.5kN/m²，电源室要根据蓄电池摆放形式确定，一般为 8.0~12kN/m²，一般工作间为 2.5kN/m²。

机房规划设计的基础是关注对电力、制冷能力的提供和必要的基础设施建设，机房建设应满足各项需求，同时也需要满足面向未来快速增长的发展需求。因此，机房必须具备先进、可靠、灵活、高质量和开放的特性，在系统集成和机房建设实施时应该遵循以下 7 种原则。

安全性原则：系统能够及时自动发现故障，力求故障的影响力减至最低程度，波及面缩至最小范围，特别是保障工作人员操作的安全性。

可靠性原则：为保证数据中心内各项业务应用的持续提供服务，基础设施必须整体具有较高的可靠性。

先进性原则：在保证满足当前需求的同时，应兼顾未来业务的预期需求。所采用的设备、产品和软件能代表当今世界技术成熟且又先进的水平，能使整个系统在一段时期内保持一定的先进性。

简单易维护原则：在产品和解决方案设计方面应充分考虑日后管理维护的便利性和科学性，各系统的监测、监控、监管应实现集中化。

智能管理原则：必须考虑建立一套全面、完善的智能管理系统，以便实现先进的集中监控管理，并且可以进行远程管理和故障诊断。如此，便可以迅速定位故障，提高运行性能和服务质量，简化机房管理人员的维护工作，为数据中心安全、可靠的运行提供最有力的管理保障。

环保节能原则：能量消耗与业务匹配，运行系统能有效利用能源，达到环保、节能的目的，现行标准要求新建数据中心 PUE（电源使用效率）值应 ≤ 1.5。

经济性原则：应以较高的性能价格比进行建设，使资金的投入产出比达到最大值。同时，尽可能满足较低的运维成本，提高整体效能与效益。

1.2.3 标准规范

《电子信息系统机房设计规范》GB50174-2008/GB50174-2017（参考）

《电子信息系统机房施工及验收规范》GB50462-2008

《供配电系统设计规范》GB50052-2009

《低压配电设计规范》GB50054-2011

《建筑照明设计标准》GB50034-2013

《通用用电设备配电设计规范》GB50055-2011

《建筑物电子信息系统防雷技术规范》GB50343-2012

《采暖通风与空气调节设计规范》GB50019-2012

《通风与空调工程施工及验收规范》GB50243-2016

《智能建筑设计标准》GB50314-2015

《建筑物电子信息系统防雷技术规范》GB50343-2012

《综合布线系统工程设计规范》GB50311-2016

《综合布线系统工程验收规范》GB50312-2016

《火灾自动报警系统设计规范》GB50116-2013

《火灾自动报警系统施工及验收规范》GB50166-2007

《气体灭火系统设计规范》GB50370-2017

《气体灭火系统施工及验收规范》GB50263-2007

《安全防范工程技术规范》GB50348-2018

《建筑物电子信息系统防雷技术规范》GB50343-2012

其他国家和行业现行的有关技术规范、规程等。

注：以上技术标准、规范或规程如有新版的，则以新版为准。

1.2.4 机房选址

机房一般设于水源充足，电力稳定可靠处，大多在多层建筑或高层建筑物内。应远离产生粉尘、油烟、有害气体及贮存具有腐蚀性、易燃、易爆物品的仓库等；远离强震源和强噪声源；避开强电磁场干扰（如广播发射台、雷达站、高压线等）。主机房净高应根据机柜高度、管线安装及通风要求确定，新建数据中心时主机房建筑层高不宜≤4.0m，主机房净高不宜≤3.0m。

1.2.5 基础装修

地面处理：活动地板下的空间只作为空调管路或电缆布线使用，地板高度不宜≤250mm。

天花板设计：吊顶采用铝合金微孔天花，吊顶主龙骨采用GB38轻钢龙骨，厚度≥1mm，副龙骨为吊顶配套龙骨，顶面做防尘保温处理，敷设10mm橡塑保温板。吊顶吊杆均用膨胀栓固定于结构顶上，吊杆表面均刷涂防锈漆。

墙面处理：墙面材料可根据实际情况进行选择，以不易吸尘、起尘，以及防火、防潮、防静电的材料为宜。

门窗工程：外门设计均采用外开甲级钢质防火门，玻璃隔断上为钢化玻璃门，主机室、UPS室外窗一律做封窗密封处理。

机房的防尘处理：计算机房的洁净度是计算机房合规的一个重要指标，如果空气质量不达标，将会极大地减少计算机的使用寿命，影响其正常工作，因此机房墙身、窗户、门等必须做防尘处理；门窗、墙壁、地（楼）面的构造和施工缝隙，均应采取密闭处理措施。

1.2.6 电气系统

不间断电源：包括交流不间断电源和直流不间断电源系统。为保证电源质量，电子信息设备宜由UPS供电。确定UPS容量时需要留有余量，其目的一是使UPS不超负荷工作，保证供用电的可靠性；二是为了以后扩容增加电子信息设备时，UPS的容量仍然可以满足使用要求。

动力配电：低压配电系统应采用50HZ、220/380VAC、TN-S系统或TN-C-S系统。宜采用专用电力变压器或专用回路供电，其动力系统电源与电子信息设备的电源应分开回路供电，设置专用配电箱（柜），包括双路电源、末端切换、放射式配电系统。

防雷接地：考虑到机房的抗静电要求，应铺设防静电地板。

1.2.7 制冷系统

风冷行级精密空调具体工作原理为，机组开启后，制冷系统内制冷剂的低压蒸汽被压缩机吸入并压缩为高压蒸汽后排至冷凝器，同时轴流风扇吸入的室外空气流经冷凝器，带走制冷剂放出的热量，使高压制冷剂蒸汽凝结为高压液体，高压液体经过过滤器、节流机构后喷入蒸发器，并在相应的低压下蒸发，吸取周围的热量。同时贯流风扇使空气不断进入蒸发器的肋片间进行热交换，并将放热后变冷的空气送向室内。如此室内空气不断循环流动，可达到降低温度的目的。

空调系统无备份设备时，单台空调制冷设备的制冷能力应留有15%~20%的余量。

机房专用空调、行间制冷空调宜采用出风温度控制。空调机应带有通信接口，配RS485或SNMP通信接口。通信协议应满足数据中心监控系统的要求，监控的主要参数应接入数据中心监控系统，并应具备记录、显示和报警功能。主机房内的湿度可由机房专用空调、行间制冷空调进行控制。

空调送风分为下送风方式和水平送风方式，下送风方式利用热空气密度小，往上升，冷空气密度大，往下降，填补热空气上升留下空缺的原理，形成气流循环流动，达到冷却效果。相对于下送风方式，水平送风方式具有以下优点：

• 水平送风设计出发点是"就近制冷"原则。所谓就近制冷，是指缩短空调的送风和回风距离，减少冷风在输送过程中的损耗，提高空调回风温度，提升空调效率。此外，就近制冷还可有效解决机房热点问题。

• 水平送风可以灵活调节送风方向，在一定程度上解决了下送风方式冷风不能到达机柜顶端的问题。

• 列间空调尺寸、风格均与服务器机柜保持一致，整体效果美观大方。

• 结合冷通道封闭组件，形成"冷池"（图1-3）。

• 冷风被有效地凝聚在冷通道内，最大限度降低冷风与热风混合或与外界热交换带来的冷量损耗。

• 冷风在气流作用下，被强制地送入机柜，与服务器热交换后才能进入机房空调，可以有效提高冷风利用效率。

• 热风可以较快地回到空调回风口，回风温度高，空调机组的运行效率更高。

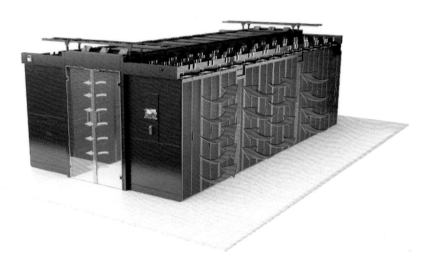

图 1-3 冷通道示意图

1.2.8 机柜系统

当机柜（架）内的设备为前进风 / 后出风冷却方式，且机柜自身结构未采用封闭冷风通道或封闭热风通道方式时，机柜的布置宜采用面对面，或者背对背方式部署。

机房应有配套的可选件（盲板、托盘、理线架、PDU 等），可满足现场安装维护需求。设备机柜符合 IEC60297-3-100-2008 标准，可为数据中心服务器提供可靠稳定的安装空间，能保证服务器的安全运行。

机柜尺寸统一，并采用前后风道。机柜（六角孔）外观如图 1-4 所示。

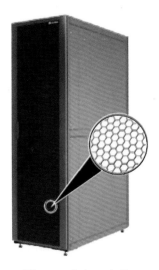

图 1-4 机柜示意图

机柜基本结构要求如下：

- 符合 IEC 60297-3-100-2008，ANSI/EIA RS-310-D 标准，兼容国际标准。
- 颜色一般为黑色。
- 采用高强度 A 级优质碳素冷轧钢板和镀锌板。机柜表面喷涂喷粉厚度应不小于 60μm，采用黑色砂纹工艺，满足防腐、防锈、光洁、色泽均匀、无流挂、不露底、无起泡、无裂纹、金属件无毛刺锈蚀要求。
- 机柜龙门框，可支持膨胀螺栓（地面）或螺栓（底座）固定安装。
- 机柜内部不少于 4 根方孔条，用于安装设备和固定层板。前后方孔条之间距离可支持按照 25mm 步距灵活调节，有具体 U 数标示。
- 机柜非承重部件板厚度不小于 1.0mm，承重部件板厚度不小于 1.5mm。
- 要求静态承载能力不小于 1800kg。
- 机柜前后门均为通风网孔门，通风率为 70%（普通圆孔门）或大于 75%（高品质六角孔门）。
- 按照标准《电信设备抗地震性能检测规范》（YD5083-2005）要求，带载 500kg 测试连续通过 8、9 级烈度结构抗地震考核。
- 整体防护等级应不小于 IP20。
- 所有面板及附件（除工程安装支架）应支持单独拆卸和拼装功能。
- 采用专用的机柜并柜连接件，并柜点设置在机柜门框上，可支持无需拆卸机柜门的情况下实现机柜快速并柜功能。
- 机柜可支持带底座安装、水泥地板安装，防静电地板安装。
- 机柜接地位于立柱下部或上部，提供全方位接地保护。
- 机柜单独为 PDU 或者配电单元设置接地点。
- 机柜可以并列安装，随机应配有并柜连接件。
- 机柜底部留有固定孔，实现与地面或者底座连接。
- 机柜采用直径不小于 40mm 的水平调平支脚，可支持调节高度范围为 10~55mm。
- 机柜用料及螺丝、螺钉等器件均经过防锈处理。

1.2.9 安防管理

1.2.9.1 出入管理

出入管理系统是通过计算机、网络型门禁控制器、电子锁、IC 卡等设备及相关软件实现对区域重要出入口人员进出的统一管理系统，采用非接触读卡器或人体生物特征识别设备（如人脸识别、指纹识别、虹膜识别等），进行权限控制，最主要的特征是安全、稳定。

出入管理范围包括机房出入口、机房监控室、安防设备间、变配电室、UPS电池室、发电机房、动力站房等区域。其主要功能是对什么人在什么时间进出哪个区域的门进行控制。系统可控制进出人员的权限，也可对进出记录进行监视。紧急出口建议采用推杆锁与监控室联动，应具备报警功能。

出入管理系统工作时首先通过管理软件在控制器内设置人员的出入权限，然后将设置参数通过线路下载到现场控制器，控制器按设置的权限对门进行出入控制，不需要始终连接电脑。电脑主要完成从控制器采集相关数据和报警信息存档工作，并且可以通过软件进行强制开门等操作。

出入管理系统可实现如下功能：

• 进出区域的管理。

• 进出人员的管理。

• 进出时间的管理。

• 门禁系统的管理，门禁系统可以实现全局联动，即整个系统中多个控制器的输入、输出之间可以实现联动控制，而不仅仅局限于单个控制器自身的输入、输出之间。

• 报警和事件管理，对发生的报警和事件进行记录，便于存档查看。有些系统可以允许对报警和事件进行有选择性的记录，可通过网络、固定电话、手机等途径将报警信息及时通知相关人员。

• 电子地图，可将楼层、房间的平面路显示在屏幕上，把被控制的区域和门的状态直观地表现出来，有利于安全管理人员更为形象地了解现场情况。

• 门状态监控，即指当前门是开着还是关着。

1.2.9.2 闭路监控系统

闭路监控系统是安全技术防范体系中一个重要的组成部分，是一种先进的、防范能力很强的综合系统，通过遥控摄像机及其辅助设备（镜头、云台等）直接观看被监控场所的一切情况，使被监控场所的情况一目了然。同时，电视监控系统还可以与防盗报警系统等其他安全技术防范体系联动运行，使其防范能力更加强大。闭路监控系统由摄像、传输、控制、显示、录像五大部分组成，监控范围包括机房出入口、机房内部、机房监控室、变配电室、UPS电池室、发电机房、动力站房等区域。宜采用高清彩色网络摄像机，达到摄像无死角，视频内容清晰，可远程监控，存储时间 ≥ 1 个月；不能提供 24h 照明的区域应具有补光措施。

闭路监控系统能在人们无法直接观察的场合，实时、形象、真实地反映被监控对象的画面，已成为人们在现代化管理中进行监控的一种极为有效的观察工具。闭路监控系统还能提供某些重要区域近距离的观察、监视和控制。系统的主要设备配置包括电视监视器、实时录像机和画面处理器等，用户能够调看任意一个画面，并可以通过遥控操作任意一台有遥控功能的摄像机。同时，随着图像及视频技术的发展，闭路监控系统还可以实现无人操作，自动识别入侵者，具备自动跟踪、自动报警等功能。

安防管理系统由管理软件和若干部件组成，共同实现数据中心各环节、基础设施的数据采集与管理。通过柔性拓展的物理架构和模块化设计的思路，既能对单个数据中心基础设施进行管理，也能对多个分地域的数据中心基础设施进行集中统一管理（图1-5）。

智能微模块提供WIFI与无线自组网功能，支持手机移动APP接入无线接入场景和无线自组网。

闭路监控系统具有良好的可视化界面，根据实际需求可以提供全面的管理功能。主要可以监控门禁设备，集成标准的门禁管理系统，实现对门状态、刷卡、权限等关键信息的管理和监控。

管理视频系统，其硬件由摄像机、网络硬盘录像机组成，可以实现视频系统的实时监控、录像存储和回放等管理功能。

微模块数据机房本地提供PAD（微模块级显示屏），支持本地智能管理，可

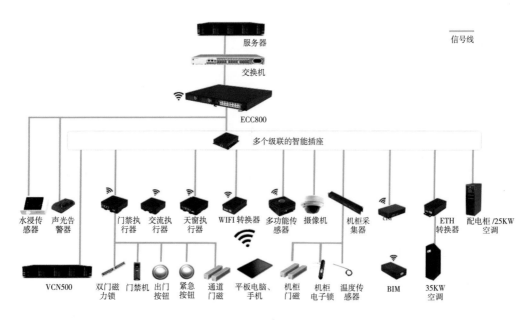

图1-5 安防管理系统图

以实现微模块状态浏览、告警管理、系统配置，支持无线接入数据机房管理系统，通过 APP 可对数据机房设备和环境参数进行实时监测。

1.2.10 消防系统

机房各组成部分应设置火灾探测器、火灾报警控制器、手动火灾报警按钮及火灾声光报警器。

主机房、配电间及电池间应设置气体灭火系统。

运维室、监控室等区域应设置自动喷水灭火系统。

1.2.11 综合布线

1.2.11.1 强电布线

机房供配电系统是机房稳定、安全运行的基础，机房供电系统、照明、接地、UPS 等设计与一般强电设计有所不同，同时与弱电布线紧密相关，设计和施工前必须充分了解机房设备和系统资料，做好电源布置和系统设计，以便合理地满足机房用电要求。

供电距离尽量短，主要是从供电安全角度考虑，电源间应靠近主机房设备。主机房内活动地板下部的低压配电线路应采用铜芯屏蔽导线或铜芯屏蔽电缆。机房内的电源线、信号线和通信线应分别敷设，排列整齐，捆扎固定，长度留有有余量。UPS 电源配电箱（柜）引出的配电线路穿薄皮钢管或阻燃 PVC 管，沿机房活动地板下敷设至各排设备桌、机柜和配线架的背面，经带穿线孔的活动地板引上，穿管保护进入金属导轨式插座线槽、机柜或配线架，控制台或设备桌后的敷线用金属导轨式插座线槽并用螺栓固定，安装在设备桌背面距离活动地板 0.1~0.3m 处。

从设备背面的活动地板穿线孔引入设备（注意：不得与电源线路共用活动地板穿线孔，且间距 ≥ 0.1m），信号线缆避免沿机房墙边敷设，以防与强电线管交叉。活动地板下部的电源线应尽可能远离计算机信号线，并避免并排敷设。如果不能避免时，应采取相应的屏蔽措施。

机房照明负荷和普通空调负荷由电源管理间分别引出动力和照明回路供电。照明和空调负荷线路均沿吊顶内或墙面敷设，避免在弱电机房内活动地板下穿过。

总配电柜、UPS 电源柜、动力配电箱、照明配电箱的金属框架及基础型钢必须接地或接零可靠。门和框架的接地端子间用裸编铜线连接。柜、箱内配线整齐，照明配电箱内漏电保护器的动作电流不大于 30mA，动作时间不大于 0.1s。接地或接零支线必须单独与接地或接零干线相连接，不得串联连接。UPS 电源柜输出端的中性线必须与由接地装置直接引来的接地干线连接，进行重复接地，电阻 <40Ω。

1.2.11.2. 弱电布线

弱电布线系统是一套用于建筑物内或建筑群之间，为计算机、通信设施与监控系统预先设置的信息传输通道。它将语音、数据、图像等设备相连，同时能使上述设备与外部通信数据网络相连接，意即各个弱电系统均可利用其进行信息传输。

机房布线的信息点数量多，而且在机房运行过程中，随着计算机和网络设备的增加会随时增加信息点，因此布线设计应充分考虑扩展性。在路由选材上应尽量采用金属材料，不宜采用 PVC 管材。通过金属管道的良好接地可减少干扰，并提高机房的线路防火等级。对于线槽的布置，一般围绕设备进行，在机柜使用越来越普遍的情况下可以考虑将线槽与成排的机柜平行布局。一般一排机柜布置一条线槽，实现线缆的有序管理，走线槽分为信号线和电源线走线槽，分别用于信号线和电源线走线。机房中的对绞线缆配线架和光纤配线箱可以安装在机柜（架）内，也可以通过支架安装在桥架上。当缆线敷设在隐蔽通风空间（如吊顶内或地板下）时，缆线易受到火灾的威胁或成为火灾的助燃物，且不易察觉，故在此情况下，应采用具有阻燃性能的缆线（图 1-6）。

随着高端机房中地板下送风的精密空调的普遍采用，将线槽安装在活动地板下的模式暴露出了不少问题，增加了火灾隐患，影响了空调风道的通畅。因此，现在不少机房普遍采用上走线的路由模式。

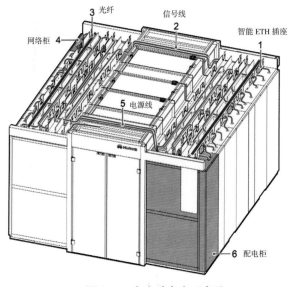

图 1-6 走线槽布线示意图

采用上走线需要有设备布局的配合，这种布局主要适用于标准机架式布局的场合，而且机柜的尺寸（特别是高度）应基本一致。上走线采用的线槽有两种安装模式：支架吊装在顶上和支架支撑在地而上（支撑在地面上容易发生支架和机柜的碰撞，在设计时应注意）。上走线线槽有两种形式：敞开梯形桥架式和封闭式（敞开梯形桥架式是应用的主流）。在设计时，首先仍是根据机房平面中机柜的总体规划，每排机柜设置一路线槽。敞开梯形桥架式的优点是便于维护，不需要额外的开孔，增减线路方便、工作量小，便于发现故障（图 1-7）。

当两个模块之间的距离为 1.2m 时，需要将信号线通过网络柜上方的走线架走到另一个模块。

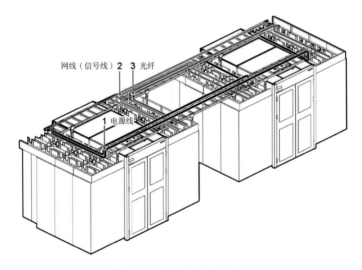

图 1-7 模块间走线示意图

1.2.12 综合运维管理

管理系统由管理软件和若干部件组成，可实现智能微模块各环节、各基础设施的数据采集与管理。管理系统能提供微模块内部设备的实时状态、告警信息等，亦可提供可视化界面，方便用户运维微模块内部设备。能实现微模块内的设备管理，可通过本地 PAD 监控模块内设备信息。PAD 支持无线接入数据机房管理系统，通过 APP 可对数据机房设备和环境参数进行实时监测。模块内动环监控系统采用嵌入式监控系统，提供标准的北向 SNMP 接口，用于接入动环监控平台。嵌入式动环监控系统可实现对微模块内供配电、UPS、空调、温湿度、漏水检测、烟雾、视频、门禁等设备的不间断监控，发现部件故障或参数异常时，会及时采取颜色、E-mail、SMS 和声音告警等多种报警方式进行报警，能记录历史数据和报警事件。

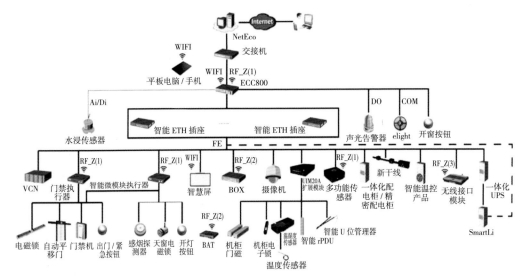

图1-8 微模块监控管理系统架构图

微模块监控管理系统架构如图1-8所示。

- 温湿度监控：对微模块内环境的温湿度进行检测和数据统计。

- 漏水监控：对微模块底部进行漏水检测，提供实时告警信号。

- 烟雾监控：对微模块内的烟雾状态进行监测，提供实时告警信号。

- 配电监控：

a. 支持微模块总输入相电压、电流、频率、功率因数、电能、有功功率、视在功率、负载率、电压电流谐波率、柜内母排温度等检测和数据统计。

b. 支持IT配电支路及空调配电支路的电流、电能、开关状态、触点温度、负载率等检测，电能支持按月、按年统计。

- 空调监控：

c. 支持送风和回风温湿度实时监测。

d. 支持统一配置送风温度设定点，无需每台空调单独设置。

e. 支持风机转速监测显示及运行百分比显示。

f. 支持制冷负载率百分比显示。

g. 支持压缩机运行状态监测显示。

h. 支持过滤网定期更换提醒。

i. 支持显示加热、加湿实时运行状态。

- 视频监控：支持3路摄像机接入，并提供POE供电；可通过Web访问摄像机实时画面，并支持调用历史监控数据。

新兴的数据中心智能运维机器人，可配合运维平台完成对机房内设备及动力环境 UPS 等设施的数据自动采集和分析，综合了自主运动、视觉智能识别、音频检测、危险预警、原地转弯、自主乘坐电梯、人脸识别、人体跟随等多种智能技术，能够替代人工完成部分数据中心运维工作，协助运维人员完成对机房的管理，形成完整的运维报告，提高安全指数，节省运维人员投入。机器人可对数据机房环境、场地设施、机架设备进行智能周期性巡检，并完成智能巡检、智能引导、远程控制、远程多方专家诊断会议等多项检查测试任务。同时，可以帮助快速发现及定位故障和突发事件处，保持数据中心机房功能的高度可用性，保障机房设备稳定运行。

1.3 数据中心

1.3.1 服务器

1.3.1.1 概　述

服务器系统的硬件构成与我们平常所接触的电脑有许多相似之处，主要硬件构成仍然包含如下部分：中央处理器、内存、芯片组、I/O 总线、I/O 设备、电源、机箱和相关软件。由于服务器需要提供高可靠性的服务，因而在处理能力、稳定性、可靠性、安全性、可扩展性、可管理性等方面要求都比较高，其 CPU、芯片组、内存、磁盘系统、网络等必须有较高的可靠性、可能性和可服务性。

服务器系统是计算机数据中心的核心部分（图 1-9），目前医院使用的服务器主要有机架式服务器、塔式服务器、刀片式服务器、服务器存储一体机等类型。

机架式服务器：外形不同于传统的计算机，比较偏向于交换机的外观，有 1U（1U=1.75 英寸=4.445cm）、2U、4U 等规格。机架式服务器安装在标准的 19 英

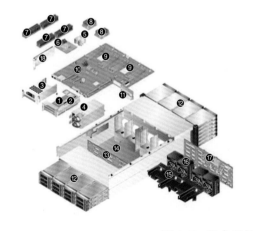

1	PCIe 标卡（安装在 Riser 卡上）	2	IO 模组
3	后置硬盘模组	4	电源模块
5	SATADOM	6	RAID 控制扣卡
7	内存	8	散热器
9	CPU	10	主板
11	电源背板	12	硬盘
13	12 盘后置硬盘背板	14	机箱
15	导风罩	16	风扇模块
17	24 盘前置硬盘背板	—	—

图 1-9 服务器部件

寸机柜里面，这种结构的多为功能型服务器。

塔式服务器：是平时最常见，也最容易理解的一种服务器结构类型，其外形及结构都与平时使用的立式 PC 机相似。

刀片式服务器：是指在标准高度的机架式机箱内可插装多个卡式的服务器单元，实现高可用性和高密度。

1.3.1.2 基本要求

医院信息系统使用的服务器参数要求包括 CPU 参数、内存参数、硬盘参数、电源数量、以太网端口数量、HBA 卡速率和端口数量等。

CPU：主流服务器 CPU 仍按其指令系统来区分，通常分为 CISC 型 CPU 和 RISC 型 CPU 两类。国产化处理器，适合为大数据、分布式存储、原生应用、高性能计算和数据库等应用高效加速，旨在满足数据中心多样性计算、绿色计算的需求。

内存：内存是计算机中重要的部件之一，是与 CPU 进行沟通的桥梁。内存也被称为内存储器，其作用是暂时存放 CPU 中的运算数据，以及与硬盘等外部存储器交换的数据。

硬盘：硬盘是服务器或计算机主要的存储媒介之一，由一个或者多个铝制或者玻璃制的碟片组成。硬盘分为固态硬盘、机械硬盘、混合硬盘，要求支持的磁盘阵列模式包括 RAID0、RAID1、RAID5、RAID6、RAID10、RAID50 等。硬盘根据接口、介质不同，有 SATA、SAS、SSD 三种类型，机械硬盘根据转速不同，常见有 7200r/min、10 000r/min、15 000r/min 等类型。

服务器管理软件是一套处理硬件、操作系统及应用软件等不同层级软件管理与升级、系统资源管理、性能维护和监控配置的程序。

1.3.2 存储设备

1.3.2.1. 存储选型方案

市场上主流的磁盘阵列分为软件和硬件两种，软件磁盘阵列指的是用一块 SCSI 卡与磁盘连接，硬件磁盘阵列指的是阵列柜中具有背板的阵列。企业级磁盘阵列设备控制器选型主要考虑冗余设计、断电保护技术、缓存大小、磁盘阵列的扩展性、前后端链路设计、存储带宽、IOPS 大小、磁盘链路设计，以及存储的管理灵活性、磁盘阵列支持的协议、磁盘阵列的兼容性、远程磁盘阵列维护管理的支持、服务能力等。存储设备的主要指标分析涉及控制器、通道数和带宽等。

控制器：磁盘控制器是介于主机和磁盘之间的控制单元，配置有专门进行过 I/O 优化的处理器，以及一定数量的 Cache。光纤磁盘阵列设备一般都采用带智能磁盘控制器的磁盘阵列，一般中高端光纤磁盘阵列都采用双控制器，而高档磁盘阵列则采用多控制器，以便充分发挥光纤磁盘的高可用特性，并可以配置成为 Active/Active 模式或者 Active/Passive 模式。

通道数量和带宽：磁盘阵列作为数据的存储设备，供前端应用系统使用，需要提供接口，主要利用光纤交换机与服务器主机或其他网络设备相连接。

磁盘类型：SATA 硬盘是一种基于行业标准的串行硬件驱动器接口，是由 Intel、IBM、Dell、APT、Maxtor 和 Seagate 公司共同提出的硬盘接口规范。

最大可用容量：目前主流的磁盘阵列可扩展磁盘数最大可达到 960 块，最小磁盘数也能达到 300 块左右，以市场上主流单盘容量为 300G 或 450G 15kr/min 的 FC 磁盘为例，最大存储容量就是磁盘阵列设备所能存储数据容量的极限，通俗而言，就是磁盘阵列设备能够支持的最大硬盘数量乘以单个硬盘的容量，即 $960 \times 450/1024 = 422\text{TB}$（1TB=1024GB）。

IOPS（每秒输入输出次数）：在同等情况下，100% 顺序读、100% 顺序写、100% 随机读、100% 随机写这四种 IOPS 中，100% 顺序读的 IOPS 最高。

存储带宽的吞吐量主要取决于阵列的构架，光纤通道的大小及硬盘的个数。阵列的构架随每个阵列不同而不同，他们也都存在内部带宽，不过一般情况下，内部带宽都设计得很充足，不是瓶颈所在。

1.3.2.2 企业融合存储系统

融合存储系统在实现了文件系统级和块级数据、存储协议融合统一的基础上，能够满足大型数据库 OLTP/OLAP、高性能计算、数字媒体、Internet 运营、集中存储、备份、容灾和数据迁移等不同的业务应用需求（图 1-10）。

融合存储系统的特点包括六点。

（1）高性能

存储系统具备三级性能加速技术，能够逐步提升存储性能，满足各种应用对存储性能的需求。三级性能加速包括高规格硬件加速，即配备多核处理器、高速大容量缓存和多种高速数据主机接口模块；智能分级存储加速，即能够识别热点数据，并定期将热点数据迁移到性能更高的存储介质上，从而提升存储性能；SSD 固态盘加速，即当业务需要极高的存储性能时，存储系统需支持 SSD 磁盘的高性能，将存储系统性能提升到最高。

（2）高可扩展性

具备出色的可扩展性，支持多种硬盘类型和接口模块，可有较出色的高可扩展性。支持 SAS、NL-SAS 和 SSD 三种硬盘混插，FC/ISCSI/FCOE/IB 多种组网架构，

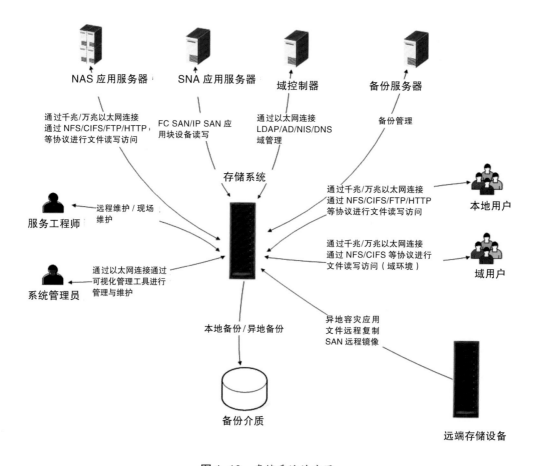

图 1-10 存储系统的应用

通过 Scale-out 技术实现性能随着控制器数量的增加而提升。

（3）高可靠性

存储系统对部件失效和设备断电均有保护措施，同时在降低硬盘故障和数据丢失风险方面也采用先进的技术，保障系统的高可靠性。

（4）高可用性

日常维护：采用在线扩容技术和硬盘漫游技术，使控制器、电源、接口模块、BBU、硬盘模块均可热插拔，从而允许进行在线操作。在线扩容技术使硬盘域可以在线新增硬盘，轻松扩容硬盘域。硬盘漫游技术使存储系统能够自动识别更改槽位后的硬盘，并自动恢复其原有业务。

（5）数据保护

提供多种高级数据保护技术，即使在毁灭性的灾难下，也能够保障数据安全，从而使业务正常持续运行。所提供的高级数据保护技术包括快照、LUN 拷贝、远程复制、克隆、卷镜像和双活等。

（6）智能运维

存储系统拥有云智能管理系统，全方位提升用户的运维能力并将潜在风险转为可计划的维护动作。在取得用户授权的情况下，全天（7×24h）监控用户的设备告警，告警产生时可主动将告警上报至技术支持中心并创建相应服务请求单，以便通知服务工程师及时协助用户解决问题。

1.3.2.3 分布式存储系统

分布式存储通过存储系统软件将服务器的本地存储资源组织起来，构建全分布式存储池，通过 SCSI 和 iSCSI 接口向上层应用提供块存储服务，满足云资源池及数据库等场景的存储需求。块存储可提供快照和克隆、远程复制和双活、重复数据删除和数据压缩等丰富的企业级数据服务特性，帮助企业轻松应对业务快速变化时的数据灵活、高效存取需求。

分布式存储基本架构如图 1-11 所示。

分布式存储的特点：分布式存储具有高扩展性、高性能、高可靠性、高安全性及高易用性等特点，提供双活、远程复制、快照、克隆等丰富的数据保护技术，具备重删和压缩、精简配置、QoS、Cache 等高效的空间及性能分配技术，广泛兼容各种虚拟化平台及应用。

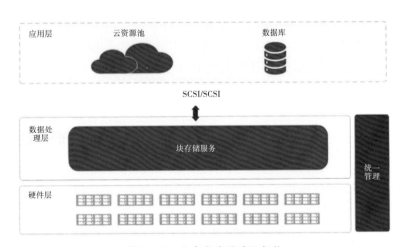

图 1-11　分布式存储系统架构

1.3.2.4. 基本要求

支持多种操作系统，包括 Windows 系列、主流 linux 系统，支持多种存储资源虚拟化方式，支持磁盘热插拔、在线扩展，支持 FC、iSCSI 或 NFS、CIFS 等协议。

控制器要求：支持至少两个控制器，配置两个以上控制器。控制器支持

Active-Active 模式。

缓存要求：支持缓存掉电数据完整性保护，支持冗余缓存确保数据完整性，支持双控 256GB 以上缓存。

硬盘要求：支持 SATA、SAS、NL-SAS 和 SSD 等硬盘；配置企业级硬盘，以保证可靠性；支持 RAID0、1、5、6 等业界主流数据保护技术。

主机接口要求：支持 16 Gb 或 32Gb FC、1Gb 或 10Gb iSCSI 等多协议主机接口，支持主机多链路冗余技术。

软件功能要求：提供图形化的管理界面，支持自动精简功能，支持自动分层功能，支持快照、卷复制功能，支持远程复制功能，支持存储双活功能，支持存储异构虚拟化功能。

1.3.3 虚拟化和超融合架构

超融合基础架构（Hyper-converged infrastructure，HCI）是一个软件定义的 IT 基础架构，它可虚拟化常见"硬件定义"系统的所有元素。HCI 包含的最小集合是计算虚拟化，存储虚拟化和网络虚拟化。

超融合基础架构与融合基础架构最大的区别在于，在 HCI 里面，无论是存储底层抽象还是存储网络都是在软件层面实现的（或者通过虚拟化层面实现），而不是基于物理硬件实现的。由于所有软件定义的元素都围绕虚拟化实现，因此，在超融合基础架构上的所有实例可以联合共享所有受管理的资源。

超融合基础架构是以硬件服务器为基础，最大限度实现数据中心容量扩展性和数据可用性。超融合架构以虚拟机为核心，提升集群的运算效能和存储空间，具有简单、高效、高性能、易部署等优势。在成本的控制和风险防范等方面，它不需要单独采购服务器和存储，可以节省大量的机柜空间，而且对电力能源的消耗较小。系统所采用的软件和硬件都是统一的技术接口，不存在虚拟化环境的资源争抢问题，可以灵活调配资源，方便快捷。在超融合架构模式下，用户所使用的虚拟机和存储空间是利用软件构建的，这样就使得底层物理设备与用户之间保持隔离的状态，实现了硬件资源与虚拟化平台的完整融合。用户可以用堆叠的形式实现节点的添加，进而实现模块化的无缝横向扩展 (Scale-Out)，形成统一的资源池。

1.3.3.1 计算虚拟化

虚拟化就是要通过 Hypervisor 隐藏底层计算平台的实际物理特性，为用户提供抽象、统一的虚拟计算环境。虚拟化特征主要包括：一台物理机可以虚拟为多台虚拟机，同一物理机上的不同虚拟机互相隔离，一台 VM（Virtual Machine）故障不会影响其他 VM 等。虚拟机实际上是被封装在文件中，可以通过移动文件的形式来迁移虚机，并且虚拟机与硬件独立，不需要改动即可在其他物理机上运行。

计算虚拟化包括裸金属型虚拟化、宿主型虚拟化、操作系统虚拟化等。

裸金属型虚拟化（裸机虚拟化，I 型虚拟化）：Hypervisor 直接架设在硬件之上，掌握所有硬件资源，包括内存 CPU、I/O 设备。不依赖于操作系统，支持多种操作系统，虚拟机支持重负载。例如：VMware vSphere，KVM（后期），WindRiver Hypervisor。

宿主型虚拟化（寄居虚拟化，II 型虚拟化）：需要 Host OS 的应用程序，通过调用 OS 服务获取资源，简单易实现，安装应用依赖宿主 OS，管理开销大，性能损耗多。例如：KVM（早期），Vmware GSX server，VM workstation，Vitural PC/Server。

操作系统虚拟化（混合型虚拟化）：没有独立的虚拟化层，由 OS 直接为虚拟机分配物理资源。所有的虚拟机需要运行在同一操作系统上。例如：Xen，SUN logical domain。

判断虚拟化类型是裸金属还是寄居架构，取决于虚拟化层，亦即其所处的位置。寄居架构将虚拟化层以一个应用程序的方式安装运行于操作系统之上，支持最为广泛的各种硬件配置（只要 HOST OS 支持该硬件即可）。裸金属架构将虚拟化层直接安装到干净的 x86 服务器上，裸金属架构相对于寄居架构效率更高（少了 Host OS 这一层），且具有更好的可扩展性、健壮性和性能。企业级计算虚拟化都是裸金属架构，效率更高、更加安全稳定。

计算虚拟化产品选择标准主要有以下三方面。

敏捷性：针对业务部门的需求快速响应，针对业务变化的需求快速部署业务。对于业务高峰所需的计算资源要能够灵活扩容，在业务低谷时期可以将资源回收，提高资源池的整体利用率。

可用性：传统通过硬件堆砌提高可用性的方式已不再适应新业务需求的发展，计算虚拟化产品要能够在硬件不可靠的情况下提供业务的可用性功能，以保障业务安全稳定运行为前提，尽量消除非计划停机时间。

扩展性：具备能够面向业务实现无缝平滑的纵向及横向的扩展能力，随着信息化的发展，数据中心都会有大量不同年代、不同配置的物理服务器，计算虚拟化产品要实现不同品牌物理服务器、不同年代处理器的共同使用和重复利用，避免投资浪费，以便降低数据中心的整体成本。

1.3.3.2 存储虚拟化

互联网的出现，信息量呈现爆炸式增长，人类产生数据的速度超越了以往所有时代的总和，需要存储的数据量也急剧增长。大数据、人工智能、物联网等新技术的应用对存储提出了新的需求，于是一系列关于存储的新技术概念和名词，如软件定义存储 (SDS)、分布式存储、Server SAN 等不断涌现。

（1）软件定义存储（SDS）是什么？

SINA 对 SDS 的定义是：SDS 是一种具备服务管理接口的虚拟化存储，包括存储池化的功能，并可通过服务管理接口定义存储池的数据服务特征。另外，SINA 还提出 SDS 应该具备以下五点特性。

自动化程度高：通过简化管理，降低存储基础架构的运维开销。

标准接口：支持 API 管理、发布和运维存储设备和服务。

虚拟化数据路径：支持多种标准协议，允许应用通过块存储，文件存储或者对象存储接口写入数据。

扩展性：存储架构具备无缝扩展规模的能力，扩展过程不影响可用性以及不会导致性能下降

透明度：存储应为用户提供管理和监控存储的可用资源与开销。

（2）分布式存储是什么？

关于分布式存储，实际上并没有一个明确的定义，甚至名称上也没有一个统一的说法，大多数情况下称作"Distributed Data Store"或者"Distributed Storage System"。

尽管分布式存储无标准统一的定义，但有一点是统一的，就是分布式存储将数据分散放置在多个节点中，节点通过网络互连提供存储服务。这一点与传统集中式存储将数据集中放置的方式有着明显的区分。

（3）Server SAN 是什么？

Server SAN 这个概念，最早是由 WIKIBON（国外一个著名的存储咨询社区）提出的，WIKIBON 对 Server SAN 的定义是：计算与池化存储资源的组合，多个存储介质直接挂载到多台独立的服务器上使用。这些直连的存储设备（DAS）通过高速网络（InfiniBand 或者低延时以太网）互连，并通过软件保证存储的一致性。Server SAN 可以使用混合的存储介质，包括机械硬盘和 SSD 硬盘等。目前市场主流的认知还是将 Server SAN 作为 SAN 的架构，只是存储不再使用专用硬件和控制器架构。但在 WIKIBON 定义的理想情况下，企业应用运行在 Server SAN 上，可以实现高可用性，甚至于将超融合产品都归类为 Server SAN。

上述三种存储模式之间既有联系又相互区别。SDS 的着重点在于存储资源虚拟化和软件定义，首先在形态上，SDS 区别于传统的"硬件定义"存储，它不依赖专属的硬件，可以让存储软件运行在通用服务器上，可避免硬件绑定，可以有效降

低硬件采购成本；拥有标准 API 接口和自动化工具，能够降低运维难度。存储资源虚拟化支持多种存储协议，可以整合企业存储资源，提升存储资源利用率。从定义上来说，SDS 的部署形式并不一定是分布式或者是集中式，也就是说 SDS 不一定是分布式存储（虽然常见的 SDS 更多的是分布式），SDS 存储内部有可能是单机运行的，不通过网络分散存放数据，这种形式的 SDS 扩展性可能会有比较大的局限性。

分布式存储最大的特点是多节点部署，数据通过网络分散放置。分布式存储的特点是扩展性强，通过多节点平衡负载，能提高存储系统的可靠性与可用性。与 SDS 相反，分布式存储不一定是软件定义的，可能绑定硬件，如 IBM XIV 存储，它本质上是一个分布式存储，但实际通过专用硬件进行交付，依然存在硬件绑定，并存在成本较高的问题。

从 Server SAN 的定义来看，其存储部分定义俨然是分布式存储的定义，但 Server SAN 强调计算与存储的资源组合，也就是说与 SDS 和分布式存储不一样，其后期的定义已经具备超融合概念的雏形了。

超融合基础架构从定义中明确提出了包含 SDS，具备硬件解耦的能力，可运行在通用服务器上。超融合基础架构与 Server SAN 提倡的理念类似，计算与存储融合，通过全分布式的架构，可以有效提升系统可靠性与可用性，并具备易于扩展的特性。

存储虚拟化产品选择标准主要包括扩展性、安全性、先进性等。

扩展性： 能够面向业务实现无缝平滑的横向扩展能力，不进行硬件绑定，在未来扩容、容灾过程中可能会出现技术绑架，在选择上，以软件产品为主，能够很好地兼容市面上不同品牌物理服务器，方便根据需求灵活调整配置，同时支持混合、全闪等多种存储形式。

安全性： 存储系统采用分布式 RAID 和缓存镜像，可确保在发生磁盘、主机、网络或机架故障时绝不丢失数据。同时需要无缝支持计算虚拟化的可用性功能，如虚拟机的双机热备、虚拟机容错等。

先进性： 以业务为核心，存储系统能够基于每台虚拟机应用的存储策略来自动调配和平衡存储资源，从而确保每台虚拟机都能获得指定的存储资源和服务。例如，集群中的可用条带宽度是否足以满足此虚拟机的要求，或者集群中是否有足够数量的主机来满足"允许的故障数量"要求。

1.3.3.3 网络虚拟化

网络虚拟化相对计算、存储虚拟化而言比较抽象，在我们的印象中，网络就是由各种网络设备（如交换机、路由器）相连组成的一个网状结构，世界上的任何两个人都可以通过网络建立连接。

带着这样一种思路去理解网络虚拟化可能会如坠云里雾里——这样一个庞大的网络如何实现虚拟化?

其实,网络虚拟化更多关注的是数据中心网络、主机网络这些比较"细粒度"的网络,所谓细粒度,是指相对深入某一台物理主机之上的网络结构。

如果把传统的网络看作"宏观网络",网络虚拟化则更加关注的是"微观网络"。网络虚拟化,是为虚拟机提供部署在普通 IP 网络硬件上、提供完整服务、可编程及可移动的虚拟网络。

网络虚拟化的主要价值有以下四点。

(1)使用虚拟化的网络可以安全获得效率和敏捷性

摆脱极不灵活的网络和安全体系结构,这种体系结构基于手动调配的 VLAN,并使用分立管理界面的传统物理网络设备。使用软件主导网络和安全服务,获得云计算基础架构的全面敏捷性。通过创建能够适应工作负载并随工作负载移动的网络和安全结构,根据业务需要快速部署、移动、扩展和保护应用及数据。软件主导型网络往往和紧密集成到虚拟数据中心管理中的基于策略的调配机制结合在一起。

(2)通过提高效率和利用率降低运营、采购成本,实现资源的按需供给

无需重新配置物理网络,即可跨集群和单元弹性分配计算资源,可以在初始阶段,仅投入项目所必需的最少资源,在后续的生产实践中,根据实际需要再追加所需的资源,从而真正实现随需应变与资源动态供给,并最终提高资源利用率。

(3)利用虚拟工作负载的敏捷性,适应动态业务需求

可创建随应用扩展的网络,并在需要的位置应用安全服务,而无需升级硬件。网络虚拟化可提高应用可用性并增强网络性能。

(4)在基础架构中全面使用高度集成且完整的网络与安全解决方案

可以在充分利用现有网络连接和安全投资的同时,受益于最新的第三方创新技术,通过可编程接口,在虚拟网卡和虚拟边缘插入服务,同时支持硬件和软件解决方案。

网络虚拟化集成了常用的各种与网络和安全相关的服务,部署网络虚拟化后就相当于一次性使用了用户所需的多种网络与安全解决方案。

网络虚拟化产品选择标准主要包括灵活性、扩展性、移动性等。

灵活性:针对业务部门的需求快速响应,针对业务变化的需求快速部署,能够快速完成数据路由策略、安全转发策略的调整,同时根据网络虚拟化内置负载均衡器，有针对性地进行业务负载均衡，无需单独购置硬件负载均衡器就能够实现业务虚拟机的负载均衡。

扩展性：具备能够面向业务实现无缝平滑的扩展能力，随着信息化多年的发展，大部分数据中心都会有大量不同年代和不同品牌的物理交换机、路由器，网络虚拟化产品可以实现不同品牌物理设备的共同使用、重复利用，避免投资浪费，可降低数据中心的整体拥有成本。

移动性：传统物理网络 + 虚拟机的模式使得安全策略、数据转发策略缺乏移动性，当虚拟机迁移至其他物理主机或其他数据中心时，这些策略随之失效，通过网络虚拟化能够实现安全策略、数据转发策略的跟随，无论虚拟机更换物理主机位置，还是迁移至其他数据中心，或迁移至公有云，这些策略始终跟随虚拟机，无需重新配置。

1.3.3.4 虚拟化安全平台建设

在虚拟化环境中，我们既希望能够充分利用服务器资源，又要求满足不同业务安全隔离需求，同时，虚拟机的网络安全问题是最难解决的，因为同物理主机、同网段虚拟机的网络通信是通过虚拟机交换机，物理防火墙根本起不到任何作用。为保证业务网络安全性，针对三层应用（数据库、应用、Web）架构，最佳网络防护方式是用户仅需要访问 Web 服务器，Web 服务器仅需要访问应用服务器，应用服务器仅需要访问数据库服务器，如果通过物理防火墙实现，不仅策略复杂，还需要为每层应用都创建一个独立 VLAN，在传统架构下几乎无法实现。同时，传统防火墙策略基于 IP 地址进行识别，如果虚拟机修改 IP 地址，防火墙策略也随之失效，这会带来很大安全风险。

为解决以上问题，需要提高重要业务系统的安全防护能力，利用网络虚拟化的隔离技术和分布式防火墙技术来构建虚拟化安全平台。

在网络隔离部分，利用网络虚拟化重新设计虚拟机网络，在原有的物理 VLAN 网络之上构建全新的 VXLAN 网络，为每套业务系统创建独立隔离网络，如多层应用架构，每个应用也具备独立网络，这样可以实现每套业务系统均具备最小广播域，避免大 VLAN 范围造成的广播风暴风险。同时，利用网络虚拟化平台的分布式路由功能，实现流量的最短路径，提高访问效率，最后再结合边界网关服务实现客户端到服务器端的网络访问控制，再结合分布式防火墙实现单业务系统内部之间的访问控制。

在分布式防火墙部分，由于分布式防火墙组件嵌入服务器虚拟化软件内核，所以只要是运行在虚拟化平台上的虚拟机，就可以获得安全防护。分布式防火墙具备以下特性：

- 分布式架构，不存在单点故障。
- 分布式策略下发，仅将与虚拟机相关策略下发到虚拟机，具备最高过滤效率。
- 防火墙策略直接下发到虚拟机网卡，减少网络流量。
- 防火墙策略源和目标对象增加支持"集群""资源池""虚拟机名""虚拟网络""登录用户"等，可实现自动安全策略应用，保证在修改 IP/MAC 地址的情况下也不影响安全策略执行。
- 防火墙策略支持自动跟随，无论虚拟机移动到哪儿，策略自动跟随。
- 防火墙策略集中管理。

构建虚拟化安全平台后的效果良好，主要体现在以下两个方面：

（1）网络隔离

虚拟网络之间在缺失状况下是自动相互隔离的，除非管理员指定虚拟网络之间的关联。而且这种网络隔离不需要物理网络划分子网、设置 VLAN、设置 ACL、设置防火墙策略。

维护这种网络隔离的同时，虚拟机可以部署在数据中心任意的服务器上，不同网络的虚拟机可以配置在同一个主机上，也可以在不同的主机，隔离的策略不变。这种网络隔离意味着不同租户间虚拟机可以使用相同的 IP 地址。两套相同 IP 地址的测试环境在同一个物理网络上运行而不互相干扰。

（2）网络分区

相对于网络隔离，网络分区可以实现多层的虚拟网络组。按照传统方式，网络分区由配置物理路由器防火墙的方式来实现，该方式很容易导致人为的配置失误，容易引起烦琐的故障排除，同时会为运维管理带来较大的负担。

在一个虚拟网络里，网络服务（L3，L2，QoS，防火墙等）都是程式化地执行、推送到各个虚拟化层的虚拟交换机上。网络隔离、防火墙策略直接加载到虚拟机的虚拟网卡（vNIC）上。虚拟机之间的通信不会转发到物理网络上，即物理网络不需要配置 ACL、防火墙来管控虚拟网络。

1.3.4 云数据中心建设

近几年，随着云计算技术的不断普及，云数据中心的建设与应用迅速成为企业应对信息化建设双重压力的重要手段。

传统数据中心存在诸多问题：一是服务水平难以保证。由于缺乏统一、开放的管理平台，无法实现资源的统一管理，亦无法支撑多样化的应用。出现问题后通常难以快速定位，且多以被动形式为主，20% 以上的故障需要 1 天以上的时间才能解决。二是业务管理较为粗放。业务部署往往需要从底层开始,硬件安装工期较长,基础配置相对复杂,业务上线的周期长,导致客户无法快速响应业务发展的需要。三是管理复杂、成本高。由于传统管理方式难以实现硬件资源的统一管理和共享,维护的复杂度随着设备等的增加而增加,同时就需要更多更专业的运维管理员,系统的维护也需要更多的工具和资源。四是资源利用率低。通常,传统的数据中心一般采用专用的方式分配资源,利用率一般在20%以下,相当多的资源无法被利用,处于空闲状态的服务设备还要持续耗能,不断侵蚀客户的利润空间。

云数据中心运用云计算技术,将IT技术与企业业务相分离,把整个IT体系架构,从底层的基础设施、应用开发、运行平台,到业务软件,甚至到企业运营的业务流程,均作为一种服务,进行快速按需交付。把数据中心转变为面向服务的架构,将设备、系统和功能输出均视作服务,并构建一种新的体系结构来管理这些服务,从而实现资源的综合调度,克服传统数据中心的弊端。

"云数据中心"主要具备以下四个特点。

(1)满足业务系统快速部署的需要

"云数据中心"具有统一的基础设施平台,可提供现有业务系统和新建系统快速部署服务及系统配置服务,可以保证各业务系统正常、安全、持续在云计算平台中运营。能够实现业务系统自动化、快速的部署,大幅度缩短了业务上线时间,可以极大地增强企业对市场的响应能力。

(2)支撑业务系统快速迁移的需要

将现有业务信息系统和数据平稳、安全、完整、快速迁移至信息化基础设施平台,并支撑业务和数据在平台内部之间的迁移。

(3)满足业务数据分析挖掘的需要

数据分析和数据挖掘是提高业务效益的依据,通过数据分析算法和数据挖掘算法得到有价值信息,促使新业务发展和业务创新,为业务战略决策、智慧勘察、智慧设计等提供数据支撑。

(4)提供业务之间数据共享的基础

"云数据中心"为企业应用提供统一共享的信息化基础设施平台,可实现各应用系统间数据安全传递,优化业务运作和资源分配,促进公司各业务部门之间相互协助和有效合作,支撑公司管理水平和工作效率的提升。

1.3.4.1 建设内容

云数据中心建设采用云计算资源池建设模式,需要充分考虑既有系统搬迁和新系统建设需求，在云计算数据中心，将所有资源整合后在逻辑上以单一整体的形式呈现，这些资源根据需要进行动态扩展和配置，信息系统业务按需使用资源。通过虚拟化技术，增强数据中心的可管理性，提高应用的兼容性和可用性，加速应用的部署，提升硬件资源的利用率，降低能源消耗。

统筹利用已有的计算资源、存储资源、网络资源、信息资源、应用支撑等资源和条件，根据业务需求，统一建设为各用户提供基础设施、支撑软件、应用功能、信息资源、运行保障和信息安全等服务的基于云计算的服务平台，实现服务资源集中管理，为业务发展提供有力保障与支撑。

建设内容主要包括六点。

（1）建设业务系统所需的统一资源池

基础设施资源包括网络资源、计算和存储资源、灾备资源等，基于云计算的高弹性、高可靠性、高冗余的特点，采用可行的云计算模式。

· 在网络资源建设方面，采用 SDN 技术实现 Overlay 网络，加强网络安全防护，完善网络管理体系。

· 在计算资源方面，应采用虚拟化技术设计高弹性的计算资源池，并满足部门用户对计算资源不断增长的需求。

· 在存储资源方面，利用存储虚拟化技术，分布式存储技术，以及存储分级共享技术，提高存储资源利用率，快速为用户部署存储空间；按实际用量计费，降低存储成本（存储共享、重复数据删除、数据压缩）；实现弹性扩展；系统管理简单。

· 在灾备资源方面，建设本地数据备份系统、为现有各用户提供本地数据备份，并具备支持未来向双活或主备云数据中心演进的功能。

（2）建设统一的应用支撑平台（PAAS）

云支撑平台主要包括微服务框架、消息队列服务、分布式缓存服务、分布式日志服务、分布式数据库、API 网关服务等。通过 PAAS（Platform-as-a-Service）平台的建设，达到消除应用烟囱、部门藩篱等信息系统碎片化的目标。

（3）建设统一的数据共享平台（DAAS）

数据共享平台主要应用在海量数据采集、计算、存储过程中，采用了数据可视化、管理、开发等手段对数据进行综合治理，通过构建分析预测、决策、计算框架等计算服务能力为上层应用子系统（包括指标和分析类，画像类，大数据类）提供数据服务。

（4）建设统一的管理运营运维平台

在平台运营运维服务方面，建立统一的运营运维服务体系，制定服务标准和规范，提供满足需求、响应及时、安全可靠的运维保障服务，包括为保障业务应用的顺利部署、开通，以及网络、硬件、软件、数据、机房环境等安全、稳定、高效运行而进行的一系列策划、实施、检查与改进过程。

（5）云数据中心满足国家网络安全等级保护2.0三级标准

· 为保障业务的安全性，依据工信部基于云计算的平台安全标准和等级保护2.0要求，平台按照等级保护2.0三级的要求，建设全面安全保障系统和设施。提供主机、应用、虚拟化、数据等层面的安全服务，保护重要数据的存储与传输安全，防止和防范数据被篡改，加强对重要敏感数据信息的保护，确保数据的机密性。

· 解决安全部署的边界和模式问题，实现安全区域划分和边界安全防护，合理管理和分配网络资源，防止滥用网络资源导致网络瘫痪，部署安全防御系统，抵御病毒、恶意代码等对信息系统发起的恶意破坏和攻击，保障网络系统硬件、软件稳定运行。

· 通过部署安全系统，加强网络安全管理，构建统一的安全管理与监控机制，统一配置和调控整个网络多层面、分布式的安全问题，提高安全预警能力，加强安全应急事件的处理能力，实现网络与信息安全的可控。

· 通过遵循"安全即服务"的架构设计思想，构建安全服务目录，按需实现对用户计算环境的整体安全防护，满足用户各级各类应用的等级保护合规安全需求。

（6）建设统一的服务保障流程体系

考虑到未来用户业务均部署在云平台上，因此建设云平台的同时需要建设统一的服务保障体系，为信息化发展提供有力保障。包括运营保障、运维保障等。同时考虑到现网大量的应用迁移上云，平台建设完成后，现网业务的迁移将成为重中之重。应用支撑和部署迁移服务的建设采用分步建设原则，前期建设应用快速开发、应用集成及应用运行和部署迁移的支撑服务，同时提供计量、监测和服务门户。后期逐步完善开发环境、集成测试环境和健壮地弹性化运行环境的建设任务，通过信息化支撑未来业务大发展。

1.3.4.2 混合云平台

对于大中型企业用户，无论是公有云还是私有云，大多数都无法完全满足业务云化的全部需求，混合云无疑是企业建云的最佳选择。企业所使用的各种应用的负载特性不同，混合云可以帮助企业选择适宜的资源来运行不同类型的应用，既可通过公有云快速使用创新服务、部署互联网应用，并提供最佳性能，也可以在具备安全性和可靠性的私有云本地数据中心运行核心关键应用（图1-12）。

混合云可以帮助用户最大限度地利用已有IT架构，提升IT效率，简化部署和

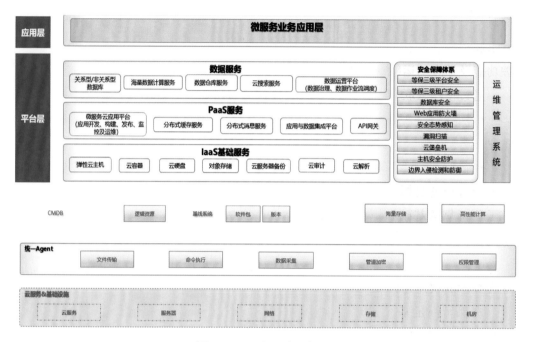

图 1-12 云数据中心架构

快速应对业务变化，帮助大中型用户实现数字化转型目标。

混合云的架构优势主要体现在以下四个方面。

（1）多云管理

对私有云和公有云进行统一管理，包含混合云统一鉴权、多云 VDC、统一计量、多云报表、配额管理、性能监控等。

（2）分层部署

兼顾传统业务和互联网应用。私有云部署核心应用，满足数据和系统安全，遵循行业规范和法律法规；公有云服务帮助企业缓解创新压力，无缝运行互联网应用。

（3）弹性伸缩

按需扩容降低 IT 投资成本。面对峰值业务和激增流量，充分发挥公有云服务可快速申请的灵活性优势和按需使用的性价比优势。

（4）快速迭代

混合云可以随着云平台上应用的不断变化来调整和优化资源配置，为开发人员提供标准、合规、高效的 DevOps 环境。

面对混合云场景，需要通过云联邦技术将统一架构的公私有云融合为一个联邦体系，私有云的 VDC 用户通过统一的认证和授权体系，可以同时自由访问私有云和公有云的资源与服务，集成公有云上所有的服务目录（无需每个服务 API 进行对接），获取匹配企业视角的跨云管理能力，实现资源、应用、生态深度混合。要求相关模块提供体系化的联邦身份认证、VDC 管理、企业项目管理、用户组管理功能及强大的运维管理能力，形成企业视角的"一朵云"。

通过使用云联邦混合云，企业可以获得诸多的 IT 和业务收益：

• 利用公有云近乎无限且即时可用的资源实现业务应用的极速部署和扩容，使企业能以更加灵活的方式应对业务的峰值变化。

• 根据应用特性，选择最合适的基础架构部署应用，以达到优化用户体验、确保安全合规的目标。例如将面向用户的互联网 Web 应用部署在公有云侧，使用公有云更可靠的基础设施、更优化的互联网链路、CDN 分发网络等，以便提升用户访问体验；将数据库核心应用部署在客户本地数据中心，以满足安全合规的要求。

• 使用公有云上紧跟技术潮流的创新云服务构建企业的业务创新能力，助力企业在技术的快速迭代浪潮中取得技术和市场的先机。

在保留满足基本业务需求的本地数据中心资源的前提下，通过动态租用适量的公有云资源，包括业务创新所需的特殊类型资源，如 GPU、FPGA 等，利用公有云按使用量付费及平台自运维的特性实现总体 IT 运营成本的优化。

1.4 容灾体系

1.4.1 信息系统容灾建设标准和规范

1.4.1.1 国际标准 SHARE 78 对容灾系统的定义

SHARE 是一个计算机技术研究组织，成立于 1955 年，合作伙伴包括 IBM 等众多公司，有上千名志愿者，目前提供各种 IT 科技类的培训、咨询等服务。

SHARE 78 是该组织 1992 年 3 月在 Anaheim 举行的一次盛会的编号（SHARE78, Anaheim, 1992, in session M028, the Automated Remote Site Recovery Task Force presented seven tiers of recoverability），在这次会议上，SHARE 制定了一个有关远程自动恢复解决方案的标准，后来业界一直沿用，并将其作为容灾标准，也被称为 SHARE78 容灾国际标准。

国际标准 SHARE 78 对容灾系统的定义分为七个层次：从最简单的仅在本地进行磁带备份，到将备份的磁带存储在异地，再到建立应用系统实时切换的异地备份系统，恢复时间从几天到小时级、分钟级、秒级，甚至零数据丢失等。目前针对这七个层次，都有相应的容灾方案，所以用户在选择容灾方案时应重点区分它们各自的特点和适用范围，结合自己对容灾系统的要求，再具体判断选择哪个层次的方案比较合适。

1.4.1.2. 灾备建设国家标准

2007 年 7 月，国务院信息化工作办公室领导编制的《重要信息系统灾难恢复指南》正式升级成为国家标准《信息系统灾难恢复规范》（GB/T 20988-2007 ）。这是中国灾难备份与恢复行业的第一个国家级标准，并于 2007 年 11 月 1 日开始正式实施。

《信息系统灾难恢复规范》规定了信息系统灾难恢复应遵循的基本要求，适用于信息系统灾难恢复的规划、审批、实施和管理。灾难恢复等级的确定是信息系统灾备建设的重要考虑因素，《信息系统灾难恢复规范》将灾难恢复能力划分为 6 级，灾难恢复能力等级越高，对于信息系统的保护效果越好，但同时成本也会急剧上升。因此，需要根据成本风险平衡原则（即灾难恢复资源的成本与风险可能造成的损失之间取得平衡），确定业务系统合理的灾难恢复能力等级。对于多个业务系统，不同业务可采用不同的灾难恢复策略。

1.4.2 灾备系统建设指标

衡量灾备系统建设指标包括以下五点。

RTO：恢复及时性，衡量业务恢复正常所需时间。

RPO：恢复时间点，衡量业务恢复过程数据丢失的风险。

RRO：恢复可靠性，衡量业务恢复的把握性。

RIO：恢复完整性，衡量业务恢复之后数据的可用性。

ROI：投资回报率，衡量业务连续性系统投资效率。

其中最重要的是 RTO 和 RPO，RTO 指灾难发生后，从系统停机导致业务停顿开始，到 IT 系统恢复，业务重新运营，中间所需要的时间，即为 RTO；RPO 是指一个过去的时间点，当灾难或紧急事件发生时，数据可以恢复到的时间点。例如每天 23:00 进行数据备份，那么如果今天发生了系统崩溃事件，数据可以恢复到的时间点（RPO）就是昨天的 23:00。简单描述就是"企业能容忍的数据损失量"，具体量化为"一天的交易数据""一周的备份数据"等。

从灾备本身的意义来讲，无论采用哪种衡量指标，最终目的是要能够很好地检验灾备系统的实用性能，否则就失去建立灾备的意义了。灾备最核心的作用是确保灾难发生后业务能够连续运行，交易中的数据完整保存，丢失越少越好。关于业务层面的恢复，我们有一个底限设置。

表 1-1 是《信息系统灾难恢复规范》结合灾难恢复能力等级与 RTO、RPO 之间关系的示例，可作为参考。

表 1-1　信息系统灾难恢复规范

灾难恢复能力等级	RTO	RPO
1	2d 以上	1~7d
2	24h 以后	1~7d
3	12h 以上	数小时至 1d
4	数小时至 2d	数小时至 1d
5	数分钟至 1d	0~30min
6	接近 0	0

1.4.3 数据中心备份系统

备份是指将文件系统或数据库系统中的数据加以复制。一旦发生灾难或错误操作时，可以方便且及时地恢复系统的有效数据和正常运作。

数据中心中备份系统需要考虑以下六方面因素来制订备份策略。

（1）需要备份的数据类型

文件、操作系统、数据库、虚拟机各种配置文件、备份软件日志。

（2）备份介质选择

磁盘、磁带、备份一体机、NAS 存储。

（3）备份类型选择

全量备份：每天全备份，易于管理。

增量备份：每周一天全备份，周其余时间每天备份和上次备份的差异部分。

差量备份：每周一全备份，本周其余每天备份和全备份的差异部分。

差量备份：拷贝所有新的数据，这些数据都是上一次完全备份后产生或更新的。差量备份往往需要备份的数据较多，是前后两次比较的结果，将不同的部分数据进行备份。

增量备份：上次备份操作以来新改变的数据，这些新改变的数据或者是新产生的数据，或者是更新的数据。增量备份要求备份时间最短，当使用增量备份时，恢复过程需要使用完全备份中的数据，所有的增量备份都是在最近一次完全备份以后执行的，尽量减少完全备份。采用增量备份的方式将有效节省存储空间，同时在数据发生丢失的时候，可以很快从备份数据中还原。

完全备份：是指拷贝整个磁盘卷或逻辑磁盘的内容。完全备份方式实现简单，但占据大量的存储空间，主要用于操作系统级别的数据。这些数据不可缺少，必须要单独备份一份或数份，这样可以保证在数据中心出现系统级问题时，利用这些备份数据还原系统初始状态，当然安全备份也可以用于所有数据信息的备份中。

（4）数据保留时间周期——1周、1个月、1年

备份数据保留周期，即在介质上存放的备份数据的有效期，在保留周期内的数据是不允许被覆盖的，当数据存放时间超过保留周期后，该部分数据所使用的介质空间可以被覆盖，从而释放介质空间。

（5）针对不同数据备份频率周期

每天备份、每周备份、每月备份。

（6）备份窗口时间

备份窗口时间，是指在不严重影响使用需要备份的数据的应用程序情况下，进行数据备份的时间间隔，意即完成一次给定备份所需的时间。有时由于需要备份的数据量很大，备份窗口时间过长，有可能影响第二次业务正常运行，这种情况下就需要通过技术手段提升备份速度和备份效率。

1.4.4 备份与容灾的关系

备份与容灾实际是两个概念，备份是为了应对灾难来临时造成的数据丢失问题，容灾是为了在遭遇灾害时保证信息系统能正常运行，帮助企业实现业务连续性的目标。在容灾备份一体化产品出现之前，容灾系统与备份系统是独立的。容灾备份产品的最终目标是帮助企业应对人为误操作、软件错误、病毒入侵等"软"性灾害，以及硬件故障、自然灾害等"硬"性灾害。

一般意义上，备份指的是数据备份或系统备份，容灾指的是不在同一数据中心的数据备份或应用系统备份。备份采用备份软件技术实现，而容灾通过复制或镜像软件实现，两者的根本区别在于：

➤ 容灾主要针对火灾、地震等重大自然灾害，因此容灾中心与主数据中间必须保证一定的安全距离；数据备份在同一数据中心进行。

➤ 容灾系统不仅保护数据，更重要的目的在于保证业务的连续性；数据备份系统只保护数据的安全性。

➤ 容灾保证数据的完整性，备份只能恢复出备份时间点以前的数据。

➤ 容灾是在线过程，备份是离线过程。

➤ 容灾系统中，两地的数据是实时一致的；备份的数据具有一定的时效性。

➤ 故障情况下，容灾系统的切换时间是几秒钟至几分钟；备份系统的恢复时间是几小时到几十小时。

1.4.5 容灾架构层级

从信息系统的层级架构来看，容灾系统对于不同层级的保护可以分为数据级容灾、应用级容灾和业务容灾。数据级容灾指的是对生产机的业务数据定期进行异机保存，当生产机的业务数据由于灾难而损失时，待生产机修复之后，可以利用异机保存的数据来恢复业务，这个过程称为"数据级容灾"。应用级容灾侧重于业务完整性，尽可能保证业务不中断或者在中断后可以快速恢复。数据级容灾是应用级容灾的前提，即应用级容灾也需要在异机有一份生产机业务数据的备份，并且当生产机发生灾难时，异机可以利用备份数据快速恢复业务。一般来说，应用级容灾实现较为复杂，成本也较高。

数据级容灾和系统级容灾都是在 IT 范畴之内，然而对于正常业务而言，仅 IT 系统的保障还是不够的。有些用户需要构建最高级别的业务级别容灾。业务级容灾包括很多非 IT 系统，如电话、办公地点等。当一场大的灾难发生时，用户原有的办公场所都会受到破坏，用户除了需要原有的数据、原有的应用系统，还需要工作人员在一个备份的工作场所能够正常地开展业务。实际上，业务级容灾还关注业务接入网络的备份，不仅考虑支撑系统的服务提供能力，还应考虑服务使用者的接入能力，甚至备份的工作人员。

数据级容灾和应用级容灾的业务框架如图 1-13 所示。

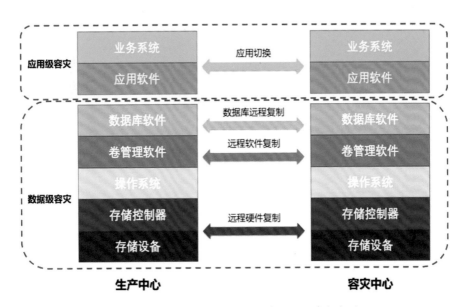

图 1-13　数据级容灾和应用级容灾的业务框架图

1.4.6 数据备份模式

数据备份根据主、备之间的关系可以分为冷备模式、暖备模式、热备模式、双活模式。

（1）冷备模式

备份系统未安装或未配置成与主用系统相同或相似的运行环境，应用系统数据没有及时装入备份系统。

（2）暖备模式

具备备份系统安装场地、备份主机、存储设备和通信设备，备份系统已经安装配置成与主用系统相同或相似的系统和网络运行环境，安装了应用系统定期备份数据。一旦发生灾难，直接使用定期备份数据，手工逐笔或自动批量追补孤立数据，恢复业务运行。

（3）热备模式

备份系统处于联机状态，生产系统通过高速通信线路将数据实时传送到备份系统，保持备份系统与生产系统数据的同步。也可以定时在备份系统上恢复主用系统的数据。一旦发生灾难，不用追补或只需追补很少的孤立数据，备份系统可快速接替主用系统运行，恢复生产。

（4）双活模式

采用双活模式的数据中心网络架构时，两个数据中心能同时为用户提供服务。数据中心的应用架构基本上都是多层应用架构，分 Web 层、应用服务器层、数据库层，在各层实现双活模式的难度不同。

Web 层一般不基于状态而只是 HTTP 连接，因此应用基本上可以连接到任意一个数据中心的 Web 层。应用服务器层可以在不基于状态的应用上实现双活。数据库的集群不能跨越太远的距离，太远的距离会导致数据库的访问时间，同步策略等难以实现，因此数据库层的双活在数据中心相距较远时较难实现。

1.4.7 容灾演练及常见隐患

1.4.7.1 容灾演练

容灾演练就是通过假设某种灾难场景，主动进行应急演练，验证灾备系统的灾难恢复预案是否合理，是否能够达到项目初期期望的灾备效果。

进行灾备演练之前，首先需要明确本次灾备演练的实现目标。根据实现目标，依次做相应的演练测试，比如：系统更新、调整，原有的灾难恢复预案是否仍然有效？灾备系统是否需要进行有效的更新？系统切换流程、步骤是否有遗漏和错误？

灾备系统的切换时间是否可以满足业务的恢复需要？

容灾演练常见方式包括桌面演练、模拟演练和实际演练三种。

（1）桌面演练

桌面演练也叫"沙盘推演"，是最基础的灾备演练方式。通过对初始灾难恢复预案的一个理论验证，进而测试急响应预案和灾难恢复体系的完整性和有效性，使相关人员了解应急响应及业务恢复流程，全面验证技术及业务管理指挥、流程操作、协调配合等方面的综合能力。桌面演练工作量小，易于实施，可以根据实际需求灵活开展，并可以模拟多个场景。

（2）模拟演练

模拟演练以桌面演练结果为基础，IT 部门与相关业务部门参加模拟演练，采用模拟数据和模拟业务系统运行演练。模拟演练的过程接近真实灾难发生时的处理过程，通过演练可以检验灾备系统的可用性、灾难恢复预案的可行性及增加参演人员对灾难处理过程的感知度与配合的默契度。

模拟演练是一种对现有生产环境没有影响的演练方式，由于需要虚拟出较为真实的使用场景，因此在技术上的要求较高。

（3）实际演练

实际演练需要灾备中心真正接替生产运行一段时间，实际演练是在具体设定的灾难场景下，将业务切换到灾备中心及业务恢复环境中，并在完成数据、应用及业务恢复后由灾备系统提供对内、对外的业务服务，原来的生产环境可以进行必要的系统维护，或为灾备环境提供备份支持。

验证已建成灾备系统的可用性、有效性，通过演练结果来修正、补充、完善灾备恢复预案，并为灾备系统的升级建设提供理论依据及数据指标，从而使企业在灾备建设中有据可依，保证建成的灾备系统能充分实现建设的目的、达到建设的目标，这也是灾备演练的意义所在。

1.4.7.2 容灾演练常见隐患

容灾切换演练是一项将管理与技术相互紧密结合的系统工程，容灾系统能在紧急时刻保障业务连续性，但企业在容灾演练准备、容灾演练切换等过程中存在诸多隐患。如何发现隐患、消除隐患所带来的风险是需要我们讨论的问题，以下梳理了五种隐患，抛砖引玉，力争消除我们在容灾演练工作中的各类隐患。

隐患之一：容灾组织建设不健全

容灾团队需要有一个包括决策组、执行组、行政组的完整组织机构，需要有团队组织和完成日常管理、预警、演练、测试、培训等工作。

很多单位建成容灾中心后维护的工作量会增加很多，但却忽视了要增加相应的维护人力资源，致使系统切换的执行人员保障不到位。再者，当发生灾难时，由于决策成员对于容灾中心的关注度不够，无法做出决策。另外，容灾组织建设中的行政组更是形同虚设，诸如人员调配、信息发布和公共关系等工作，都只能由技术部门完善。

隐患之二：缺乏预警流程

当面对灾难时，很难严格按照预警流程执行，往往各个部门乱作一团，缺乏预警流程机制，使容灾系统无法起到应有的作用。结合演练工作将预警流程可以分为以下几个主要步骤：风险上报—风险评估—风险决策—风险告知—系统切换。

风险上报：主要包括风险信息获知、收集、上报。风险获知后，应验证风险的真实性，完整性。

风险评估：需要容灾团队根据上报资料做出全面评估，必要时形成评估报告，应包括造成灾难的概率、影响程度、发展趋势等。

风险决策：需要领导组根据风险评估报告决定后续的处理，包括是否提前启动切换，进入风险警备状态。

风险告知：需要行政管理组将有关风险的信息及时对内、对外发布，保持消息沟通顺畅。

系统切换过程：在领导组做出切换系统的决策后，按照应急预案和相关操作手册直接进入灾难恢复启动步骤。

隐患之三：容灾演练流于形式

容灾演练不仅要检验灾难恢复流程的有效性，而且也要验证容灾系统是否能够实现正常的切换和回切。容灾演练的主要步骤应至少包括制订演练计划、审批、演练启动、消息发布、演练切换、业务验证、演练回切、总结等。

在容灾演练切换过程中，应详细记录各个重要环节的时间点，并分析切换演练是否能够达到容灾系统和生产系统的各项指标。在演练后应及时总结经验，对发现的问题应及时解决，修改或优化演练的应急流程，完善演练应急预案。

隐患之四：容灾测试不及时

如果对容灾系统的数据、功能、性能等方面没有充分的测试验证，就难以保证容灾系统实现数据保护和业务接管的功能。进行测试时，尽可能采用测试脚本，避免人为误操作。测试环境尽可能与生产系统隔离。在不发生系统变更时，最好每月测试一次，否则须即时测试。

隐患之五：没有做好容灾培训

通过容灾培训，可确保相关人员及时准确地了解容灾系统结构，熟悉测试、演练、灾难恢复流程，明确自身职责，使沟通、协作顺畅，提高工作技能和灾难应对能力。培训计划由执行组与人力资源部门共同制订和执行。培训内容主要包括容灾基础培训、容灾流程培训、容灾技术培训等。

以上五方面的隐患在任何一个环节如有缺失都可能致使容灾中心形同虚设，"养兵千日，用兵一时"，所以任何一个环节都不容忽视。

1.5 总结与展望

本章通过机房建设，引出整个数据中心建设过程中相应的技术建设，并分别从硬件、软件、虚拟化、容灾体系等多个方面介绍了数据中心建设实践。首先简要介绍了相关术语和定义，然后从机房的组成、基本要求、选址、建设规范等方面较为详细地介绍了机房建设基础，接下来对服务器、存储、虚拟化、云数据中心等相关技术进行描述，最后详细说明了数据中心的容灾体系，为信息化建设的各项应用服务提供高性能、高可用性、高扩展性和高安全性的硬件架构、软件平台及技术支持，确保数据互联互通，满足面向各类用户提供数据服务的要求。数据中心基础环境的建设情况，直接反映出了单位IT能力水平。数据中心稳定、高效的基础环境是技术人员和医疗卫生机构都希望拥有的，也是医疗卫生机构赢得竞争、驱动业务创新的基础，更是加速数字化转型的必由之路。

各行业海量数据的高速增长带来的需求，使得数据中心正面临着巨大变革。设备资源整合型数据中心逐步增长，硬件开始向着通用化、模块化、虚拟化发展。新型的超融合架构和统一的计算平台将创造高效、高可扩展性的环境。同时高密度的云计算和虚拟化技术的发展，大大加快了单体数据业务向云上迁移的过程。未来大型数据中心的安全性和稳定性仍是信息化建设的重中之重，发展全自动化、智能化的运维管理手段，保障高效运营；发展模块化技术，降低建设成本；发展新的绿色节能技术，降低能耗水平等都将是数据中心建设的大趋势。

第 2 章　网络架构设计

随着医院门诊量的不断增加，各类智慧医疗业务不断上线，信息化在医院运转行程中的作用也越来越大。网络建设既要满足当前业务的需要，又要充分考虑面向云计算、物联网、大数据、人工智能等新兴技术在智慧医院中的应用。

智慧医院新一代网络系统设计，不仅需要满足未来 3~5 年发展的需要，还应满足国家网络安全等级保护三级的要求，符合未来以电子病历系统为核心，多种医疗应用系统（如 HIS、PAS、LIS）集成，拥有有线和无线网络覆盖，支持医院物联网业务、集成语音、数据、视讯和虚拟化特性，支持远程医疗、远程会诊、网上预约及检验结果查询、系统远程维护等功能。

2.1 术语和定义

（1）横向虚拟化

利用表项同步、跨机架链路聚合、负载分担及统一管理等技术，将核心和汇聚层多台物理设备虚拟化成一台逻辑设备，从而实现多台设备的协同工作、统一管理和不间断维护。

（2）正交 CLOS 架构

业务板卡与交换网板采用完全正交设计(90 度)，跨线卡业务流量通过正交连接器直接上交换网板，背板走线降低为零（极大规避信号衰减），极大程度地提升了系统带宽和演进能力.

（3）瘦 AP

本身并不能进行配置，需要无线控制器进行集中控制管理配置的无线 AP。

2.2 网络规划与设计

2.2.1 总体网络设计

医院网络从接入方式维度，可以分为有线网络、无线网络和物联网。

有线网络：指采用同轴电缆、双绞线和光纤来连接的计算机网络。

无线网络：是指无需布线就能实现各种通信设备互联的网络，在医院中通常使用 WIFI 来建设无线局域网。

物联网：是通过射频识别、红外感应器、全球定位系统、激光扫描器等信息传感设备，按约定的协议，把其他物品与互联网相连接，进行信息交换和通信，以实现对物品的智能化识别、定位、跟踪、监控和管理的一种网络。

医院网络从业务类型维度，可以分为内网、外网和设备网。

内网：主要为承载医院管理系统、临床医疗信息系统和区域医疗信息系统等院内员工办公使用的网络。

外网：原则上是指除医院内网之外的所有网络系统，包括 INTERNET、银联系统、省市卫生局联网的应急系统、办公自动化系统、外网无线上网等。

设备网：主要连接医院监控摄像头、门禁等哑终端网络。

在医院进行信息化网络建设时，应考虑不同网络的特点进行分别建设，既要保证业务网络的隔离与安全性，也要考虑接入网络的统一融合管理。通过网络建设或改造，建立一个设计规范、功能完备、性能优良、安全可靠、有良好的扩展性与可用性，并且具备可管理、易维护的网络系统平台，以高效率、高速度、低成本的方式提高医院员工的工作效率与执行效率。实现基础业务流程的信息化，准确、全面地收集费用信息与医疗信息，实现数据共享。在此基础上不断扩展应用，利用数据支持管理、临床及科研等各方面的工作。

2.2.2 信息点位分布及设备数量设计

信息点位主要包含办公 PC 和无线 AP 数量，楼层弱电井建议放置多端口盒式交换机，以减少接入交换机的数量，减少网络运维的复杂性。无线 AP 点位要根据产品性能及使用场景合理设计，以防止 AP 数量过少导致信号覆盖较弱，或 AP 数量过多导致 AP 之间信号的同频干扰。比如，最新一代 WIFI6 无线放装 AP，接入终端数量大概为 50 人左右，无遮挡覆盖半径为 30 米左右，受不同遮挡物对无线信号的影响，实际部署应以工勘测试为主。

2.2.3 有线网络设计

2.2.3.1 架构设计

医疗行业有线网络应该采用成熟的网络架构和技术，包括设备横向虚拟化技术，高密万兆骨干设备、千兆接入设备等，力争建成一张高可用性的医疗级网络（图2-1）。

2.2.3.2 性能设计

医院的日均门诊量很大，而且大部分患者的就诊是集中在一个时间段内发生的，门诊高峰期瞬间业务数据量巨增，如果医疗业务系统响应速度很慢，可能会

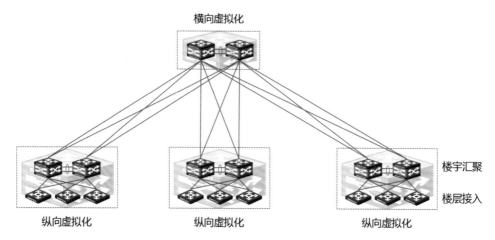

图 2-1　有线网络架构设计示意图

加剧患者拥堵排队的问题，所以，医疗业务系统一定要建立在高速、低延迟、高效率的基础上。要实现业务的快速响应，网络速度则是一个非常关键的因素，网络速度越快，医护人员为患者提供的服务便越好，同时医院的效益也会随之增加。

根据国家卫健委发布的全国医院信息化建设与规范，医院核心交换机必须符合如下要求：

· 主控引擎模块、电源模块、风扇等具备冗余设计，业务板卡支持热插拔。

· 支持千兆光电网口和万兆光电网口。

· 支持主流转发模式、堆叠技术、隧道及加密技术等。

· 支持主流的二、三层网络协议，安全加密传输技术。

· 支持多业务板卡、交换容量经验值 ≥ 25Tbps、包转发率经验值 ≥ 2200Mpps。

汇聚交换机必须符合如下要求：

· 支持主流的二、三层网络协议。

· 电源模块、风扇等具备冗余设计。

· 支持千兆光电网口和万兆光电网口。

· 支持主流转发模式、堆叠技术、隧道及加密技术等。

· 交换容量经验值 ≥ 2.5Tbps、包转发率经验值 ≥ 480Mpps、接口数量应满足实际使用需求并具备冗余设计和可扩展性。

二级医院核心与汇聚设备应至少满足前三项，三级医院以上应全部满足。

对于较大的三级甲等医院，网络应采用万兆骨干、千兆接入的方式实现高性能医院网络，接入汇聚采用万兆光纤链路互联、汇聚到核心均采用 40G 光纤链路互联。核心设备基于正交 CLOS 的多级交换架构，具备 100T 以上的交换容量，能够支持高密度的万兆端口和 40G、100GE 标准，可以提供未来多年持续的带宽升级能力，能够很好地缓解网络核心的交换压力，可解决核心网络性能瓶颈。

2.2.3.3 分区设计

构建医院基础网络时，采用模块化的设计方法，将统一平台划分为不同的功能区域，用于实现不同的功能或部署不同的应用，使得整个网络平台的架构具备可伸缩性、灵活性和高可用性。根据医院诊疗区域及楼宇进行区域划分（图 2-2），如可划分为门诊楼、住院楼、影像楼、行政楼、核心机房（核心交换）区、运维管理区等区域，依据不同的楼宇及诊疗区域进行区域划分，可以更便捷、更灵活地对网络进行管理。

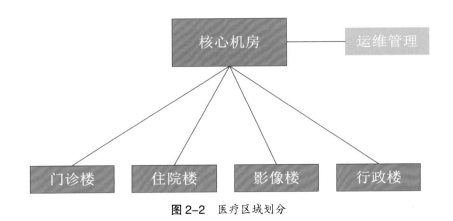

图 2-2　医疗区域划分

在进行模块化设计时，尽量做到各模块之间松耦合，以便保证统一平台的业务扩展性，扩展新的业务系统或模块时不需要对核心或其他模块进行改动。同时，模块化设计也可以很好地分散风险，某一模块（除核心区外）出现故障时不会影响其他模块，可以将统一平台的故障影响力降到最小。

2.2.3.4 分层设计

医院园区网络可分为二层架构与三层架构。二层组网架构分为核心与接入，接入交换机直连核心交换机。三层组网架构分为核心、汇聚与接入，接入交换机先接到汇聚交换机上，汇聚交换机再连接核心交换机。

接入层：提供 Layer2 的网络接入，通过 VLAN 划分实现接入的隔离，提供终端的接入。

汇聚层：作为接入层和核心层的分界层，完成各功能分区 IP 地址或路由区域的汇聚。

45

核心层：提供各区域间的高速三层交换。

在医院网络中，如果接入交换机较少，且医院只有一栋楼，则推荐采用二层组网架构；如若接入交换机数量较多，或者楼宇超过一栋，布线成本较高，为了整个网络便于运维，推荐将网络按照经典的三层结构（接入层、汇聚层、核心层）进行部署。通过分层部署可以使网络具有很好的扩展性（无需干扰其他区域就能根据需要增加容量），可以提升网络的可用性（隔离故障域降低故障对网络的影响），可以简化网络的管理（拓扑结构更清晰）。

2.2.4 无线网络设计

2.2.4.1 架构设计

无线网络架构一般分为两种：胖 AP 架构，基于无线控制器的瘦 AP 架构。

胖 AP 除无线接入功能外，一般还同时具备 WAN、LAN 端口，支持 DHCP 服务器、DNS 和 MAC 地址克隆、VPN 接入、防火墙等安全功能。通常有自带的完整操作系统，是可以独立工作的网络设备，可以实现拨号、路由等功能，典型例子就是我们常见的无线路由器。

瘦 AP 是无线 AP 自身不能单独配置或者使用，必须结合无线控制器的管理来配合使用。

传统胖 AP 架构与瘦 AP 架构的对比如表 2-1 所示。

表 2-1　胖 AP 架构与瘦 AP 架构对比

		胖 AP 架构	瘦 AP 架构
管理	AP 的管理	AP 独立管理	AC 集中管理
	AP 零配置	不支持	支持
安全	WIDS	监控范围小	监控范围大，AC 管理的所有 AP 覆盖 范围
	认证	独立认证	集中认证
	加密	不能同时支持 802.11i 和 WAPI	同时支持 802.11ihe WAPI
	策略控制	独立控制，控制策略容量小	集中控制，控制策略容量大
	配置信息防盗	不防盗	防盗
RF 管理	自动部署	时间长，有震荡	时间短，无震荡
	自动调整	时间长，有震荡	时间短，无震荡
高级功能	漫游	效果差，漫游隧道复杂	效果好，漫游隧道简单
	负载均衡	不支持	支持
	无线定位	必须借助定位服务器，效果较差	结合定位服务器后效果更好
	Qos	与有线 QOS 结合能力较弱	与有线 QOS 结合能力较强

全院要实施无逢无线网络覆盖，至少需要上百个无线 AP 设备，管理和维护如此大规模的无线局域网是一件很头痛和花时间的事情。从射频信号的覆盖面、用户带宽、用户认证，以及接入安全等，都需要低成本的解决方案。传统胖 AP 的管理和维护是基于每一个单独 AP 进行的，其大量的管理工作就是要逐一对每个 AP 进行同样的设置和更改动作，即使是一个很小的改动，也要将全部 AP 修改一次。如果 AP 数量不断增多，维护量也会变得非常庞大和烦琐。

为了解决上述问题，建议采用集中式管理的瘦 AP + 无线控制器架构，该无线架构具有简单而强大的无线局域网集中式管理功能，AP 本身并不存放任何的配置文件，AP 的配置是从无线控制器上获取的，通过无线控制器控制引擎就可以统一管理整个无线网络的 AP。

2.2.4.2 性能设计

无线局域网是利用射频技术实现无线通信的局域网络。该技术产生于 20 世纪 80 年代，WLAN 主要是作为传统布线 LAN 的延展和替代，它能支持较高数据速率 (1~300Mbit/s)，采用微蜂窝、微微蜂窝结构的，自主管理的计算机局部网络。还可以采用无线电或红外线作为传输媒质，采用扩展频谱技术，移动的终端可通过无线接入点来实现对 Internet 的访问。目前主流的无线局域网标准为 802.11ac WAVE2 和 802.11ax。

门诊区域推荐采用 802.11ac WAVE2 的高性能 AP 进行无线的覆盖。

病区推荐采用 802.11ax 高性能的 AP 进行无线的覆盖。

2.2.4.3 无线控制器设计

无线控制器应用在瘦 AP 架构中，用来集中化控制无线 AP，是一个无线网络的核心，负责管理无线网络中的所有无线 AP，对 AP 管理包括下发配置、修改相关配置参数、射频智能管理、接入安全控制等。

根据国家卫健委发布的全国医院信息化建设与规范，二级以上医院无线控制器的要求如下：

• 吞吐性能经验值 ≥ 20Gbps，最大无线访问接入点管理数经验值 ≥ 1024，电口 / 光口及数量根据实际情况选配。

• 支持主流接入控制、虚拟化、分层管理等技术。

• 支持主流安全防御技术，支持无感知认证和主流转发模式。

2.2.4.4 无线 AP 设计

无线方案应充分考虑不同的诊疗区域，即门诊与病区，根据这两个区域的应用需求特点的不同，分别采用不同的 AP 型号与不同的部署方式，以便更优地满足各自的应用特点。

特别是在医院病区，包括病房、护士站、走廊、配药室、隔离病房、会议室、大套间、医生办公室、杂物间等，功能区众多，尤其住院病房门口的卫生间，是WIFI信号最大的障碍。智能终端原本就已经不是很强的WIFI信号，在穿越两层墙体后，信号已经衰减了很多，很难支撑正常的智能终端对信号的要求。

考虑到病区多房间的特殊场景，一般无线建设方式有三种：

（1）无线 AP+ 馈线方式

优势是部署简单、节省成本，但问题是容易造成性能低下，且管理复杂，目前已逐渐被市场淘汰，因此新建医院无线建设不推荐此方式。

（2）面板 AP 入室方式

此种方式在每个房间或者相邻两个房间单独部署独立 AP，覆盖性能好，且产品安装方式简单，可在 86mm×86mm 面板的暗盒上安装，不破坏原有装修。适用医院病房这种密集房间场所，解决了在这些场景中传统放装 AP 走廊部署房间内信号质量不佳的问题，并极大地降低了安装时的施工成本。一般面板 AP 可以支持多个以太网口，能够实现整个院区有线、无线一体化。

（3）中心 AP+ 分体 AP 方式

此类无线 AP 一般是一个中心 AP 带多个分体 AP，中心 AP 负责实现分体信号的处理与分体的供电功能，分体部署在各个房间和走廊实现信号的接入，广泛应用在医院病房、酒店和学生宿舍等多房间场景。此种方案能够实现每个房间部署一个无线接入点，实际信号效果好，并有效避免穿墙等因素的影响，可以保障每个房间独立享用单个 AP 千兆带宽，让用户的体验达到有线接入一般的高速效果。同时，分体 AP 也支持物联网接口，后续可直接在 AP 上扩展物联网模块。

一般而言，病房推荐采用中心 AP+ 分体 AP 的方式和面板式 AP 入室的设计方式，这样可以让病房内的无线信号不受任何墙体的阻隔，使信号达到最优。

在门诊区域，采用无线物联网 AP 或高密 AP 楼道放装的方式进行部署，可以确保门诊区域无线与物联网信号的无缝覆盖。

2.2.4.5 供电设计

为方便统一管理，提高设备的安全性，无线供电设计采用 PoE 供电的方式（即通过网线对 AP 进行供电）对无线 AP 进行远程供电。

无线方案 PoE 交换机设备具有以下五个特点。

更高安全性：通过网线进行供电可以避免本地电源的使用，能有效减少强电部署，提高用电安全。

高端口密度：采用高密度的 POE 交换机提供 POE 供电，减少 PoE 交换机设备，简化管理。

更大的供电功率：支持 PoE+ 供电，可以提供大功率设备的供电能力，方便后期扩展。

更高的性能：PoE 交换机采用万兆上行带宽，可以承载更多的 802.11AC 标准的 AP。

更节能的方式：通过 PoE 供电可以实现对 AP 供电的管理，实现 AP 的定时开关，可以节省日常费用（不必要使用时，关闭 AP 可以节省用电）。

2.2.4.6 QOS 设计

当所有的数据、语音和图像的应用共同运行在医院的无线网络环境中时，无线系统可以根据医院网络应用的实际需要，保证不同重要性的应用具有不同的优先级，从而保证在网络流量发生拥挤时关键性应用的网络服务质量。例如：电子查房系统，医院内部 VOIP 语音系统，无线视频监控系统，当这些应用统一运行在无线网络平台上时，可以支持对不同应用的优先级设定，从而保证在无线平台上保证关键应用的网络带宽。

2.2.5 物联网设计

2.2.5.1 医疗物联网概述

医疗行业竞争日趋激烈，医院之间的竞争已经从医疗人才、医疗环境的竞争转移到医院管理水平和工作效率的竞争，如何提升医院服务水平和提升医护人员工作效率已成了许多医院管理者面临的难题。

融合移动计算、条码识别等技术移动信息系统，这是当前医院信息化应用中最先进的解决方案。医院信息化建设引入移动化和条码化，能够提高医护人员工作效率，可以进一步提升医院医疗水平、管理水平，为广大人民群众提供更优质的医疗服务。此外，利用移动信息技术，还可以帮助医院规范病区及门诊输液室的医疗和护理流程、标本管理、用药安全，减少救治过程中可能出现差错的环节，从而为患者提供更快捷、安全、高效的医疗救治环境。

通过构建医疗物联网基础架构平台，开展基于物联网平台的综合应用，力争全面实现医疗流程闭环管理，有效提高临床效率、医疗质量和运营管理水平，从而实现医院管理标准化、精细化、精准化的目标。

2.2.5.2 架构设计

物联网技术包括 RFID、蓝牙、Zigbee 等多种通信技术标准，其中 RFID 技术最为成熟稳定、应用最广，也是目前医疗物联网建设采用的主要技术。

医疗物联网硬件架构采用三层结构设计，分别是感知层、接入层和管理层。感知层实现对各类终端和标签的探知；接入层是 AP 和 RFID 阅读器层，实现对数据的接入；管理层是医疗无线物联网控制引擎，实现对全部终端和标签集中管理。

医疗物联网架构如图 2-3 所示。

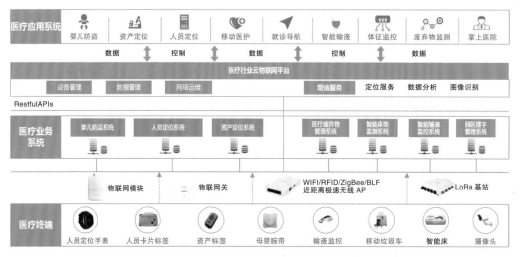

图 2-3 医疗物联网整体架构

物联网 AP：既可以接收支持 WIFI 的移动终端返回信息，也可以扩展物联网模块，实现前段感知的融合。

物联网模块：物联网模块整合了 RFID、ZigBee、蓝牙阅读器功能，可以实现信息多频道的发送和接收，接收物联网标签的返回信息。

无线物联网控制引擎：能够对物联网 AP、物联网标签等进行统一的管理配置，达到安全、高效的目的。

在医疗物联网里推荐采用 AP 是可以集成医疗物联网读卡器模块的 AP，集成的 RFID 模块支持 433MHz，也支持现有物联网业务。

2.3 网络建设基础

2.3.1 内网网络建设

医院的内网是医院的核心网络系统，用于开展日常医疗业务的内部局域网（HIS、RIS、LIS、PACS、OA 系统等），因此整个内部局域网络系统建设应着重考虑稳定、实用和安全方面，内网系统应具有高宽带、大容量和高速率等特点，并具备将来扩容和带宽升级的条件。

另外，医院的网络应用环境对系统的 QOS 要求相对较高，在进行系统规划时需优化端口的应用，使其可以拓展高密度的 GE/10GE 接口，并可引入 STP、RSTP、MSTP 等多种协定下的生成树协议，将 SEP 智能保护系统作为以太网标准协议，维持应用功能的稳定性。IPv6 特性的应用，将 VRP 平台作为基础，支撑多种功能性协议的应用条件，不仅可以完成 IPv4 与 IPv6 网络结构，也能形成两者共存的网络空间，可以保证网络的过渡发展状态。

对于内网建设，整体建议如下：

· 核心层网络设备两台做堆叠，全局做 MSTP 链路冗余；汇聚层采用万兆交换机，每栋楼层放置，实现本楼接入设备的汇聚；接入层建议使用千兆接入交换机，以实现千兆到桌面。

· 由于医疗行业的特殊性，医护人员和患者之间需要频繁地在院内移动，同时处理大量的信息，这便要求网络必须具备可移动性、传输速率高等特点。同时考虑到医院业务量的增加，网络需要留出足够余地扩容而不影响医院正常的工作。

· 根据医院诊疗区域及楼宇进行子网划分，采用不同的子网的形式组成医院的整体网络。各子网网络功能独立应用，信息互通，资源共享；当任何一个子网出现故障时，都不会影响到其他子网的使用。

· 新建的网络系统应充分考虑跟现有网络系统的平滑接入，不影响现有系统的正常运行，并考虑和现有网络系统实现网络冗余。

· 医保（包括省医保和市医保）是专线接入。在医院网络系统里须配置医院内网与专线网的接口，可通过防火墙产品与内网进行信息互通，并做访问控制。

· 为了更好地服务于医疗科研工作，需要将各类监护治疗仪器上的各项生命体征等信息以数字化手段采集并且保存下来，在需要时亦可随时还原。因此，还应考虑将医院所有的监护仪器和大型设备都联网。

· 在安全性方面，因为医院内网主要承载医院核心业务系统，因此建议内网与外网进行物理或逻辑隔离。随着"互联网＋"等智慧医疗的发展，互联网医院业务与内网的交互发展迅速，医院内网与外网之间可通过防火墙产品进行安全隔离，并进行信息互通与访问控制。

2.3.2 外网网络建设

医院外网主要指除了医院内网之外的所有网络系统，包括互联网、与银行第三方对接系统、医院图书馆知识管理平台、各级卫健委联网的应急系统、办公自动化系统、电视监控信号传输、安防监控、视频会议系统等。

为了防止每个子网出现网络故障，建议每个系统单独组网，以子网的形式组成整体网络，各个网络功能独立应用、资源共享、信息互通。

在连接外网时，将内部各网络系统与外网核心交换机相连。通过千兆网络，使各系统在桌面系统中经由宽带组网结构传递到分属的系统网络终端中，以此保证整体网络结构的相互连接状态。同时，网络化的技术条件可以保证内部数据与材料传输的共享状态。在实际网络应用中，既可以实现各科室的内部网络视频会议，也可以在远程医疗数据传递时提高工作效率，从而降低医疗成本消耗，保证网络应用条件的合理性与针对性。

2.3.3 智能化监控网网络建设

在医院智能化专网建设中，会应用大量的信息技术型设备及视频监控。此类设备的功能展示，需要一定的网络条件作为支撑，这样才能保证信息化系统的正常使用，并持续实现智能设备的功能价值。

另外，在智能化专网结构的规划与升级中，鉴于数据结点中传输数据量相对较少的情况，在对此特征展开设计时，通常会采用扁平化的网络连接方式。由此，在扁平化网络简易性优势条件的影响下，可以减少设备的维护条件，并缩减系统网络延时状态，便于日后对系统程序的升级管理。

2.4 网络运维管理

近年来，随着医院信息化的不断发展推进，医院信息基础设施建设的不断投入，医院信息部门的管理工作难度越来越大。同时随着信息化建设的不断深入，IT 运行环境日趋复杂，信息系统越来越多，各类系统越来越复杂，系统的关联度也越来越高。IT 系统运行环境变得更加复杂，这造成了机房管理、系统监控，以及信息部门对内部的运行维护工作越来越困难的局面。信息部门作为单位信息化的管理部门，自身部门的管理工作信息化并未较好开展，所以建设一套适合医院信息部门内部发展的信息化管理方案迫在眉睫。

信息部门从现有管理制度基础上对各科室及部门有一定的管理方法，但缺乏及时发现与解决核心网络设备、安全设备等突然出现问题的机制与方案。因此，建立问题的及时发现机制与解决方案已经成为医院网络运维建设中应该建立的核心目标。将各种类型的服务和设备进行统一集中管理监控，并将其统一展示，对故障告警进行有效处理、分析，以直观的界面展现给各位领导、科室，同时建立规范化的服务管理流程，能够更规范地管理和提升部门效率。

2.4.1 问题发现机制

对于日常运维过程中问题的及时发现，需要从制度流程和工具建设两个层面进行考虑。一方面，需要建设一套可以为医院信息部门提供业务、功能、专业等各方面全覆盖的 IT 运维监控平台，以解决医院信息部门核心网络设备的实时监控及出现故障后的及时告警问题。该平台需具备模块化的管理方法，以保证功能的全面性和可扩展性，做到一体化、专业化、智能化、可量化，通过平台实现医院信息资源的管理无死角。另一方面，就是建立医院信息化管理服务知识库，促进知识共享，提升团队能力。

2.4.2 问题解决方案

医院运维过程中所出现的问题的解决思路，需要从以下两个层面来进行考虑。一方面，医院 IT 运维平台需以信息中心为全局管理核心，辐射医院所有科室，通过统一的网络、丰富多样的入口对医院临床信息化服务提供高效率、高质量的服务。另一方面，还需要依靠流程实现规范系统管理工作。

2.4.2.1 统一监控

对网络、主机、数据库、应用系统的集中监控、集中维护与集中管理，应具有分布式部署的能力，监控数据采集也可根据用户需求和实际运行情况，实行分级部署，向中心系统传输的采集数据可由用户根据需要灵活定制。监控管理功能包括集中监测、分级处理和故障定位与管理。通过统一监控 IT 设备，形成高效率管理体系。在对网络系统全面、集中监管的基础上，依靠流程实现规范系统运维工作。对 IT 环境涉及的网络、主机、应用系统、终端 IP 进行管理。通过 IT 运维平台的部署实施，将逐步形成对网络中所有设备静态管理和动态监测的集中式管理体系。

2.4.2.2 服务管理

依靠流程实现规范系统运维工作，促进运维工作由被动式支持向主动式服务的演进，包括事件管理、问题管理、配置管理、知识库管理及运维统计分析。建设过程中通过详细分析实际管理和维护需求，进行针对性开发和调整，形成有特色、完全适用的管理和维护需要的专业服务管理系统。

（1）服务台

服务台是用户与 IT 部门进行沟通的统一窗口。服务台为用户提供服务联系点，利用这个联系点促进医院业务流程与服务管理基础架构的集成。服务台的主要设计目标是加强用户与 IT 服务部门之间的沟通，为医院的信息化建设服务。

（2）事件管理

事件管理的主要功能包括对事件与故障进行记录、分类，并安排专人管理故障处理的全过程。事件与故障管理的目标是在避免影响用户和业务的前提下让 IT 系统能够迅速恢复到安全级别。

（3）问题管理

问题管理流程是指通过对事件发生的原因进行分析，制订问题的解决方案及预防措施，降低因问题和事件而产生的消极影响。与故障管理单纯强调故障的处理速度不同，问题管理模块的核心功能是找到事件发生的深层次原因，并提出合理的解决方案以防止问题的再次发生。

（4）配置管理

配置管理模块负责识别和确认系统配置项、记录与报告配置项状态和变更请求、检验配置项的正确性和完整性等活动。设置配置管理的主要目的在于为医院提供 IT 基础架构的逻辑模型，为变更管理和发布管理提供有效支持。

（5）变更管理

变更管理是指在最短的时间内完成系统架构，并在服务的任一方面发生变更时对其进行控制的服务管理流程。该模块的设计目标是确保在变更实施过程中使用标准的方法体系，提高变更效率，并减少由业务变更导致的业务中断对医院产生的影响。

（6）发布管理

发布管理流程负责对经过测试后导入实际应用的新增或修改的配置项进行分发和宣传。发布管理之前进行的是软件的控制和分发，该过程隶属于变更管理。

（7）流程管理

流程管理的目的在于为提供的各项服务制定相适应的服务流程，同时针对不同的事件及故障类型设置不同的服务级别，从而实现对服务的管理。有效的服务级别管理可以保证 IT 服务质量在不提高成本的前提下能够稳步提高。

（8）评价管理

对运维的每次服务进行评价，以便促进服务良性循环。

（9）知识管理

通过建立统一的知识库，为医院 IT 运维人员提供知识经验的数据支撑，同时提供知识采集、知识查询的接口，实现知识的积累和统一存放、统一查询。建立知识的共享机制，提供信息共享和交流的平台，并充分利用知识库的内容高效解决重复、类似问题，提高运维人员的工作效率。

2.4.3 问题处理最佳实践

2.4.3.1MAC 地址认证故障导致医院业务中断的处理方法

（1）问题描述

某省儿童医院使用我公司无线设备做 MAC 地址认证承载医院办公查房业务，某日在医院进行无线网络优化时出现医院无线网络突然中断故障。

（2）过程分析

•了解信息：现场故障情况，故障前后是否对设备做了操作；如果有操作，做了哪些操作。同时，收集现场最新配置信息返回分析。

•现场反馈少部分以前使用终端业务正常，绝大部分原终端和新增加终端业务故障无法接入网络。同时，在故障前修改过 AP 射频下功率、信道等信息，同时在 AC 上新增加过测试终端进行业务测试。

•根据反馈的配置信息发现 MAC 地址认证出现下面问题：

①配置中 MAC 地址认证用户名存在原用户 MAC 地址认证用户名和新增测试用户 MAC 地址认证用户名两种格式。

原用户 MAC 地址认证用户名格式：

local-user 88308ade0c1a

password simple 88308ade0c1a

 access-limit 6

 service-type lan-access

新增测试用户 MAC 地址认证用户名格式：

local-user 8830-8ade-584a

password simple 8830-8ade-584a

access-limit 6

service-type lan-access

② AC 配置中指定 MAC 地址认证用户名格式为 with-hyphen。

\#

mac-authentication domain system

mac-authentication user-name-format mac-address with-hyphen

\#

• mac-authentication user-name-format mac-address 命令表示使用用户的源 MAC 地址为用户名，其后面可跟下面四个参数：

with-hyphen：带连字符"-"的 MAC 地址格式，例如某-某-某-某-某-某。

without-hyphen：设备默认配置，不带连字符"-"的 MAC 地址格式，例如某某某某某某。

lowercase：设备默认配置，MAC 地址中的字母为小写。

uppercase：MAC 地址中的字母为大写。

综上所述，通过前面四步分析可以将问题故障原因定位为在添加测试账号时出现下面两处错误操作导致了问题故障：①将 MAC 地址认证用户名格式由 without-hyphen 改为 with-hyphen，而 MAC 地址认证用户名格式未做更改；②新增加 MAC 地址认证用户名格式错误。其中，导致问题故障发生的最根本原因是①中故障操作。①中故障操作对于已经在线的 MAC 地址认证用户及新增 MAC 地址认证用户名格式正确的用户业务不受影响，对于①中故障操作后 MAC 认证的原格式用户及新增错误 MAC 地址认证格式用户会有影响。

（3）解决方法

该问题解决方法是修改 MAC 地址认证用户名格式。修改 MAC 地址认证用户名格式有两种：①修改 MAC 地址认证格式为 without-hyphen；②修改 MAC 地址认证用户名格式为某 - 某 - 某 - 某 - 某 - 某格式。鉴于现网有大量 MAC 地址认证用户，所以推荐使用上面方案①进行操作。

2.4.3.2 上网慢问题处理方法

（1）问题描述

上网时网速慢。

（2）解决方法

• 了解客户详细组网与设备型号。

• 具体了解情况（打开网页慢还是下载速度慢；是一直慢还是某个时间段慢；组网是刚刚开始还是使用一段时间后才出现的这种情况；是否有人在同时下载东西）。

• 测试 ping 和 tracert [在存在丢包的时候，增大延迟时间，可以扩展 ping 在 pc 上 ping - a x.x.x.x - w 4000 x.x.x.x（延迟 4000 毫秒，默认 2000）] 看是否丢包，增大延时不丢包，可能存在链路带宽小，有拥塞的情况。

• 外网带宽是否已经被占满（看接口信息）。

• 看设备性能足不足。

查看 cpu 利用率，查看哪个进程高（隐含视图），统计接口信息，收集诊断信息。

某医院全院网络采用 6 台基于 100G 平台的核心交换机做网络核心，核心交换机具有先进的正交 CLOS 架构，采用交换网板和控制引擎分离的前沿技术设计，保证了设备的稳定可靠性。核心交换机之间采用双击虚拟交换技术，保证了网络链路的稳定可靠性。通过这样的设计，很大程度上满足了全院网络的稳定可靠，传输效率高，已达到近乎苛刻的要求。

2.5 总结与展望

本章节主要介绍了医院网络系统的架构设计，分别阐述了有线网络、无线网络，以及物联网的建设理念和方法。另外，从业务的维度，介绍了内网、外网及智能化监控网对网络的需求，以及网络运维管理中的问题处理机制及解决方案。高效稳定的网络系统是医院信息化系统的基础条件，也是未来医院数字化转型、智能化和融合创新等服务的坚实根基。

第3章　安全保障体系

随着云计算、大数据、移动互联、物联网等新技术的应用，网络安全形势也发生了深刻变化，医院安全建设也面临着新的困难和挑战。现阶段医院网络安全工作建设的困局主要是以下四方面。

（1）重设备采购轻架构安全

医院安全防护体系建设仍以安全设备采购为主，对架构安全缺乏重视。

（2）重硬件资产轻安全运营

医院缺少专业网络安全人才，设备无法发挥价值，在安全事件发生时无法快速定位及应急响应。

（3）重合规缺有效安全能力评估措施

通过等保测评，不代表网络就安全了。由于缺少对安全能力或安全建设成熟度的客观评价，存在安全能力缺失、重复建设的风险。

（4）缺少主动防御的安全意识及手段

传统安全体系框架在面对新型威胁和攻击时缺少主动防御的手段。

因此，迫切需要引入新技术和新架构来对现有安全保障体系进行改造，以便更好地应对新型网络安全威胁。

3.1 术语和定义

下列术语和定义适用于本文。

资产 (asset)：对组织具有价值的信息或资源，是安全策略保护的对象。

可用性 (availability)：数据或资源的特性，被授权实体按要求能访问和使用数据或资源。

保密性 (confidentiality)：数据所具有的特性，即表示数据所达到的未提供或未泄露给非授权的个人、过程或其他实体程度。

完整性 (integrity)：保证信息及信息系统不会被非授权更改或破坏的特性。包括数据完整性和系统完整性。

信息安全风险 (information security risk)：人为或自然的威胁利用信息系统及其管理体系中存在的脆弱性，导致安全事件的发生及其对组织造成的影响。

威胁 (threat)：可能导致对系统或组织危害的不希望事故潜在起因。

脆弱性 (vulnerability)：可能被威胁所利用的资产或若干资产的薄弱环节。

3.2 政策及标准依据

- 《中华人民共和国网络安全法》
- 《中华人民共和国计算机信息系统安全保护条例》（国务院 147 号令）
- 《信息安全技术 – 网络安全等级保护基本要求》（GB/T22239–2019）
- 《信息安全技术 – 网络安全等级保护安全设计技术要求》（GB/T 25070–2019）
- 《信息安全技术 – 网络安全等级保护测评要求》（GB/T28448–2019）
- 国家卫健委关于印发《卫生行业信息安全等级保护工作的指导意见》的通知，卫办发〔2011〕85 号
- 国家卫健委《全国医院信息化建设标准与规范（试行）》〔2018〕

各医院应对本单位建设与运营的信息系统进行自查，对未定级、定级不准的信息系统，应当按照《信息安全技术 信息系统安全等级保护定级指南》（GB/T22240–2008）开展定级工作。信息安全等级保护制度将保护等级分为五级：第一级为自主保护级，第二级为指导保护级，第三级为监督保护级，第四级为强制保护级，第五级为专控保护级。以下重要的医院信息系统安全保护等级原则上不低于第三级：①三级甲等医院的核心业务信息系统（如 HIS、PACS、LIS、EMR）；②其他经信息安全技术专家委员会评定为第三级以上（含第三级）的信息系统。

拟定为第三级以上（含第三级）的医院信息系统，应当经信息安全技术专家委员会论证、评审。医院在确定信息系统安全保护等级后，对第二级以上（含第二级）信息系统，应从各省信息安全等级保护测评机构推荐目录中选择测评机构进行测评。系统测评合格后，需将测评报告报属地公安机关及卫生行政部门备案，并且每年均需对第三级（含第三级）以上卫生信息系统进行等级测评。

3.3 安全框架理念

3.3.1 围绕"自适应安全架构"的能力重构

Gartner 提出，安全能力应从以"防范"为主转向"快速检测和响应能力"的构建，安全防护需从"个体或单个组织"的防护，转变为"安全情报驱动"的信息共享、集体协作方式，并进一步提出由预测、防御、监控、回溯构成的闭环的自适应安全架构安全保障体系（图 3–1）。

防御：是指一系列策略集、产品和服务可以用于防御攻击。本阶段的关键目

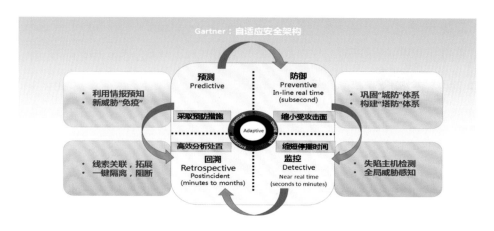

图 3-1　自适应安全架构

标是通过减少被攻击面来提升攻击门槛，并在受影响前拦截攻击动作。

监控：用于发现逃过防御网络的攻击，该阶段关键目标是降低威胁造成的"停摆时间"及其他潜在的损失。

回溯：用于高效调查和补救被检测分析功能（或外部服务）查出的事务，以提供入侵认证和攻击来源分析，并产生新的预防手段来避免未来事故。

预测：通过防御、监控、回溯不断优化基线系统，逐渐精准预测未知的、新型的攻击。主动锁定对现有系统和信息具有威胁的新型攻击，并对漏洞划定优先级和定位。该情报将反馈到预防和检测环节，从而构成整个处理流程的闭环。

3.3.2 网络安全能力的叠加演进

2015 年，美国系统网络安全协会（American Association for Systems and Network Security，SANS）提出了网络安全滑动标尺模型（图 3-2），将网络安全体系建设过程分为架构建设、被动防御、积极防御、威胁情报和进攻反制五个阶段，按照每个阶段的建设水平来对安全防护能力进行评估，并指导未来安全防护能力的建设。

第一阶段：安全架构。通过完成安全架构建设，解决基础层面的安全问题，包括安全域划分、补丁管理、系统加固等工作，此阶段工作不依赖外部安全硬件设备来完成。

第二阶段：被动防御。在做好安全架构建设后，进入被动防御阶段。在架构安全的基础上，部署防火墙、入侵检测等硬件安全设备，以提升安全能力，让系统具备基本的检测和防御能力。该阶段无人员介入，仅能靠安全设备提供可持续的威胁防护，建设成纵深防御体系。

第三阶段：积极防御。指主动分析检测、应对，从外部的攻击手段和手法进

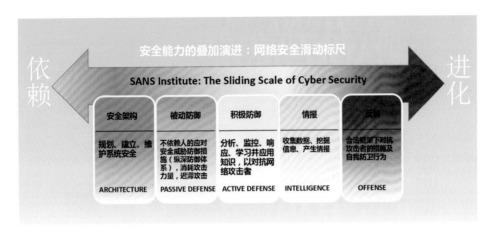

图 3-2 网络安全滑动标尺模型

行学习，该阶段开始引入了渗透测试、攻防演练和外部威胁情报。

第四阶段： 情报。指利用流量、主机或其他各种数据通过机器学习，进行建模及大数据分析，开展攻击行为的自学习和自识别，进行攻击画像、标签等活动。

第五阶段： 反制。指利用技术、策略或法律对对手进行反制威慑。

面对目前网络环境快速发展的新挑战，参考"自适应安全架构（ASA,Gartner）"和"网络安全滑动标尺模型（SANS，2015）"充分融合国内外网络安全的新产品、新技术、新能力，构建符合新常态的积极防御网络安全保障体系。

在安全保障体系建设过程中，还需要遵照同步规划、同步建设、同步运行原则，这是安全和信息化之间的同步，三个同步会促进技术、安全和医院业务的深度融合。

3.3.3 医院安全保障体系架构

根据新技术应用、新攻击模式、新业务场景的风险分析，结合信息系统等级保护的建设要求，确定网络安全规划框架。该规划框架包含原有技术控制措施，增加新风险控制点，引入态势感知与安全运营服务，可以使信息系统的风险应对能力增强。

医院安全保障体系架构如图 3-3 所示。

3.4 安全保障体系设计原则

3.4.1 安全管理体系设计

3.4.1.1 安全管理制度

（1）安全策略和制度体系

等级保护对于医院安全制度体系的建设要求参照了 ISO 27001 的相关标准，即

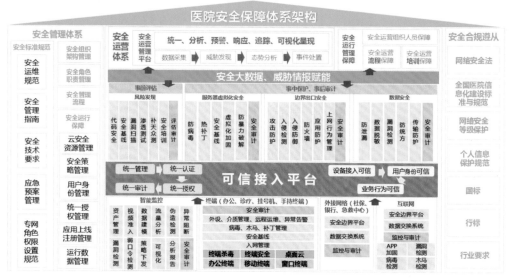

图 3-3　医院安全保障体系架构

安全管理制度体系自上而下分为安全策略、管理制度和操作规程、记录表单，医院需要建设符合自身实际情况的管理制度体系，应覆盖物理、网络、主机系统、数据、应用、建设和运维等管理内容，并对管理人员或操作人员执行的日常管理操作建立操作规程。

安全管理制度和规范见表 3-1。

表 3-1　安全管理制度和规范

序号	类型	制度组成
1	总体方针、安全策略	《信息安全总体方针和安全策略》
2	全管理机构	《信息安全组织及职责管理规定》《重大事项授权和审批管理规定》
3	安全制度管理	《信息安全制度管理规定》
	人员安全管理	《内部人员安全管理规定》《外部人员安全管理规定》
4	信息系统建设管理	《信息系统建设安全管理办法》
5	系统运维管理	《机房环境安全管理规定》《办公环境安全管理办法》《信息资产安全管理办法》《介质管理办法》《信息资产运行维护安全管理办法》《网络安全管理规定》《系统安全管理规定》《防病毒管理办法》《口令管理办法》《信息系统变更管理规定》《备份与恢复管理规定》

（2）制度文件管理

制度文件需要正式发布并进行定期评审修订和版本控制。信息安全管理制度应该得到单位负责人的签发和认可，只有被正式发布并真正落实的管理制度才能促使单位安全管理能力的提升和安全技术措施的有效运行，信息安全管理制度体系的建立是不断改进和完善的过程。

3.4.1.2 安全管理机构

（1）信息安全组织机构及职责

信息安全管理机构是行使医院信息安全管理职能的重要机构，一般由信息安全管理领导机构和执行机构构成，信息安全领导机构需确保整个组织贯彻医院的信息安全方针、策略和制度等。医院应根据管理工作需要设立安全管理机构，至少应包括信息安全领导小组和信息安全管理职能部门，其工作职责分工如下：

信息安全领导小组： 是医院信息安全工作的最高领导决策机构，负责医院信息安全工作的宏观管理，其最高领导由医院主管领导担任或授权。

信息安全管理部门： 负责落实信息安全领导小组的各项决策，协调组织医院各项信息安全工作。

（2）岗位职责及授权审批

信息安全管理应落实岗位安全责任，管理职责的落实需要层层落实到人，等级保护中明确要求要"设立安全主管、安全管理各个方面的负责人岗位，并定义各负责人的职责"，设立系统管理员、审计管理员和安全管理员，且"三员"工作职责需分工明确，互相监督，安全管理员需专职，不得兼任其他岗位工作。

在明确岗位职责过程中，医院需梳理在信息安全管理过程中需要授权审批的事项，并根据各个部门和岗位的职责明确授权审批部门和批准人等，对于系统变更、重要操作、物理访问和系统接入等重要事项建立审批程序，按照审批程序执行审批过程，对重要活动建立逐级审批制度，并定期审查，及时更新相关信息。

（3）安全审核与检查

信息安全管理工作是否有效，安全制度和规范是否得到落实等，需要单位信息安全管理部门定期进行检查，以便及时发现问题，持续改进和提升信息安全管理能力。按照等级保护的要求，单位信息安全检查可分为定期常规安全检查和定期全面安全检查，安全检查工作需认真准备，保留记录。

3.4.1.3 安全管理人员

（1）内部人员安全管理

调查发现，越来越多的信息安全事件是由内部人员的恶意为之或工作疏忽导致，因此加强人员安全管理是信息安全管理工作的重中之重，尤其需要加强对内部人员的安全教育和审核。针对内部人员的安全管理需从人员的录用、安全培训和教育、技能考核和调用、离岗审核等全过程进行安全管理。

（2）外部人员安全管理

在日常业务工作中，外部合作人员由于工作需要需临时或短期访问医院内部网络、进出工作场所，而非内部人员由于流动性强，背景情况不明，往往会给单位信息系统的安全带来较大隐患。因此，必须建立严格的物理和网络访问授权审批制度，并有效执行。

3.4.1.4 安全建设管理

安全建设管理包括系统定级和备案、系统安全方案设计、安全产品采购管理、外包软件开发管理、工程实施管理、测试及交付管理、系统等级测评、服务供应商选择等。其中系统安全方案设计需按照"三同步"的原则，信息安全需要与信息化建设同步规划、同步建设、同步使用，在系统建设规划阶段需明确安全建设的目标和建设需求，并进行安全规划方案的设计。安全方案应经过评审，通过批准后才能实施。

3.4.1.5 安全运维管理

按照等级保护要求，安全运维管理主要从环境管理、资产管理、介质管理、资产维护管理、漏洞和风险管理、网络和系统安全管理、防病毒管理、配置管理、密码管理、变更管理、备份与恢复管理、安全事件处置管理、应急预案管理、外包运维管理等方面进行考虑。

3.4.2 安全技术体系设计

3.4.2.1 安全物理环境

物理安全是整个网络信息系统安全的前提，可能面临的物理安全风险有地震、水灾、火灾、电源故障、电磁辐射、设备故障、人为物理破坏等。等级保护安全等级技术要求如表3-2所示。

表3-2 安全物理环境技术要求

安全等级	技术要求									
	物理访问控制	防盗窃和破坏	防雷击	防火	防水和防潮	温湿度控制	电力供应	物理位置选择	防静电	电磁防护
一级	机房出入口应安排专人值守或配置电子门禁系统，控制、鉴别和记录进入的人员	应将设备及主要部件进行固定，并设置明显的不易除去的标识	机柜、设施及设备等通过接地系统接地	机房设备灭火设备	防止雨水通过窗户、屋顶和墙壁渗透	设置温湿度调节设施，将温湿度控制在合理范围内	供电线路上配置稳压器和过电压裹或设备	机房应在具有防震、防风、和防御能力的建筑内		

64

表3-2（续）

二级	同"一级"	在"一级"的基础上增加：应将通信线缆铺设在隐蔽安全处	同"一级"	1.设置火灾自动消防系统，能自动检测火情、自动报警，并自动灭火；2.机房采用耐火等级的建筑材料	在"一级"的基础上增加：防止机房内水蒸气结露和地下积水的转移与渗透	同"一级"	在"一级"的基础上增加：提供短期的备用电力供应，满足设备在断电情况下的正常运行	在"一级"的基础上增加：机房避免设在建筑物的顶层或地下室，后则应加强防水和防潮措施	采用防静电地板或地面，做好设备接地	电源线和通信线缆应隔离铺设
三级	同"一级"	在"二级"基础上增加：设置机房报警系统或设置有专人值守的视频监控系统	在"一级"基础上增加：防止感应雷，例如设置防雷保安器或过压保护装置	在"二级"基础上增加：对机房划分区域管理，区域间设置隔离防火措施	在"二级"基础上增加：安装对水敏感的检测仪表或元件，对机房进行防水检测和报	同"一级"	在"二级"基础上增加：设置冗余或并行的电力电缆线路	同"二级"	在"二级"基础上增加：防止静电的产生，例如采用静电消除器、佩戴防静电手环等	在"二级"基础上增加：对关键设备实施电磁屏蔽

3.4.2.2 安全通信网络

（1）安全体系架构

参照等级保护的要求对医院系统安全区域进行划分设计，建议区域划分如下：远程用户接入区、DMZ服务器区、核心网络区、安全管理区、业务服务器区、业务终端区、共享交换区、专网接入区等。

（2）网络通信安全

医院存在大量远程办公用户，这些用户通过外网访问内部应用系统。远程办公方式为用户使用带来了很大便利，但同时也带来了风险。需在外网区部署安全接入网关（SSL VPN），实现非可信链路的传输层加密，确保信息通过互联网传输时的机密性和完整性。等级保护安全等级技术要求见表3-3。

表3-3　网络通信安全技术要求

安全等级	技术要求		
	通信传输	可信验证	网络架构
一级	采用校验技术保证通信过程中数据完整性	对通信设备的系统进行可信验证，并且可以报警	
二级	采用校验技术保证通信过程中数据的完整性	对通信设备的系统进行可信验证，并且可以报警，并将验证结果形成审计记录送至安全管理中心	1. 应划分不同的网络区域 2. 重要网络区域与其他区域需采用隔离手段
三级	在"一级"的基础上增加：采用密码技术保证通信过程中数据的保密性	在"二级"的基础上增加：在应用程序的关键执行环节进行动态可信验证	在"二级"的基础上增加：1. 保证网络设备性能满足业务高峰期需要；2. 保证网络带宽满足业务高峰需要；3. 提供通信线路、关键网络设备、关键计算设备的硬件冗余

3.4.2.3 安全区域边界

安全区域边界技术要求见表3-4。

表3-4　安全区域边界技术要求

安全等级	技术要求					
	边界防护	访问控制	可信验证	入侵防范	恶意代码和垃圾邮件防范	安全审计
一级	保证跨越边界的访问及数据流通过边界设备受控通信	1. 在网络边界设置访问控制规则，限制通信 2. 保证访问控制规则数量最小化 3. 根据访问控制列表五元素控制数据包进出	对通信设备的系统进行可信验证，并且可以报警			

表 3-4（续）

二级	同"一级"要求	在"一级"的基础上增加：可以根据会话状态信息设置访问控制	对通信设备的系统进行可信验证，并且可以报警，并将验证结果形成审计记录送至安全管理中心	在关键网络节点处监视网络攻击行为	在关键网络节点处对恶意代码进行检测和清除，并保持系统的升级和更新	1. 在网络边界、关键网络节点进行安全审计，对重要的用户行为和重要安全事件进行审计 2. 审计记录要包括事件的日期、时间、用户、事件类型、事件是否成功及相关信息 3. 应对审计记录进行留存
三级	在"一级"的基础上增加：1. 对非授权设备接入内部网络的行为进行检查或限制；2. 对内部用户非授权联到外部网络的行为进行检查或限制；3. 保证无线网络通过受控的边界设备接入内部网络	在"二级"的基础上增加：对进出网络的数据流实现基于应用协议和应用内容的访问控制	在"二级"的基础上增加：在应用程序的关键执行环节进行动态可信验证	1. 在关键网络节点处检测、防止、限制从外部或内部发起的网络攻击行为 2. 对网络行为进行分析，实现对网络攻击特别是新型网络攻击行为的分析 3. 记录攻击源IP、攻击类型、攻击目标、攻击时间，并提供报警	在"二级"的基础上增加：对垃圾邮件进行检测和防护，并定期进行系统的升级和更新	在"二级"的基础上增加：对远程访问的用户行为、访问互联网的用户行为等进行行为审计和数据分析

实际部署见图 3-4。

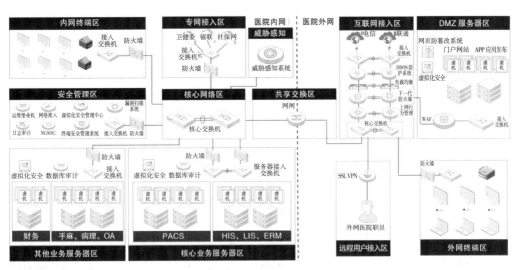

图 3-4　医院网络拓扑结构

（1）边界访问控制

网络边界是信息安全的第一道防线，所有访问内部应用的数据均会通过网络边界进入内部网络，通过在各安全域边界、互联网接入边界部署防火墙设备，设置严格的访问控制规则，并定期进行策略的检查和优化。

在内外网之间部署网闸系统，由安全管理员制定相应的信息交换策略，如交换方向、文件类型、只允许或不允许包含相应内容的文件通过等，可对文件进行内容检查、筛查病毒等处理，网闸定时进行文件交换。

（2）边界入侵防范

边界入侵防御：在网络区域的边界处，需要通过部署入侵防御设备（下一代防火墙设备也具备该功能）对网络攻击行为进行检测与阻断，并及时产生报警和详尽的报告。入侵防御系统支持在线部署和旁路部署，针对医院系统的网络环境及业务需求，通过在互联网接入边界部署入侵防御系统，能够有效检测和阻断入侵攻击。

高级威胁攻击检测：近年来，具备国家和组织背景新型网络攻击日益增多，其中最为典型的为 APT 攻击，而 APT 攻击采用的攻击手法和技术都是未知漏洞、未知恶意代码等未知行为。在这种情况下，依靠已知特征、已知行为模式进行检测的 IDS、IPS 在无法预知攻击特征、攻击行为模式的情况下，理论上就已无法检测 APT 攻击了。在内网的威胁感知区通过部署专业的 APT 检测设备，实现对新型网络攻击行为的发现、分析、追溯的能力，APT 攻击检测设备旁路部署在核心交换机上，对用户网络中的流量进行全量检测和记录。所有网络行为都将以标准化的格式保存于数据平台，云端威胁情报和本地文件威胁鉴定器分析结果与本地分析平台进行对接，为用户提供基于情报和文件检测的威胁发现与溯源的能力。

（3）边界完整性检测

网络安全准入：目前大多数医院构建的还是开放式的网络，开放的内部网络访问已经严重影响到 IT 基础设施的稳定运行和数据安全，因此需要构建新一代的内部终端（包含有线及无线终端）准入安全防御体系。网络安全准入系统采用旁路部署，通过监听发现和评估哪些终端入网符合遵从条件，判断哪些终端允许安全访问医院核心资源，不符合的会被自动拦截，要求认证或安装客户端后才能进行访问，并可配置入网安全检查策略，如不符合需进行隔离和修复，以达到合规入网的管理规范要求。

违规外联检测：对于终端的非法外联可以通过终端安全管理系统或者采用专业的上网行为管理设备进行控制。终端安全管理系统可对终端的外联端口、外联能力进行检查和阻断，上网行为管理设备通过在外网网络出口处进行安全策略的配置，限制用户的外联访问行为。

（4）边界恶意代码检测

电子邮件和互联网已经成为网络病毒传播的主要途径，由于网络传播的快速性，越来越多的混合型病毒和未知病毒愈加难以防范，其影响范围也更大。病毒一旦进入网络内部植入主机，往往已经对单位造成了损失。因此，需要在网络边界处入手，及时检测出病毒，并切断传播途径，采取更积极主动的防病毒措施。为实现对病毒的实时阻断，在外网边界需串接防火墙，开启 AV 模块，或在防火墙后串接专业的防病毒网关，实现从网络层检测和阻断恶意代码。

（5）网络安全审计

随着《中华人民共和国网络安全法》的颁布实施，安全审计已经成了网络安全建设的必要措施，随着威胁的多样化，传统信息安全以"防"为主的思路已经发生重大转变。在攻击防不胜防的情况下，持续的监测、快速响应并追踪溯源成为新等级保护体系下的主要思想，因此安全审计就尤为重要了。

3.4.2.4 安全计算环境

计算环境安全包括主机身份鉴别与访问控制、终端安全防护、主机脆弱性评估与检测、虚拟机安全防护、应用身份鉴别与访问控制、WEB 应用安全防护、应用开发安全与审计、应用系统安全、开发代码安全、数据加密与保护、数据访问安全审计、数据备份与恢复等。等级保护安全等级技术要求见表 3-5。

表 3-5　安全计算环境技术要求

安全等级	技术要求										
	身份鉴别	访问控制	入侵防范	恶意代码防范	可信验证	数据完整性	数据备份恢复	安全审计	剩余信息保护	个人信息保护	数据保密性
一级	1. 对登录用户进行身份鉴别，身份标识具有唯一性，鉴别信息具有复杂度并定期更换 2. 应对登录失败、结束会话、非法登录及连接超时具有一定的措施	1. 对登录用户分配账户及权限 2. 修改或删除默认的账户及口令 3. 删除多余的、过期的账户，避免共享账户存在	1. 仅安装需要的组件及应用程序 2. 关闭不需要的系统服务、默认共享和高危端口	安装防恶意代码软件或具有相应功能的软件，并定期升级和更新防恶意代码库	对通信设备的系统进行可信验证，并且可以报警	采用校验技术保证数据在传输过程中的完整性	提供重要数据本地备份与恢复功能				

表 3-5（续）

二级	在"一级"的基础上增加：当进行远程管理时，防止鉴别信息在网络传输中被窃听	在"一级"的基础上增加：授予管理用户所需的最小权限，实现管理用户的权限分离	在"一级"的基础上增加：1.通过接入方式或网络地址范围对管理终端进行限制 2.提供数据有效性校验，保证输入的内容符合系统设定要求 3.能发现可能存在的已知漏洞，并及时修补漏洞	同"一级"要求	对通信设备的系统进行可信验证，并且可以报警，并将验证结果形成审计记录送至安全管理中心	采用校验技术保证数据在传输过程中的完整性	1.提供重要数据的本地备份与恢复功能 2.提供异地数据备份	1.在网络边界、关键网络节点进行安全审计，对重要的用户行为和重要安全事件进行审计 2.审计记录要包括事件的日期、时间、用户、事件类型、事件是否成功及相关信息 3.应对审计记录进行留存	保证鉴别信息所在的存储空间被释放或完全清除	1.仅采集和保存业务所需的用户个人信息 2.禁止未授权访问，以及非法使用用户个人信息	
三级	在"二级"的基础上增加：采用口令、密码技术、生物识别技术等两种或两种以上组合的鉴别技术对用户进行身份鉴别，且其中一种鉴别技术至少使用密码技术来实现	在"二级"的基础上增加：1.由授权主体配置访问控制策略，规定主体对客体的访问规则；2.访问控制的粒度应达到主体为用户级或进程级，客体为文件、数据库表级；3.对重要主体、客体设置安全标记，并控制主体对有安全标记信息资源的访问	在"二级"的基础上增加：能够检测到对重要节点进行入侵的行为，并提供报警	采用技术措施或免疫机制及时识别入侵和病毒行为，并将其有效阻断	在"二级"的基础上增加：在应用程序的关键执行环节进行动态可信验证	采用校验技术或密码技术保证数据在传输和存储过程中的完整性，包括但不限于鉴别数据、业务数据、审计数据、配置数据、视频数据和个人数据等	在"二级"的基础上增加：提供异地实时备份；提供数据处理系统的热冗余	在"二级"的基础上增加：对审计过程进行保护，防止未经授权的中断	在"二级"的基础上增加：保证存储敏感数据所在的存储空间被释放或完全清除	同"二级"	采用密码技术保证数据在传输过程中的保密性，包括但不限于鉴别数据、业务数据和个人信息

3.4.2.5 安全管理中心

等级保护安全等级技术要求见表3-6。

表3-6　安全管理中心技术要求

安全等级	技术要求			
	系统管理	审计管理	安全管理	集中管控
一级	/	/	/	/
二级	1. 对系统管理员进行身份鉴别，并对其访问方式进行限制及对操作进行审计 2. 通过系统管理员对系统的资源和运行进行配置、控制和管理	1. 对审计管理员进行身份鉴别，并对其访问方式进行限制及对操作进行审计 2. 通过审计管理员对审计记录进行分析及结果处理	/	/
三级	同"二级"	同"二级"	1. 对安全管理员进行身份鉴别，并对其访问方式进行限制及对操作进行审计 2. 通过安全管理员对系统中的安全策略进行配置	1. 划分特定的管理区域，对安全设备或组件进行管控 2. 建立安区的信息传输路径，对安全设备或组件进行管理 3. 对链路、设备及服务器的运行状况进行集中监测 4. 对审计数据进行汇总和分析，保证留存时间符合法律法规要求 5. 对安全策略、恶意代码、补丁升级进行集中管理 6. 对安全事件进行识别、报警和分析

（1）设备运维审计

通过在安全管理区部署堡垒机将医院运维人员与被管理设备或系统隔离开来，所有的运维管理访问必须通过堡垒机进行，实现了运维管理的集中权限管理和行为审计。

（2）集中安全管理

通过在安全管理区部署态势感知与安全运营平台，提供威胁管理、资产管理、拓扑管理、漏洞管理、日志检索、场景化分析、流程化的工单管理、知识库、报表管理等功能，再结合态势感知与安全运营平台，以及集成了安全大数据能力的威胁情报，从整体层面来分析数据、发现威胁与异常，并结合安全服务来确保安全能力，发挥态势感知的真正作用。

（3）策略集中管理

通过在安全管理区部署防火墙集中管理与分析平台，对网内防火墙策略进行统一管理，实时分析网络安全策略执行情况，通过细粒度的按需申请自动化部署安全策略，最小化网络受攻击面，从而提升运维效率，简化网络权限管理复杂度，避免人工操作造成错误配置，保障配置管理和变更管理的规范和合规。

3.4.3 安全运营体系设计

只有安全技术体系和安全管理体系，并不能充分保障医院系统的安全性，这是因为无论是技术控制措施还是管理制度，都需要人来落地操作，具体操作即为运营工作。安全运营体系的作用是支撑、连通技术体系和管理体系，使整个体系真正发挥效能。根据网络安全现状与安全运营需求，开展安全运营体系建设工作，安全运营体系如图 3-5 所示。

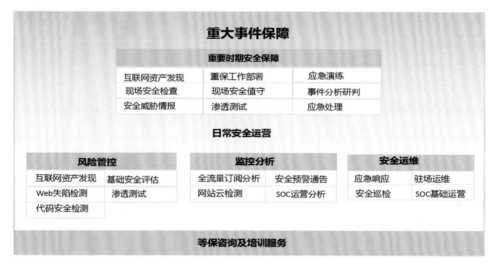

图 3-5　安全运营体系

3.4.3.1 以日常安全运营为基础

日常安全运营是安全运营体系的基石，只有在日常生活中做好了安全运营工作，才能及时识别、研判、处置各类安全隐患和安全事件，将风险扼杀在萌芽状态。否则，在遇到重大事件时，就容易出现安全问题层出不穷、疲于应付的状态。日常安全运营工作可分为风险管控、监控分析、安全运维三大类。

风险管控是一个安全风险管理过程，包括风险识别、风险分析、风险处置。要想做好风险分析，又需要从资产识别、威胁识别分析、脆弱性识别分析、已有安全措施确认来入手。

风险管控工作离不开及时的监控分析，实际上监控分析和风险管控工作是联动的，监控分析发现的问题会导入风险管理流程。监控分析的关键是及时性，监控分析又可以分为预警预测、内网威胁监控、网站监测、安全态势监控。

安全运维工作大部分是基础的运营服务，服务对象是组织中的安全软硬件设备，包括驻场运维服务、安全巡检服务、态势感知与安全运营平台等服务。应急响应服务是一个高阶运营服务，和驻场运维、安全巡检、态势感知与安全运营平台基工作密切相关，针对已经发生或可能发生的安全事件进行检测、分析、协调、处理，是安全对抗的重要环节。

3.4.3.2 以重大事件保障为抓手

重大事件保障是安全运营体系的抓手，体现在：

• 重大事件期间面临着更严峻的内、外部安全威胁，非常考验组织的安全运营能力，重大事件保障工作是组织安全运营能力的练兵场和试金石。

• 重大事件期间网络安全工作的能见度大幅提升，安全运营工作如果能在此时发力，就能起到事半功倍的效果。

重要时期安全保障服务可以带来如下价值：①保障国家重大活动时期医院网络安全；②全面构建重保期医院信息系统的积极防御体系、加强应用系统生命周期安全管理、全面建立医院主动运营机制、提升数据驱动的威胁对抗能力。

3.4.3.3 运营赋能

（1）等级保护咨询服务

根据国家相关政策要求，提炼、总结出全面的等级保护建设模型，强调等级保护建设的三个重点工作，包括系统定级、保障措施规划及保障体系建设，构建覆盖全面、突出重点、节约成本、符合实际的安全保护系统。

等级保护咨询服务各个服务模块描述如表 3-7 所示。

表 3-7　等级保护咨询服务各个服务模块

服务模块	服务描述	服务内容	适用阶段
系统定级服务	对系统进行定级，准备定级备案表，向公安机关备案	系统识别描述、系统等级划分、安全等级确定、协助定级备案	系统定级阶段
差距分析评估	根据信息系统定级结果，以及等级保护基本要求，分析信息系统安全现状与基本要求的差距，从而为需求分析奠定基础	确定差距指标、安全差距分析、综合安全分析安全措施建议	系统规划设计前系统整改建设前
安全规划与方案设计服务	根据安全评估结果，对系统进行规划和设计，并提供可落地的解决方案，使系统满足等级保护要求	安全需求分析、等保体系设计、安全建设规划、整改方案设计	安全规划设计阶段
系统整改实施服务	按设计方案，对系统从技术和管理方面改造，完成等级保护建设	等级保护技术整改实施等级保护管理整改实施	安全实施阶段
等保合规审计	根据等保基本要求和测评要求，进行等级保护合规性审计，以及运维过程中的定期检查	整改效果评估、运维安全检查、系统自测评	系统整改建设后系统运维过程中
辅助测评服务	通过相关测评机构的等级保护测评	测评前材料准备、测评现场协助、测评后整改	系统测评阶段系统运维阶段

（2）安全培训服务

依据国家等级保护相关标准及等级保护的实施要求，结合医院的实际需求，医院需定期接受等级保护培训服务。培训一般分为三部分，由浅入深分别为等级保护基础篇、等级保护深入篇及等级保护实战篇。

等级保护基础篇： 讲解等级保护由来、等级保护政策及制度等内容。

等级保护深入篇： 讲解等级保护技术、管理等方面的详细内容。

等级保护实战篇： 讲解等级保护定级、差距分析、整改等方面的实操技能。

3.5 总结与展望

参考本章节网络安全保障体系进行医院网络的规划、建设及运营，不但可以建设成一个满足合规要求的安全网络，而且能够构建一个安全能力可以衡量及具有自适应安全架构的安全保障体系，满足医院未来对复杂多样的网络攻击的防御要求，保障医院业务的安全、稳定开展。

第 4 章　应用系统架构

　　随着医疗行业信息化建设的飞速发展，IT 技术的应用与医疗信息建设的日趋成熟，医院对于信息系统的依赖程度越来越高，而医院应用系统建设的好坏与其采用的系统架构有着密不可分的关系。越稳定、易扩展的架构越能够助力医院的快速发展，相反，缺少优秀架构设计的应用系统会随着时间的推移逐渐被淘汰。本章节就架构设计的不同模式进行分析，并试图规划出更适合智慧医院建设的应用系统架构。

4.1 术语和定义

　　SOA：面向服务的架构（SOA）是一个组件模型，它将应用程序的不同功能单元（称为"服务"）进行拆分，并通过这些服务之间定义良好的接口和协议联系起来。接口是采用中立的方式进行定义的，它应该独立于实现服务的硬件平台、操作系统和编程语言，这使得构件在各种各样的系统中的服务可以以一种统一和通用的方式进行交互。

4.2 应用系统架构衍变历程

　　国内医院的信息化建设兴起于 20 世纪 70 年代末 80 年代初，早期的应用系统是以单机系统的形式进入用户的视野，主要从事工资、财务、药品、住院结算等事务，部署在各个部门内部的单台计算机上，互相独立，数据不共享，目的是提升日常的工作效率。当时的应用系统尚未使用关系型数据库，大部分都是以本地文件的形式来存储数据，数据交换依托手工磁盘数据拷贝的方式进行。由于缺乏必要的数据质量管理，部门与部门之间、部门内部各个计算机上的数据不一致现象时常发生，随着关系型数据库的出现与应用，"架构"这一词才真正兴起。在近四十年的信息化发展历程中，前后经历了四代的架构兴替，如图 4-1 应用系统架构衍变图所示。

4.2.1 单体架构

　　20 世纪 80 年代末，随着当时 Novell 网和 FoxBase、FoxPro 数据库的日益盛行，越来越多有实力的医院开始进行综合管理信息系统的建设，通过借鉴国际上的应

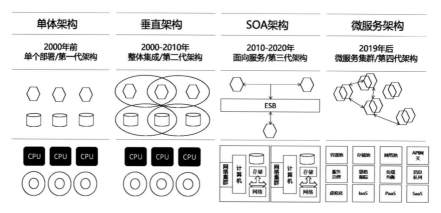

图 4-1 应用系统架构衍变图

用系统开发经验，国内的 HIS 也逐渐成型，直至 1995 年，总后卫生部、解放军总医院（301 医院）和惠普公司（中国）签订协议，共同开发医院管理信息系统（"军字一号"），单体架构正式踏上舞台，直至今日，医疗行业的很多应用系统仍然在采用单体架构，其架构特点为：

- 应用系统的表示层、业务逻辑层和数据库访问层在一个工程中，最终经过编译、打包，部署在一台服务器上。
- 应用系统的所有功能均集成在一个项目工程中，可以将应用和数据库拆分独立部署到不同服务器上以提高应用系统的性能。
- 不同的应用系统之间相互独立，业务不互通，数据仅能以限定的方式开放部分查询功能。

由于单价架构的简单特性，应用系统的前期开发成本低、周期短，成了很多小型项目的首选。同时，单体架构的开放性程度低、扩展困难，特别是对其他应用系统的对接不友好，成为现在各个医院应用系统混乱、孤岛效应严重的催化剂。经过日积月累的医院应用系统上线、更新，大、中型医院往往都只能选择"全部推倒重来"的办法，以期彻底解决历史架构带来的掣肘。

4.2.2 垂直架构

垂直架构在单体架构应用不久后便被提出，是对单体架构的部分缺陷的弥补，特别是解决单体架构下业务、数据不互通的问题。因此，垂直架构严格意义上来说并不能算是一个真正的架构体系，只是架构思维的一种转变。垂直架构通过将一个大型的应用系统垂直的划分成多个单体架构，并构建一个一个单体架构之间的联系，以达到最终整体应用系统的应用目标。垂直架构的架构特点有：

- 以单体架构为基础，对整个大型的应用系统进行垂直划分。

- 拆分后的各个单体架构自成体系，可以使用不同的技术选型。
- 各个单体架构之间通过接口进行业务或数据的交互。
- 整体系统中存在大量的数据冗余，耦合程度高。

垂直架构的核心理念就是"分而治之"，将复杂的大型应用系统通过拆分变成多个小型应用系统，选取合适的单体架构进行实现，通过定义接口弥补单体架构的缺陷，这样可以有效将问题进行拆分和归类。不同的单体架构集中解决不同的问题，这样就有效降低了大型复杂应用的不确定性，因此，垂直架构的思维也同时广泛应用于项目建设、工程建设和信息管理的各个方面，也是后来所有架构的思维基础。

4.2.3 面向服务架构

在垂直架构成为主流架构的十多年中，整个医院信息化的发展进入了暴发期，前后有数千家企业开发了数千个产品，一个大型医院的信息系统一般会超过100个。虽然通过接口进行了部分数据交互，但仍不可避免地制造了大量的冗余数据和数据孤岛。解决数据之间的不一致性需要花费信息部门相当大量的精力，因此，面向服务架构 (SOA) 被提出。它可以将各个应用系统中不同的功能单元进行拆分，并定义为服务，通过将类似功能的服务进行整合，定义出中立的接口（独立于实现服务的硬件平台、操作系统和编程语言），给所有需要的应用系统进行调用。各个服务独立管理自己的数据，所有应用系统都是面向服务的通用接口，这样就实现了整个大型应用系统的解耦，有效避免数据孤岛的产生。

SOA 只是一种概念和思想，可以由多种技术和方案来实现，主流的实现方法包括 Web Service、服务注册表和企业服务总线 (ESB)。

Web Service: 在 Web Service（Web 服务）的解决方案中，一共有三种工作角色，其中服务提供者和服务请求者是必需的，服务注册中心是一个可选的角色。它们之间的交互和操作构成了 SOA 的一种实现架构，如图 4-2 Web Service 模型所示。

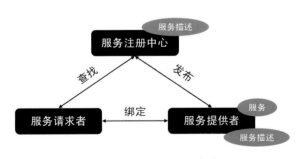

图 4-2　Web Service 模型

服务注册表：服务注册表虽然也具有运行时的功能，但主要在 SOA 设计时使用。它提供一个策略执行点（Policy Enforcement Point，PEP），在这个点上，服务可以在 SOA 中注册，从而可以被发现和使用。服务注册表可以包括有关服务和相关构件的配置、依从性和约束文件。从理论上而言，任何帮助服务注册、发现和查找服务合约、元数据和策略的信息库、数据库、目录或其他节点都可以被认为是一个注册表。大多数商用服务注册产品支持服务注册、服务位置和服务绑定功能。

企业服务总线 (ESB)：ESB 是在 Web Service 和服务注册表的基础上，结合传统的中间件技术发展而来的，是一个具有标准接口，实现了互连、通信、服务路由，支持实现 SOA 的企业级信息系统基础平台。它提供消息驱动、事件驱动和文本导向的处理模式，支持基于内容的服务路由，消除了服务请求者与服务提供者之间的直接连接，使得服务请求者与服务提供者之间进一步解耦，如图 4–3 ESB 模型所示。

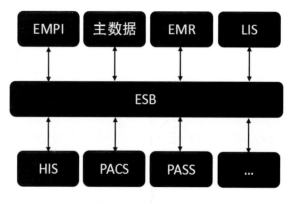

图 4–3　ESB 模型

在医院信息化建设领域，企业服务总线从 2008 年提出以来逐渐获得全行业的认可，成为近 10 年来最主流的架构，一度成了 SOA 的最佳实践模式，很多人都将 ESB 和 SOA 等同起来，其架构优势主要体现在以下三点。

•ESB 形成一个基于标准的信息骨架，支持异构环境中的服务、消息和基于事件的交互，并且具有适当的服务级别和可管理性，使得在系统内部和整个价值链中可以容易地进行异步或同步消息通讯及数据交换。

• 基于 SOA，ESB 使复杂的分布式系统（包括跨多个应用、系统和防火墙的集成方案）能够由以前开发测试过的服务组合而成，使系统具有高度可扩展性。

•ESB 实现将医院通用的服务进行抽象和剥离，如患者主索引、医护技主索引、主数据、信息推送等通用服务，将医院原有在各个应用系统中的冗余数据进行整合和统一，提高了复用率，简化了维护工作，进而减少系统总体成本。

　　至今，已经有众多的大、中型医院确立了 ESB 为中心的信息化建设理念，不断对传统系统进行深度改造和替换，已有了很多成功案例。但总体而言，ESB 的引用和实施对信息规范及技术要求相当高，并不是所有的厂家和医院都有能力完成 ESB 的实施，因此也有很多医院逐渐放弃了 ESB 的建设，重新选择单一厂商的所有产品，回归垂直架构甚至是单体架构，以满足医院需求的快速实现。

4.2.4 微服务架构

　　在 ESB 的 SOA 架构实现下，医院可以将通用的业务进行整合，并以服务的形式发布出来，供其他应用系统调用。但随之也有一系列问题，诸如海量系统的业务梳理复杂、服务的接口协议种类多、ESB 自身运行操作系统的稳定性保障等，这些都成了 ESB 大规模推广和应用的壁垒。这时，微服务架构被提出并在 2018 年开始逐步被业界所接受，强调"业务需求彻底的组件化及服务化"，即原有的应用系统会被拆分为众多的可以独立开发、设计、部署运行的小服务，这些小的服务只负责单一的业务操作，相互之间采用 RESTful、RPC 等轻量协议传输数据，以达到持续快速地响应业务需求的变化的目标，如图 4-4 微服务架构图所示。

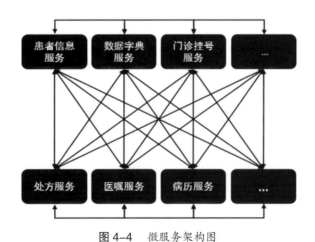

图 4-4　微服务架构图

使用微服务架构进行应用系统的设计与实现，有其独特的优势：

· 服务拆分粒度更细，有利于资源重复利用，提高开发效率。

· 可以更加精准的制订每个微服务的优化方案，提高系统可维护性。

· 微服务架构采用去中心化思想，服务之间采用 RESTful 等轻量协议通信，相比 ESB 的实现更轻量。

· 更适用于互联网时代，产品迭代周期更短。

但同时，在进行微服务实施时，也会带来技术实现及运维的复杂性：

• 微服务数量庞大，往往原来一个应用系统可能要拆分为几十个微服务，对于医院而言，可能需要数千个微服务满足医院的业务需求，服务治理成了难题。

• 微服务拆分彻底，原先的同步事务处理机制将转换为异步事务处理机制，分布式事务、容错机制对技术的要求更高。

近年来，由于敏捷开发管理，容器及容器云技术，DevOps 等方法、实践、工具、平台的不断成熟，为微服务治理、持续集成、持续部署提供了 IT 整体环境，形成了一系列微服务商业或开源框架，并在长时间的生产环境中得到了验证，微服务架构将在未来很长一段时间内是医院 IT 架构发展的主流方向。

4.3 基于微服务的智慧医院应用系统架构

智慧医院是现代医院建设的核心趋势，构建智慧医院应用系统架构是未来信息化建设的重点。本文结合架构衍变趋势，以微服务架构为理念，从技术与业务两个维度构建智慧医院的应用系统架构。

4.3.1 技术架构

由于微服务的松散化特性，在进行业务充分解耦合服务细粒度化的同时，需要考虑如何管理和监测海量微服务的状态，并进行动态的配置与协调，并保证可以进行持续化的集成、部署及升级，构建了基于容器化的技术架构，如图 4-5 智慧医院应用系统技术架构图所示。

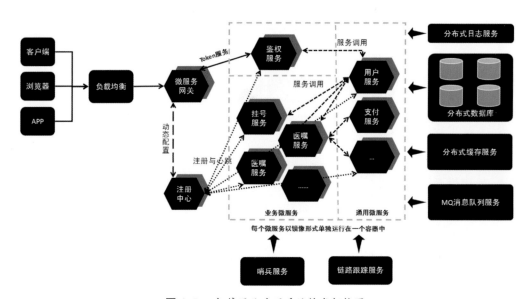

图 4-5 智慧医院应用系统技术架构图

架构中的每个微服务组件均能完成独立的任务，通过服务复制形成完善的高可用机制，每个微服务组件的功能说明如下。

微服务网关：微服务网关是微服务架构中一个关键的角色，用来保护、增强和控制对于微服务的访问，微服务网关是一个处于应用程序或服务之前的系统，用来管理授权、访问控制和流量限制等。如此一来，微服务就会被微服务网关保护起来，对所有的调用者透明，隐藏在微服务网关后的业务应用就可以更加专注于业务本身。

注册中心：注册中心可以说是微服务架构中的"通讯录"，记录了服务和服务地址的映射关系。在微服务架构中，服务会注册到这里，当服务需要调用其他服务时，就到这里找到服务的地址进行调用。

鉴权服务：鉴权服务与微服务网关协同对用户请求进行安全认证及权限校验，通过 Token 完成对身份信息的识别，最大限度地保护所有微服务的安全。

业务微服务：业务微服务是对业务应用的重新实现，将医院的 HIS、EMR、PACS/RIS、LIS、移动护理、移动查房、HRP 等应用系统进行业务拆分，所有的功能形成对应的业务微服务，统一注册到注册中心。同时，每个业务微服务都会运行在一个容器中，支持通过创建多个镜像节点来提高业务运行的高可用性。

通用微服务：将原有各个应用系统都通用的功能 (如用户、消息、支付、数据字典等) 从业务中剥离，形成独立的微服务进行发布，供各个业务微服务进行调用。同时，可以针对不同的通用微服务进行更合适的技术选型，提升服务的性能和稳定性。每个通用微服务也都会运行在一个容器中，支持通过创建多个镜像节点提高通用服务的并发性。

分布式日志服务：由于微服务是相互隔离的，它们不共享公共数据库和日志文件，因此需要一个分布式日志服务用于查看分布的完整事务日志，并具备分布式调试的能力。

分布式数据库服务：在进行微服务设计的同时，需要对数据库也进行分布式设计，由于医疗业务的复杂性，并不建议将数据库拆分成一个业务微服务对应一个数据库的模式。更合适的方法是按照医院管理的业务单元进行数据库的拆分，如门诊、住院、体检、急诊等不同的业务对应单独的数据库，这些数据库服务需要对应各自的微服务集进行部署，不同的数据库间不允许直接共享或交换数据。

分布式缓存服务：通过分布式缓存服务，可以将频繁使用的数据加载到内存中进行访问，极大程度提高微服务的并发能力。分布式缓存服务可以动态扩展缓存节点，自动发现和切换故障节点。

MQ 消息队列服务： 微服务相互之间可以通过 Restful 或消息队列方式进行耦合。MQ 消息队列服务提供消息代理服务，同时通过消息机制可以有效实现分布式事务，如异步消息回调，互联网支付的安全性管理等。

哨兵服务： 哨兵服务以流量为切入点，从流量控制、熔断降级、系统负载保护等多个维度保护所有微服务之间的连接稳定性。

链路跟踪服务： 链路跟踪服务用于跟进一个终端请求参与的所有微服务序列，跟踪和定位问题，快速修复，达到稳定运行的目标。

4.3.2 业务架构

业务架构不同于技术架构，技术架构往往注重于技术的稳定性和扩展性，保证整体系统拥有一个优秀的运行性能，而业务架构注重医院的实际业务运行。应合理划分业务系统或业务单元，尽可能地让系统能够满足各业务单元的工作需求，以便提升工作效率。

正是由于医院的管理模式、业务运行模式、地理位置、本地经济文化水平的多样性，造成了几乎每个医院不同时期的业务架构都不尽相同。不断出台的国家政策及评级需求也让整个行业下的业务架构在不断发生变化。本文结合电子病历应用水平分级、互联互通成熟度测评，以及智慧医院评级的共性需求和大型三甲综合性医院的普遍需要，设计当下适合医院的一种业务架构，如图 4-6 智慧医院应用系统业务架构图所示。

业务架构从医院基础应用、医院数据中心、智慧医院应用及区域联动四大体系进行了业务规划和应用系统的设计，各个体系相互关联又相对独立，可以进行

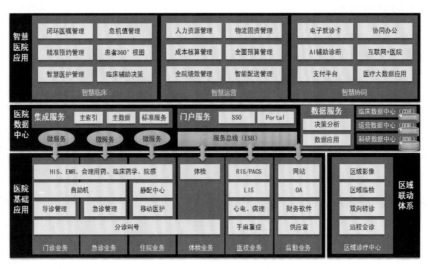

图 4-6　智慧医院应用系统业务架构图

顶层规划一体化实施，也可以进行分布规划分期实施：

医院基础应用体系：建立覆盖医院门诊、急诊、住院、体检、医技、后勤六大业务的应用系统，实现对医院日常运行的全面信息化支撑。这些系统都是医院正常运行所必不可少的，包括 HIS、EMR、RIS/PACS、LIS、OA、合理用药、临床药学、院感、导诊、急诊、静配、移动医护、分诊叫号、心电、病理、手术麻醉、重症监护、供应室等，这些系统在行业内都有较为成熟的产品，医院可以根据自身的需求和使用习惯，挑选合适的产品来建立医院的基础应用体系。

医院数据中心体系：以微服务或 ESB 架构构建医院的集成、门户和数据服务，实现对各个业务应用系统的全面整合，同时通过深度数据利用，为医院决策者提供全方位的决策警示和支持。在集成服务方面，主要是进行医院集成平台及集成应用的建设，包括微服务平台、ESB、患者主索引、医护技主索引、主数据管理、术语管理、标准服务等内容，其中最为核心的就是统一医院的主数据。在门户服务方面，主要是进行单点登陆和集成门户的建设，其中难点在于单点登陆，如何将医院的大量 C/S 应用和 B/S 应用进行统一的鉴权认证，并提供互操作的接口模式，这是建设中最需要考虑的问题。在数据服务方面，主要进行临床数据中心（CDR）、运营数据中心（ODR）及科研数据中心（RDR）的建设，其中 CDR 作为电子病历、互联互通、智慧医院三项评级的核心内容，需要按照国家的标准规范进行建设，而 ODR 和 RDR 是为了医院管理和科研的需要进行的可选内容，可按照医院的实际需求进行建设。在医院数据中心体系中，目前尚没有一套可以通用的产品，无论在何种类型、何种规模的医院，都存在大量的定制化产品功能和建设内容，且此体系下的技术更新是最为频繁的，建议医院可以考虑合作研发的模式进行医院数据中心体系的建设。

智慧医院应用体系：从临床、运营和协同三个层面进行业务应用系统的建设，这些业务应用系统并非医院必备，而是为了医院更好的开展业务和管理而存在的。在临床方面，需要从安全诊疗和智能诊疗两个方向进行业务应用系统的建设，闭环医嘱、危机值管理、智慧医护管理更多的是对临床安全性的健全和补充。精准预约、患者 360° 视图、临床辅助决策则更多的是对临床智能化的支持，当然还有很多业务应用系统可以供医院选择，在此不再详述。在运营方面，精细化管理是现代医院必备的，也是医院未来的关注重点。在药品零差价、耗材加成逐年降低的当下，只有对医院内部的人、财、物进行更精细的管控，才能促进医院的持续发展，因此 HRP（医院资源计划与运营管理系统）便是运营精细化建设的核心内容，包括人力资源管理、物流管理、固定资产管理、全成本核算、全面预算、绩效考核、智能配送等系统。HRP 建设的优劣，一方面取决于产品的成熟度和稳定性，另一方面取决于医院管理层对精细化管理的认识程度和持之以恒的改进决心。只有医院管理层亲自挂帅，全程参与，才有机会将 HRP 顺利实施。在协同方面，更多的是引进互联网技术、互联网产品及其理念，以全新的思维模式进行业务应用系统的设计，微信、支付宝、钉钉、阿里云、百度 AI 等都提供了丰富的开放平台，可供各行各业使用。因此，所有的协同业务应用系统都可以基于这些开放平台进行设计和整合，如电子就诊卡使用微信和支付宝的卡包进行管理，OA 基于钉钉进行设计和架构，互联网医院接入微信小程序、支付宝未来窗进行搭建，影像辅助诊断通过百度影像 AI 平台进行设计等，有条件的医院可以自行组建一个小型的技术团队，以便研究和创新这些应用，并与行业内的企业和互联网公司进行合作研发。

区域联动体系： 众多的大型综合性医院均是本地的龙头医院，有些更是承担了本区域内医共体的建设，成了本地的区域诊疗中心，区域性的业务应用系统也就需要考虑同步建设。在国家分级诊疗大力推广的趋势下，区域影像、区域临检、双向转诊和远程会诊是区域联动体系建设的核心内容，其中区域影像的范畴最大，包括了区域放射、区域心电、区域病理、区域超声等以影像为依托的各类远程诊断及会诊业务，这些系统可以整合在一起建设，也可以单独构建，同时也可以通过与第三方独立检验、检查机构进行合作。

上述业务架构是一个通用架构，在具体到某个医院业务架构设计时，需要进行调整，根据医院的实际业务需求和发展方向增减业务应用系统，或拆分合并应用体系。当遇到医院的定位与普遍医院不同时，如私营化的集团医院，业务架构可能还需要进行重构。

4.4 总结与展望

本章从应用系统架构的衍变着手，探讨了从医疗信息化诞生以来至今的架构发展，介绍了单体架构、垂直架构、SOA 架构及微服务架构的特性和适用场景。同时，以当下综合性三甲医院为代表，设计了基于微服务的智慧医院应用架构，从技术架构和业务架构两个层面进行了详细的分析，并给出业务应用系统的选型原则和建设重点，提供给大家一种新的设计思维模式。

医院的业务可以说是所有行业当中最为复杂的，平均一个大型综合三甲医院的业务应用系统数量达到 100 个以上，用上文中的微服务架构去重构医院现有的技术及业务架构，是医院未来 3~5 年的必然选择，希望本章节的内容可以起到抛砖引玉的作用，为现代化医院信息建设提供更优秀的架构设计和规划。

第二篇　信息化系统建设要点

第 5 章　支撑临床

面向临床医护的"智慧医疗"信息化建设，是智慧医院建设的重要组成部分。医院信息化建设从电子病历系统到以电子病历为核心的医院信息平台，国家卫健委相关部门也多次多维度出台了相关的政策，如《医院信息平台应用功能指引》《医院信息化建设应用技术指引（2017 年版）》《全国医院信息化建设标准与规范（试行）》等，均为医院临床信息化建设提出了明确的技术路径。2018 年 8 月，国家卫健委发布《关于进一步推进以电子病历为核心的医疗机构信息化建设工作的通知》，要求进一步推进电子病历信息化建设，包括建立健全现代医院管理制度、保障医疗质量和安全，提高医疗服务效率，改善群众就医体验，加强医疗服务监管，促进"智慧医院"发展等内容。本章将从医院信息化建设过程中临床业务、临床科研及临床事务等方面，分别阐述信息化对临床医护日常工作中的支撑。

5.1 临床业务

5.1.1 概　述

临床业务信息系统是直接为医疗工作服务的信息系统，是支持门诊、急诊、住院诊疗业务场景的系统，目的在于提高医疗质量和医疗工作效率。

临床业务信息系统主要为门诊、急诊、检查、检验、治疗、手术等处方和处置的门诊、急诊流程管理提供支持；为住院用药、检查、检验、手术、治疗、输血等业务的住院医嘱流程管理提供支持；按照《病历书写基本规范》要求，为包括住院病案首页及附页、入院记录、病程记录、知情同意书、病危（重）通知书、出院记录、电子传染病报告、电子死亡医学证明等的住院病历书写提供支持；对检验、检查、治疗等非药品医嘱及药品医嘱、护理记录、住院患者评估和出院随访等护理流程管理提供支持。

临床业务系统作为医疗健康领域最核心、最复杂的医院信息系统，相较于物流、电子商务等其他行业，其技术架构和面向"互联网 +"的应用发展相对滞后。当前，加强"以患者为中心的医疗服务"，全面促进"智慧医疗服务"，通过信息化手段提升医疗资源利用率的迫切要求，这些举措与传统信息架构的矛盾日益凸显。借鉴互联网企业的技术和运行经验，可以实现医疗行业信息化的跨越式发展，通过底层架构改进，最终形成具有医疗信息化的"业务服务中台 + 数据服务中台"

的双服务中台战略的新一代临床业务系统。新一代临床业务系统将医院核心系统HIS、电子病历系统（EMR）、实验室信息系统（LIS）等改造重构为开放的业务能力中心，满足去中心化、服务化、异步化、高可用、数据化运营五大技术要求，并将所有业务服务打通，形成统一的、可复用、松耦合、高内聚、无冗余、无重复的业务能力开放平台。

5.1.2 临床业务需求及当前的困难

在门诊业务方面，门诊具有接诊患者多，就诊时间短的特点，信息系统具有同时兼顾门诊数量与门诊质量的需求。门诊医生变换频繁，极易影响对患者的系统和连续的观察诊疗，但门诊患者要求迅速确诊治疗，因此又具有同时兼顾就诊效率与诊疗连续性的需求。

在住院业务方面，由于住院是医院业务中最繁杂的部分，住院业务的质量是衡量医院总体水平的重点，因此，信息系统具有同时兼顾诊疗效率和诊疗质量的需求。

在临床护理方面，护士往往要面对多个系统，各个系统的功能交叉重叠，界面不一致，数据不统一，往往形成护理数据的信息孤岛，导致数据应用效率和质量较低的问题。护理系统在数据一致性、准确性、智能应用方面有提升的需求。

5.1.3 临床业务架构设计

如图5-1所示，新一代临床业务系统是基于业务中台，打造收费、医嘱、病历系统资源池，实现诊疗一体化、医护一体化、质控一体化的高效运行体系。

新一代临床业务系统改变临床业务被多套系统分割的现状，重构临床信息化

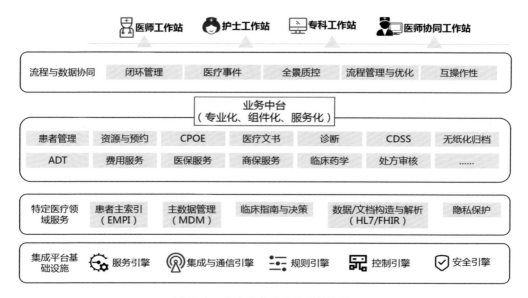

图5-1 临床业务系统技术架构图

服务模式，提升临床工作效率，智能化、一体化、专科化应用体验。围绕临床日常事务，以电子病历为核心，以电子医嘱为驱动的一体化诊疗服务模式，不仅满足日常业务管理所需，实现业务的融合与协同，也可为患者提供延续性服务。

新一代临床业务系统承载了更完整、更准确、更精细化的临床患者全景诊疗数据，即以时间为轴，围绕患者合理化组织临床诊疗信息资源并实现其信息再利用，同时可为管理决策和科研教学提供更全面、更可靠、颗粒度更小的数据。

5.1.4 技术实现特点及功能优势

技术实现具有以下 3 个特点：

• 新一代临床业务架构采用业务中台化技术，是创新式构建基于微服务架构设计的整合型电子病历产品。

• 可采用 C/S/S 部署下的性能优化，对比传统核心产品，更全面和智能地覆盖医师的日常工作，可以大幅度提升速度和稳定性，实现技术及业务梳理的双线性能提升。

• 采用人工智能等多种技术。AI 落地临床的支持辅助体现在用户习惯的训练、临床决策支持和病历书写内涵质控等方面。

功能具有以下 3 个优势：

• 新一代的一体化医生应用体验以电子医嘱为驱动，以电子病历为核心，以集成平台作为信息交换、信息利用和信息共享的桥梁，提供便捷的"一站式"操作界面，能够帮助医院更好地支撑核心业务高效运行和精细化管理，提升服务水平，改善工作效率，提高医疗质量。

• 系统能够完整提供符合临床思维模式的产品，针对全部临床数据记录进行信息化采集与利用，能够提供医嘱、病历、临床路径、质控、基于临床数据中心的数据集成与临床应用等。

• 从传统手工记录转化为自动化数据推送及一体化集成操作界面、人工智能技术的临床场景融合应用、临床应用场景化的信息展示。

5.1.5 安全保障机制

根据《信息安全技术 信息系统安全等级保护基本要求》，临床业务信息系统将严格根据技术与管理要求进行设计。内容涵盖物理安全、网络安全、应用环境安全、数据安全、区域边界安全设计五个方面，结合管理要求，形成图 5-2 所示的保护环境模型。

在患者信息安全保障方面，尊重患者隐私及安全的人性化管理，可将患者设置为 VIP 患者，患者列表对患者姓名进行隐私化处理。与此同时，在没有照看关系的情况下，系统会对访问 VIP 患者的场景进行审计。

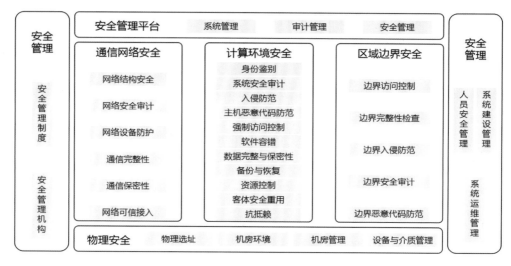

图 5-2   信息系统安全保护环境模型

5.1.6 总结与展望

新一代的临床业务信息系统是目前医院信息化建设浪潮下临床信息系统的组成部分，目的是实现临床诊疗过程中患者诊疗信息的整合，实现各领域、各科室、各下属医疗机构之间，以及各信息系统之间的业务协同及数据共享，沉淀规范的医疗数据，满足业务敏捷性需求，未来可使临床信息系统的兼容性更高，扩展更全面。

系统通过可靠先进的信息技术手段构架，保证未来 20 年不发生颠覆性改变，也符合当前医疗行业信息化建设的趋势。

因此，无论从功能需求方面还是软件设计方面，新一代的临床业务信息系统都能够带来应对未来所需的更快的业务创新、成本更低的业务探索，从而给医院带来提质转型、降本增效的核心竞争力。

随着服务化中台架构的构建，业务服务和数据服务必须在发展中持续演进、完善，最终成为医院核心 IT 资产和数据资产。只有当医院掌握了自己的核心 IT 资产和数据资产之后，医院才能从卫生信息化建设的配角成为主角，通过创新为医院未来的发展创造更多的业务价值。

5.2 临床科研

5.2.1 概 述

近几年，大数据、人工智能等计算机技术迅猛发展，对临床科研模式产生了巨大影响，这日益受到各界关注。国务院办公厅印发《深化医药卫生体制改革2016 年重点工作任务》《关于促进和规范健康医疗大数据应用发展的指导意见》

等政策文件，鼓励推进科研大数据应用，提升医学科研及应用效能，进而推动智慧医疗的发展。与此同时，传统科研模式中存在的"科研构思难、数据获取难、想法验证难、数据处理难"等弊端，已严重阻碍了临床研究水平的进一步发展，亟待利用新的技术手段予以解决。因此，基于大数据及人工智能技术进行临床研究的新模式应运而生，以便实现数据驱动的一体化科研工作模式。

如何挖掘利用医疗数据、优化管理模式、提高医院运行效率是大数据时代医院管理者值得思考的问题。目前国内大多数医院在数据管理方面仍处于探索阶段，逐步探索以数据为导向的医疗管理模式，利用信息化大数据手段深入挖掘临床数据潜力，确保动态科研质量，实现医院高效发展，这些均具有重要意义。

5.2.2 科研需求及当前的困难

医院信息化建设经过多年持续性投入，已建立了比较完备的临床基础系统。信息化应用较好的医院，基本实现了对患者诊疗全过程的信息化管理，以及对院内业务信息化的全覆盖，并且系统间互联互通和信息共享已基本实现。目前而言，很多医院的科研工作尚处在人工整理阶段，没有统一的科研管理工具，科研工作人员需从业务系统通过导出 Excel 文件等方式获取医疗数据，再导入统计软件进行科研分析。此种方法效率较低，且手工录入易出错。工作人员要从不同业务系统分别导出数据文件，且这些数据文件很难按照一致的指标统一到一起。因此，科研数据分析和整理的效率很低，数据不一致也限制了科研数据发挥效用。随着信息化应用的不断深入，医疗卫生领域的临床大数据对科研研究工作起到了越来越重要的作用。

5.2.3 平台架构设计

新模式下的大数据临床科研平台，整体架构由下至上依次分成基础数据层、数据治理层、数据存储层、数据接口层、应用层，共计五个层级。

结合深度学习技术，通过学习海量病例，生成多种医学实体，并建立实体间的关系，最终形成多维度知识图谱。通过知识简谱，可分析疾病与各种临床表现间的关系，以及疾病与治疗方式间的关系等。同时，应用层还集成了常用医学算法，以支持基础的病例特征分析和关联分析等。

科研流程分析：针对上述提到的传统科研模式遇到的问题和壁垒，首先基于科研全流程进行深度解析，将整个科研过程分为线上和线下两部分；然后针对线上部分再进行细分，将来可以借助大数据技术处理的环节进行标准化处理。

流程优化改造：通过对科研流程进行拆分，发现科研人员对数据深度挖掘具

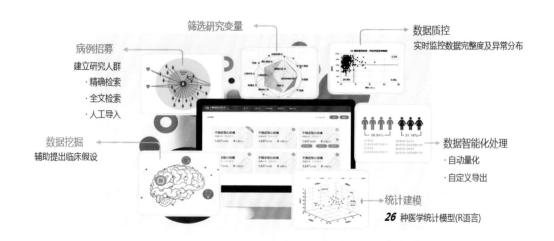

图 5-3　一站式科研流程图

有强烈的需求，遂将优化的重点放在了数据获取、大数据资源中心建立、发现问题和提出假设方面。

一站式科研工作模式： 传统科研流程经过改造后，形成以数据为驱动的一站式科研工作模式（图 5-3），临床医生可以借助一体化大数据临床科研平台，进行问题挖掘、病例招募、智能数据处理、数据质控，提供科研全变量的实时数据质控。通过一体化大数据临床科研平台，可以完成医学统计建模，能够集成多种医学统计算法，并自动生成统计结果，支持多次结果验证，可以便捷、高效地完成整个科研过程。

5.2.4 技术实现特点及功能优势

技术实现具有以下三个特点：

多层次医疗术语抽取技术： 基于对病历数据的理解，特别设计了一种基于多层次医疗术语抽取技术的医学自然语言处理方法，以实现对病历自由文本的语义分词。

数据归一： 是保证数据检索快速、精准必不可少的核心工作，包含诊断、实验室检查、手术名称、药物名称等专用名词的归一。

在线统计建模： 数据无需导出即可进行线上实时统计分析，结果快速可靠。除覆盖比较均值分析、回归分析、相关分析等基本统计分析算法外，还引入了高级挖掘算法，降低了科研统计专业的门槛，可以方便医生随时验证研究想法，快速生成统计结果。

功能具有以下三个优势：

建立专病库： 平台专病库是以专科疾病为中心，整合患者在院期间，包括门诊、急诊在内的各类临床诊疗资料，同时可针对不同研究变量进行数据离散化、缺失值处理或二次计算等，可极大地提高数据可用性。

数据智能质控：针对大数据资源库每个数据项，可以实现实时多级的质量监控，包括资源的完整度、异常数据点、异常数据类型及数据分布情况等。并且可以针对不规范数据进行溯源分析，追溯原始病历文书，发现书写误差。

数据导出优化：针对数据的分类模型，定制每种分类数据的导出模式，基于关键事件处理、复杂逻辑计算、自动行列转换、智能标准化值域输出等技术，替代统计学处理前大量的手工数据处理工作，能够为医生在阶段性统计时节省大量时间。

5.2.5 安全保障机制

对平台而言，建立一套行之有效的数据安全保障机制，是开展科研活动的重要基础和前提。平台目前从三个维度控制安全，包括数据安全、网络传输安全和管理安全。

（1）数据安全

除对重要数据进行加密及去隐私处理外，支持身份鉴权模式，即把每个账户权限控制到每个数据项，包括数据项的查询、导出、分析等。

（2）网络传输安全

采用HTTPS协议、SSL/TLS传输协议，并结合其他相关设施及技术，包括防火墙、安全网闸、虚拟专用网络（VPN）等，来保证整个网络中数据传输的安全性。

（3）管理安全

后台配备日志追踪体系，对平台上的任何数据查询、导出、分析操作都有痕迹保留；同时，在角色权限上，从组织架构和研究方向等多个维度明确每个角色的职责范围。

5.3 总结与展望

经过优化改造后的科研工作，从最开始的研究问题设计，到过程中的研究方案优化，直至后期的统计结果输出，均依托于平台对数据强大的收集、整理、分析等功能，最终实现数据驱动下的一站式科研流程模式，在帮助医生减少工作量的同时，大大提高了科研成果产出效率。目前，平台功能还需要进一步完善，如基于机器学习的自然语言处理，会出现数据准确度不高的情况，尚需要辅以人工核对，后续将进一步提高机器学习结果的准确度。未来，大数据临床科研平台的功能愈发强大，还将被应用到更广阔的领域，如结合药物临床试验，助力新药创制；以知识库为基础，辅助临床医生诊疗，降低误诊率；借助大数据分析挖掘技术，实现医保控费等，最终形成基于医疗大数据的全方位、多元化的应用体系。

第6章 助力管理

6.1 数据治理

6.1.1 概 述

医院的发展离不开医院信息系统的支撑，医院信息化建设不仅为医院各个科室的工作人员提供了技术支持，更为医院管理者起着提供决策依据的重要作用，它已然成了当下医院日常管理的基础支撑。然而，假如数据质量得不到保证，那么信息就不能真实客观的呈现，轻则无法完整的发挥其在管理系统中的积极作用，重则会导致医院管理层做出错误判断，出现业务交流的重大失误或是技术设备的引进失误等。鉴于此种情况，确保医疗数据的质量已然成了医院信息化建设中必须要重视的一个问题了。

为了充分发挥数据的价值，基于信息集成平台的医院信息化建设就显得格外重要。信息集成平台按照国家卫生信息互联互通标准化标准为依据进行建设，以企业服务总线（ESB）方式实现全院范围内跨部门、跨系统的信息交换逻辑，构建医院系统之间信息共享、流程协同，以及和上级卫生信息平台之间的协同体系。实现医疗信息系统的"互联、互通和互认"，推动医院业务模式的创新和标准化，优化医疗服务环境，提供医疗协同服务，以便实现"智慧医疗"的愿景。

6.1.2 需求分析及当前的问题

我国医院经过30多年的信息化建设，业务系统越来越多，功能越来越完善。系统间数据交互、业务协同需求日盛，数据交换复杂度越来越高，只有一小部分能够共享交换数据，信息孤岛现象严重。传统点对点的系统接口模式存在逻辑冗余、数量繁多、消耗资源、缺乏标准、耦合度高、无任何可视度等问题。业务系统缺乏统一的数据标准，基础业务系统可扩展性差，信息综合处理能力弱，面对分散的信息数据时不利于开展数据综合利用和决策分析……这些问题严重制约了医院信息化发展，为了使信息系统更加完善与统一，全面互联互通和深度智能化的医院信息集成平台建设便成了必然。

6.1.3 系统 / 平台架构设计

如图 6-1 所示，医院整个信息系统从技术上包括数据采集、数据集成和数据利用与挖掘三个层面。首先是以各科室的业务系统为基础对全院的数据进行采集，以实现各种医疗与管理业务的优化；其次以信息集成平台为纽带实现对各种业务数据的交换和共享；最后在此基础上实现患者主索引，通过数据分析与挖掘、统一门户等各种数据的整合，利用数据挖掘，为医院患者、医护人员及管理者提供一个统一的、方便快捷的信息支撑平台。

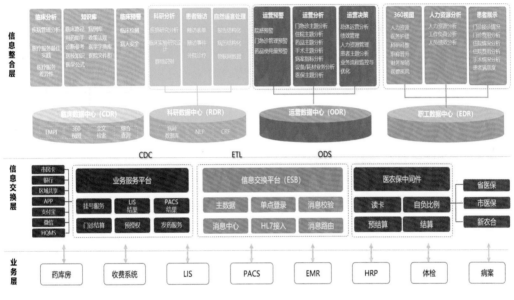

图 6-1　信息集成平台架构图

6.1.4 技术实现特点及功能优势

（1）技术标准

该平台的技术标准主要采用了 MLLP（Minimal Lower Layer Protocol）标准，同时由适配器提供对 WebServices、Socket、SMTP、FTP 等标准的支持。MLLP 是由 HL7（Health Level Seven）标准化组织提出的一个通信标准，该标准是在 TCP/IP 协议之上的一个符合医疗信息传输需要的通信标准。

（2）数据标准

平台的数据标准支持 HL7 v2.4、HL7 v2.5、HL7 v3，同时兼容 IHE 标准，由于 HL7 并没有对信息域部分进行定义，因此数据域部分大量采用了国标（GB 系列）。HL7 是由美国 ANSI 组织批准实施的医疗卫生标准，该标准参考了国际标准组织

(ISO) 的规定，采用开放式系统互联 (OSI) 的通讯模式，将 HL7 定为最高的一层——应用层。HL7 标准 2.1 版正式颁布以来，在医疗卫生机构，特别是在医院的影响力日益广泛，目前在全球已有很多厂商及医院支持与使用。

6.1.5 安全保障机制

当今时代，数据资源已经成了信息社会发展的基础，越来越多的人认识到信息系统和数据安全的重要性。各种各样的原因会造成数据的损坏或丢失，比如存储这些数据的设备会因发生故障而引起数据的丢失；人为操作失误，应用程序出错及病毒发作，黑客攻击等也都可能导致数据的损失，这些数据的丢失将对我们的工作、生活等各个方面产生重要的不良影响。

要防止数据丢失的发生，我们可以采用制定合理的数据备份制度，实施完善的数据备份策略以及采用完整的数据备份措施等。

6.1.6 总结与展望

综上所述，在当前信息化时代之中，医院应当加强信息化建设，不断改进和完善当前信息化建设中存在的不足，加强数据治理，提升数据质量。借助医院信息集成平台，实现医院整理数据提取、存储、交互、标准对照，从而不断提升自身的管理水平，提升自身对数据信息的应用能力，从而达到提升医疗服务质量的目的。通过这些举措，可以让更多的患者从中获益，得到更好的治疗。

6.2 医疗管理

6.2.1 概 述

医疗安全和质量是医院服务的主线，涉及医疗工作的全过程。当前的广义医疗质量不但涵盖了以往狭义的范围，如诊断是否正确、全面、及时，治疗方案是否有效、及时、彻底，有无因院内感染或医疗失误给患者造成不应有的损伤、危害和痛苦等，而且包含了广义的内容，即工作效率如何，医疗费用是否合理，医疗技术的投入产出，医疗的连续性和系统性，社会对医院的整体服务功能评价的满意度等。

医疗质量由"结构—过程—结果"三维内涵组成：

结构质量：结构质量由符合质量要求、满足医疗工作需要的各个要素组成，包括人员、技术、设备、药品、信息和环境的管理，是医疗服务质量的基础。

过程质量：过程质量是指医疗全过程的各个环节质量，对于及时发现问题并及时纠正以保证医疗质量非常重要。

结果质量：结果质量是医疗质量管理的最终结果，是评价质量的主要内容。

6.2.2 需求及当前问题

实现医院的医疗质量管理，需要明确医疗质量管理的理念和相应的方案。具体需要在以下三方面落实质量管理的理念和措施。

全程控制原则：患者就诊是一个连贯完整的医疗过程，每一个环节都应当纳入质量监管之中。

全员参与原则：每一位员工都是各个医疗服务环节、步骤的实施主体，均有责任和义务参与到质量管控当中。

持续改进原则：医学是一个不断探索的事件过程，医务人员和管理人员既要从已经发生的事件中吸取教训，也要主动发现问题，不断完善制度规范，不断提升与改进质量。要从全员参与中汲取营养，实现医疗质量的持续改进。

医疗管理信息系统应基于上述原则进行建设，包括以下三点：

- 建立质量测评标准知识库。
- 在不同的业务领域中，建立实时的质量监控系统，建立闭环管理流程体系。
- 建立各个业务域的终末质量评价指标系统。

6.2.3 系统 / 平台架构设计

目前，医疗质量管理已进入成熟期，各项医疗改革管理政策均已落实，各项管理举措也逐步进入各高等医院的管理体系中。考虑到医疗质量管理的延续特性和发展特性，其应用框架必须采用开放式分层框架，以利于其应用的快速迭代扩展。

医疗质量管理通过对诊疗产生的结构化的医疗元素信息进行跟踪监控，并依据确定的各业务领域的规范、指标，对医疗服务的流程和关键节点（如诊断、护理、用药等）进行事前、事中、事后的规范控制，提供分级上报、警示、提醒等消息流转机制，达到医疗质量管理在医疗服务中的全流程参与和监管。在医院管理的难点问题上，如急救、危急值等，应当早发现、早推送、确认问题、协同处置、结果反馈，形成闭环管理；建立统一的规范库管理，避免因认知问题造成的智能化辅助手段缺失，从而提高医务工作效率。另外，医疗质量信息应被载入病历。

医疗管理与质量安全控制体系模型如图 6-2 所示。

6.2.4 技术实现特点与功能优势

在技术实现方面，具有如下优势：

- 应用自然语言理解技术，结合临床知识图谱，对医生诊疗过程的记录进行缺

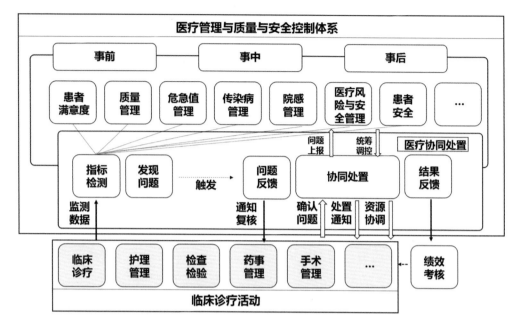

图 6-2 医疗管理与质量安全控制体系模型图

陷筛查，保障病历内涵质量，从而保障医疗服务质量和医疗安全。

• 在应用框架上采用开放式分层框架，以利于其应用的快速迭代扩展。

在功能方面，具有如下优势：

• 在原有形式质控的基础上，同时支持电子病历的一致性、逻辑性、规范性的内涵问题进行智能检查。

• 借助 AI 及时发现病历质量问题；满足病历分级评价 5~7 级关于病历质控的要求；支持全院病历 100% 自动质控；构建病历质量 PDCA 管理模型，推动临床规范和提高病历书写质量。

• 利用智能化手段对各结构化元素紧密跟踪，及时提醒医生关于患者的病情、用药等信息，敦促医生规范诊疗，及时调整诊疗措施与护理措施等，构建医疗质量闭环管理。

• 形成更全面的医疗统计图文报表，并可提供医院各方面工作的细节延伸。

6.2.5 安全保障机制

医疗管理作为医院信息化的一个重要应用域，信息安全保障机制必不可少。在相应的医疗管理类信息系统或模块建设过程中，首先需要遵循《中华人民共和国计算机信息系统安全保护条例》《信息安全等级保护管理办法》等有关规定，同时需重点从以下两方面建立起对应的安全保障机制。

（1）制定和遵循严格的医疗管理类信息系统权限划分和管理制度

医疗管理类应用系统需提供灵活并且颗粒度非常细致的应用和数据权限管理策略，为医务管理部门、信息管理部门提供严谨、可操作的系统权限设定，以及后台管理功能，确保系统应用能够在院内做到按照工作角色可看到的信息一览无余，和自身角色无关的信息概不开放的效果。

（2）敏感和患者隐私信息在应用过程中应做到脱敏处理

医疗管理类应用系统应能够提供数据脱敏配置管理功能，当临床数据用于第三方使用，或其他需要脱敏及匿名化使用时，能够实现可视化脱敏配置。能够根据预先配置的脱敏规则，将第三方或其他需要脱敏、匿名数据转换为脱敏数据，脱敏规则应包括页面层级标识、敏感信息字段和字段屏蔽规则的映射关系。页面层级标识应能够根据目标界面和应用预先设置。映射关系包括被预先配置于脱敏规则中各个界面和应用分别对应的功能层级标识、敏感信息字段，以及字段屏蔽规则之间的子映射关系。

6.2.6 总结与展望

医疗管理系统的应用使医疗质量管理更精细化、规范化、可视化，可多角度展示医院医疗管理全流程，提高医疗质量的可控度、可追溯度等。通过对电子病历结构化元素的严格监控，可达到对病历、诊疗流程中闭环关键环节点等的实时管理和及时反馈，能够持续性提高医疗质量，为患者提供效果更佳的诊疗体验，更好地适应患者的健康需求。

需要指出的是，医疗质量管理是全院级的质量控制工作，未来医疗质量管理系统可以向医院信息集成平台迁移。利用各系统信息的集成，力争建成危急值统一管理平台、重症管理等更多的质控应用。

6.3 运营决策

6.3.1 概　念

运营决策在医疗信息化领域有非常重要的作用，通常在医疗信息化建设过程中，商业智能系统（BI）起到了运营决策首当其冲的作用。商业智能系统较于业务系统，后者关注于业务流程，而且是从相关科室业务功能需求出发，着眼点在于功能的技术实现上；而商业智能系统从数据挖掘、建模、统计分析，会逐步完成从信息到知识的转变。大型三甲医院的规模化、集团化发展已经成了当前医疗行业的重要发展趋势之一，随着管理难度的加大，越来越多的医院管理者意识到精细化管理已经成了医院发展的必由之路。因此，专业决策支持系统势必就成了医院变革传统管理模式的重要技术手段。

6.3.2 作用

从闭环管理理论而言，"决策—执行—反馈"循环才是科学完整的管理实践，而对应最好、最有效的反馈就是决策反馈了。现实中许多管理难度都是源于反馈缺失或反馈不客观不及时。由此而来，管理反馈难度就更大了，医院可以通过 BI 按照闭环管理原理充分构建起强大独立的反馈系统，把具体的医疗人次、医疗行为、医疗资源使用的执行信息和结果信息都迅速汇总反馈到医院最高决策层，这样就可以基于这种精细化程度很高的反馈情况来及时发现问题、解决问题，就能够在现有管理团队不变的情况下，大幅度提升整个医院的管理水平和运营效率了。特别值得一提的是，这个反馈信息通道是及时性的、动态更新的，覆盖了人工管理无法涉及与控制的各个方面。借助于这个超越人力局限的强大而有效的管理工具，决策层面对执行层再也不是处于不了解情况的状态了。通用 BI 技术的具体应用探索，不盲目照搬 BI 在其他行业的应用经验，而是有选择、有目的、有阶段性地采用商业智能的适合技术，来逐步构建一个专业的决策支持系统。通过科学有效地收集、管理和分析大量数据，并将其转化为有用的信息，从而支持医院各级的科学决策，特别是强调对医院最高层的决策支持。

6.3.3 需求分析及当前问题

回顾信息化建设走过的 20 多年，第一阶段是从分散独立的单机信息系统，第二阶段是部门信息共享阶段，第三阶段是全院互联互通的信息系统阶段。医院已经完成 HIS、PACS、EMR、OA 等业务系统的建设，可以保障医院工作的每一个重要环节都有了基础数据；医院信息系统历来都是"自下而上"的建设过程，大致上是为了满足各个部门或事务系统而分别构建再集成，这种缺少总体设计规划的建设思路已经遇到发展瓶颈，如信息孤岛，信息烟囱现象，数据不规范，可利用率差，资源配置不合理、分布不均，重复投资，资源利用率低和重业务处理轻管理决策等，同时，快速变化的外部环境也推动着医院管理目标与模式的改进。

6.3.4 系统／平台架构设计

通过运营管理分析可以有效地整合各部门业务数据，统一对信息进行利用和管理，提供统一的数据视图和综合管理分析支撑环境，为医院各部门和相关管理部门提供报表、分析应用和所需的数据（图 6-3）。

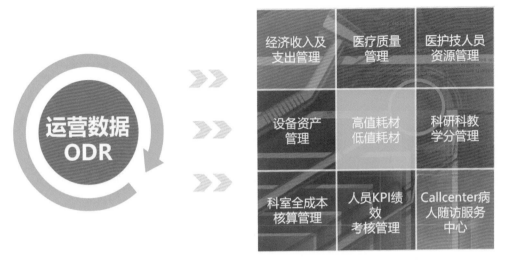

图 6-3　运营数据中心设计图

6.3.5 技术实现特点及功能优势

ODR 及运营分析平台将主要助力于提升医院管理水平的提升，并提供动态智能化报警支持，主要包括以下内容：

- 管理仪表盘为院领导方便地指标监控提供帮助。
- 统一口径的各类报表，以医院常用形式展现。
- 灵活的数据查询与分析，便利化整体分析。
- 医院业务流程监控、模拟和优化。
- 动态智能化报警。
- 智能化药品库存管理，辅助阳光用药功能。
- 合理的人员排班预警，优化人员管理。
- 门诊、急诊流量预警，提升医院管理水平。

6.3.6 安全保障机制

安全性是整个系统应用的基础，因而坚决不能出现安全性短板。对于系统建设，应严格按相关法律、法规，加强健康信息安全保障，严格保护医疗卫生服务对象的个人隐私。

（1）系统网络安全

要保护好内部网络，做好病毒、木马等防范和安全处理工作。在互联网环境下应用，要采用适当的方案，确保内部网络安全。关于结构安全方面，要保证主要网络设备的业务处理能力，并且具备冗余空间，满足业务高峰期需要。实行安全审计，对网络系统中的网络设备运行状况、网络流量、用户行为等进行日志记录。做好恶意代码防范、入侵防范，当检测到攻击行为时记录攻击源 IP、攻击类型、攻击目的、攻击时间，当发生严重入侵事件时应提供报警。

（2）系统数据安全

系统数据安全是所有安全中的重中之重。数据安全重点在于确保系统数据不被非法探取，在各种异常情况下数据不丢失、不被破坏。要做好数据备份与恢复策略，当遇到各种异常和极端情况时能够及时、全面恢复。

6.4 总结与展望

从闭环管理理论来讲，"决策—执行—反馈"循环是科学完整的管理实践，而对应最好、最有效的反馈就是决策反馈了。现实中许多管理难度都是源于反馈缺失，以及反馈不客观、不及时，随之管理反馈难度就更大了。医院通过 BI 按照闭环管理原理充分构建起来的强大独立的反馈系统，可以把具体医疗人次、每一个医疗行为、每一个医疗资源使用的执行信息和结果信息迅速汇总反馈到医院最高决策层，这样就可以基于这种精细化程度很高的反馈情况来及时发现问题、解决问题，就能够在现有管理团队不变的情况下大大地提升整个医院的管理水平和运营效率。

第7章 服务患者

7.1 便捷就医

7.1.1 概 述

随着居民健康意识的不断提升，医院每日接诊量也日益增多，医护人员工作也经常超负荷，医院的投入也不断增多。同时，患者就诊耗时长，来回奔波，就诊体验不好，满意度低。

经过在医院＋互联网医疗领域的不断探索，我们充分利用互联网技术的特性，将患者纳入医疗信息化网络中，打破了时间、空间限制，重塑就诊流程和就诊方式，帮助医院构建线上、线下一体化的互联网医院，从院内延伸到院外、从单一诊中的干预延伸到诊疗全流程服务，提升了医院的服务效率、拓展了医院服务的内涵，加强了治疗效果和医疗质量的监控，提高了患者的满意度与忠诚度。

我国便捷就医发展主要有两个阶段与方向，一是以就诊卡、自助终端为载体的线下便捷就医服务，二是以移动端为载体的互联网医院服务。移动互联网医疗以 APP、公众号、小程序等为载体，为患者提供院前入口、院中便捷就诊、院后随访跟踪等服务。主要涵盖健康宣教、咨询问诊、智能导诊、预约挂号、候诊提醒、线上诊疗、院内导航、电子处方、电子医嘱、药品配送、用药管理、电子健康档案建立、疾病风险评估、医疗信息查询、结算支付、患者评价、诊后随访、康复指导、健康管理、保险服务等方面。线上服务功能的不断完善也进一步提升了线上、线下的一体化服务能力。

7.1.2 用户需求及当前的困难

传统诊疗场景中，"三长一短"、折返跑等往往导致患者的就诊满意度低、综合就医成本高。患者离开医院后，由于诊疗记录连续性不好及查阅不便、医疗信息化闭环不通等诸多问题，医生很难对患者进行有效的长期跟踪管理，会产生临床服务转化科研成果难等一系列问题。患者向大型三甲医院集中，导致医疗资源超负荷，医疗资源分布难以均质化，优质医疗资源难以合理分配，由此更是增加了医患矛盾。

但如何培养用户习惯，让更多的医生和患者倾向于使用互联网智慧医疗的方式问诊就医呢？依托智慧云技术建立全周期患者管理体系，优化就医流程，增强患者粘性，实现医患共赢等仍是今后要努力的方向。

7.1.3 平台架构设计

建设互联网医院平台，依据国家相关管理规范，通过微服务的形式将系统抽象成诸如诊疗服务、患者管理服务、看诊咨询服务、全面预约服务及线上支付服务等一系列服务。对接院内系统和院外系统，为院内、院外所有的服务提供标准化的接口，实现院内、院外和线上、线下信息的互联共享，减少患者等待时间，让患者就医更省心。

以"互联网+"技术为基础，构建互联网医疗平台（图7-1），通过开展"互联网+医疗健康"服务，发挥互联网诊疗优势，利用互联网信息技术延伸、扩展医疗服务空间和内容，将医院医疗资源及服务进行整合优化，构建线上、线下一体化健康服务模式，体现"以患者为中心"的现代医院服务理念，使患者享受更便捷的服务，增强医院核心竞争力。

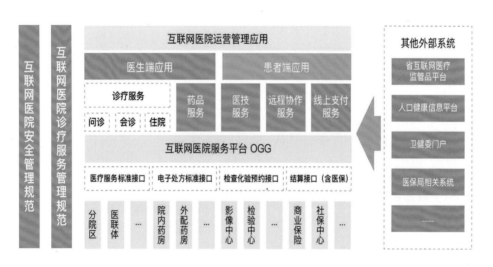

图7-1 互联网医院业务架构示意图

7.1.4 技术实现特点及功能优势

互联网医院平台上各个业务模块微服务化，由此可以保障平台的性能，可以提供可靠的平台业务服务。互联网医院平台整体业务都基于医院真实的医患关系和真实的患者数据，通过与院内系统深度对接，建立各环节关键数据通道，为互联网业务提供数据支持。

互联网医院平台实现了院内、院外为一体，线上、线下相结合的互联网诊疗新模式，集健康咨询、初诊咨询、在线复诊、检查预约、线上支付等服务于一体的互联网诊疗平台。

（1）诊前咨询

未在医院就诊过的初诊患者，可以通过初诊咨询向医生描述自己的症状病情，提供在他院就诊的病历资料供医生参考。医生在和患者沟通的过程中，可根据患者的病情为患者预约线下号源，引导患者线下初诊就医。患者在线下就诊时，医生也可以根据患者病情选择为患者预约线上复诊号源，引导患者在线复诊。患者也可以根据自己的病情需要，自行预约线上复诊号源。

（2）诊中沟通

医生通过互联网视频方式与患者面对面沟通进行在线复诊，可为患者开具处方、检查检验申请单、住院预约单等，并根据病情状态为患者预约下次复查就诊的线下或线上号源，对患者进行分流管理。患者可以选择在手机上缴费，选择院内取药或药品配送，并通过检查预约功能预约或调整检查申请的时间，集中来院，避免多次往返，节省时间，减少花销。

（3）诊后治疗

医生在在线复诊时所开的申请单、预约单、电子病历等单据，患者可于日后来院检查时，在门诊大厅、检查科室附近的互联网诊疗自助打印机上根据自己的检查治疗安排，按需打印纸质单据，减少单据丢失的情况。自助机针对不同患者，支持身份证、医保卡、居民（电子）健康卡等多种证件读取患者单据信息。患者在现场打印单据后，一切后续流程与线下就诊流程相同。患者在检查检验后，手机 APP 将在出报告后给患者推送信息，免去患者在院等待时间。

（4）就诊提醒

为了让患者更方便、有序地进行互联网诊疗，业务流程在各个环节都增加了通知和短消息的就诊提示，例如就诊当天需提前半小时报到，就诊前半小时发短信提示患者需到安静及网络畅通的环境进行就诊；就诊后推送患者诊后须知，提醒患者核对处方、检查、检验及相关预约时间等内容，并提示按相关流程支付，以及线下就医流程、注意事项等。

通过诊前健康咨询引导患者线下就医，患者线下就医时支持为患者预约线上复诊号源，患者线上复诊时支持为患者预约线下和线上复诊号源，患者可来院进行线上复诊时开的检查治疗，并在手机上可查看检查检验结果报告，完成互联网诊疗业务线上到线下一体化的就医闭环。

7.1.5 安全保障机制

互联网医院平台采用混合云模式提供服务，云端部署平台管理应用，采用内外网隔离的形式将业务应用服务器部署于医院的外网区（即次级安全区），将数据库服务器部署于医院的内网区（即核心安全区）。

患者服务和医生服务的移动端应用通过 WIFI 或者 3G/4G 网络接入 INTERNET 访问，为了尽可能减少对院内系统的影响，系统只通过部署在医院非核心安全区的前置接口引擎统一收集医院内部核心业务系统的数据（包括 HIS、PACS、LIS、EMR 等）。收集上来的数据通过信息集成平台进行中转路由，最后传输到移动端的 APP 应用上。

互联网环境下互联网医疗平台的所有数据传输交互过程采用基于 SSL 的数据加密技术，移动终端和用户验证采用非对称加密签名技术，从而有效地保证了安全可靠性。互联网医疗平台下的所有患者敏感数据均采用国产 SM4 加密存储。

在患者隐私保护上，提供了多种隐私安全保护策略。在数据安全防控上，互联网诊疗所有数据服务器都架设在院内（图 7-2），通过数据加密、访问权限控制、系统防火墙、端口控制、网络专线等多种安全策略，应用 Web 应用防火墙（WAF）防数据泄漏、防接口滥刷、防撞库等技术，以保障数据的可控性和安全性。

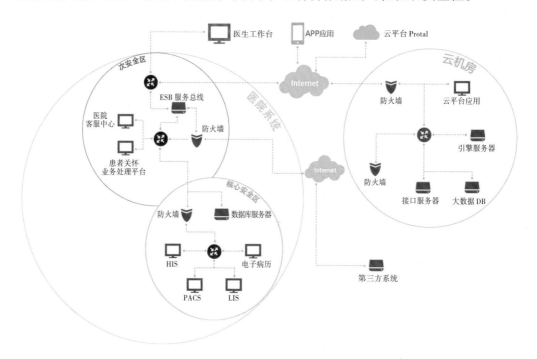

图 7-2　互联网医院网络拓扑架构图

7.1.6 总结与展望

互联网医院系统覆盖患者从诊前、诊中到诊后的就诊全程,实现线上、线下随时无缝切换的一体化服务,逐步探索和建立患者全周期管理的诊疗模式。互联网医院系统的建设,可以帮助患者更"省时省心省钱"地享受便捷高效的医疗服务,同时也帮助医生高效地提供医疗服务,建立个人品牌,增强患者粘性,并可获取更为连续的高质量医疗数据,这为科研和教学工作提供了更为有利的支撑。对于医院而言,互联网医院的实施可促使医院快速扩展服务外延和服务半径,有效开源;可以同步促进线下就诊流程优化,降低运营成本,提升运营效率与服务质量,支撑医院集团化协同运营,提升医院品牌影响力。

7.2 健康管理

7.2.1 概　述

近年来,我国医疗需求持续攀升,表现其一为我国人口老龄化愈发严重。近 20 年我国人口总量持续增长,特别是以疾病高发的老年群体为主。据国家统计局数据,截至 2019 年年末,全国 60 周岁及以上人口为 2.54 亿人,占总人口的 18.1%。《大健康产业蓝皮书:中国大健康产业发展报告》指出,2050 年我国 60 周岁及以上老年人口数量预计达到 4.83 亿人,老龄人口持续增加的同时带来了更多的医疗需求。表现其二为我国慢性患者群队伍越来越庞大。据国家卫生相关部门统计数据显示,我国现有确诊的慢性病患者超过 2.6 亿,并且发病率以每年 8.7% 的速度上升。慢性病具有病程长、流行广、药物依赖性强等特点,其费用管控难度较大,会给家庭和社会带来长期负担,引发更多的医疗需求。医疗需求攀升会引发看病难、医疗服务质量差等一系列问题,需要高效地提供医疗服务来应对这些问题。

从国家政策的出台来看,2012 年《中国慢性病防治工作规划(2012–2015年)》公布,慢性病管理防治被列入工作规划初始,随后相关政策陆续颁布,其中 2016—2017 年是重要政策出台的高峰,先后出台《"健康中国 2030"规划纲要》《"十三五"卫生与健康规划》《中国防治慢性病中长期规划(2017–2025 年)》等。2017 年国务院办公厅印发《中国防治慢性病中长期规划(2017–2025 年)》明确提出,要促进慢性病早期发现,开展个性化健康干预,降低高危人群发病风险,同时促进医防协同,实现全流程健康管理,建立健康管理长效工作机制。到 2025 年,慢性病危险因素将得到有效控制,实现全人群全生命周期健康管理,力争 30~70岁人群因心脑血管疾病、癌症、慢性呼吸系统疾病和糖尿病导致的过早死亡率较

2015 年降低 20%，从而逐步提高居民健康期望寿命，有效控制慢性病疾病负担。2019 年 3 月，国家卫健委出台《医院智慧服务分级评估标准体系》，从诊前、诊中、诊后等环节对医院应用信息化为患者提供智慧服务进行评估，分为 0 级至 5 级，其中 3 级要求初步建立院内、院外和线上线下一体化的医疗服务流程。支持以短信、APP 消息等方式向患者推送随访调查表，为患者提供个性化提醒，包括复诊、用药、生活指导等。慢性病管理作为缓解社会及个人疾病负担的突破口，已成了医疗体制改革过程中的重点。

各项规划政策的出台有利于慢性病相关产业链的发展，包括基层医疗机构、慢性病防治相关药品、医疗器械、慢性病管理等领域。互联网医疗是互联网在医疗行业的新应用，包括了以互联网为载体和技术手段的健康教育、医疗信息查询、电子健康档案建立、疾病风险评估、在线疾病咨询、电子处方、远程会诊、远程治疗和康复等多种形式的健康医疗服务。慢性病（如糖尿病）90% 的治疗可在院外完成，拥有较强的"管理"属性，运营点丰富。互联网医疗的发展，为诸如糖尿病等慢性病管理提供了多种形式。

7.2.2 建设需求

健康管理是一种具有前瞻性的服务模式，通过对患者或亚健康人群进行生命体征动态监测，能够做到潜在疾病风险的及时发现与干预。可以以较少的投入获得较大的健康效果，从而提高医疗服务效益，提升社会医疗保险的覆盖面和承受力。传统的健康管理主要是由体检中心提供，是检后管理的延伸服务，主要针对亚健康人群，是诊前的预防控制措施。现在，在以慢性病、养老为核心的市场需求及国家相关政策的支持下，诊后的患者随访管理与延续服务结合也成了互联网诊疗后续发展的重点。

随着信息化技术的不断发展，市面上也涌现出许多健康管理的系统及应用。通常来说，健康管理系统及应用是由用户建档、健康信息采集、风险评估、智能分析、健康干预（处方、膳食、运动、心理等）、数据追踪、健康预警、就诊服务、跟踪反馈等一系列完善闭环组成的。

7.2.2.1 用户建档

健康管理的第一步是为用户建立健康档案，录入包括个人基本信息（如性别、年龄等）、家族史、体格检查（身高、体重、血压等）、血尿实验室检查（血脂、血糖等）、生活方式等。传统档案信息单纯靠人工收集，工作量大且不能及时更新，并不能实时反映用户当前状态，所以需要建立信息化、自动化的电子健康档案系统。

电子健康档案系统采用先进的计算机信息技术，与医院信息系统（门诊收费、住院收费、药品管理、医生工作站、护士工作站、医技管理等）无缝结合、数据共享，支持手机、PC 端查询、浏览，方便存储、传输。电子健康档案的信息通常由服务对象自主填写，辅助通过问卷调查、移动设备采集、抽取医生工作站电子病历等方式获取。通常可实现以下功能：

用户管理：包括用户列表、查询、导入导出、管理状态、特征标签等。

体检报告：支持体检数据采集、上传、添加，支持对体检项目和异常情况进行自动解释分析，支持阶段性体检数据对比。

调查问卷：支持各类风险评估问卷的录入、扫描、导入，支持服务对象在 PC 或手机端填写、提交。

诊疗记录：支持采集、导入、添加服务对象就医、住院、用药、检查等情况。

基本体征：支持移动及便携采集设备记录服务对象居家检查上传数据，如体重、血糖、血压等，自动生成连续性数据趋势对比图表。

7.2.2.2 健康信息采集

健康信息采集是对用户进行健康管理的依据和基础，是健康管理非常重要的一环。当前可通过多形式随访、移动及便携采集设备、风险评估问卷等方式对用户健康状态进行信息采集和评估。

（1）多形式随访

随访是医院对曾在医院就诊的患者以通讯或其他方式，定期了解患者病情变化和指导患者康复的一种观察方法，旨在提高患者依从度，提升医疗水平，改善医风医德和医患关系。通过嵌入人工智能、应用计算机信息等技术，随访系统可以实现随访工作的智能化、自动化处理，帮助医院规范随访工作，提高随访效率。一般包含以下两种功能。

用户信息管理：系统支持以患者为中心，自动收集整合随访对象信息。包括基本信息、门诊信息（如门诊时间、诊断、就诊科室、接诊医生、检查治疗、处理情况）、住院信息（如入院时间，入院及诊断、所属科室、主治医生、治疗情况、出院时间、出院小结等），以及相关检查检验信息、手术和随访记录等，支持患者的标签分类管理和按条件检索查询。

智能化随访管理：系统可以针对不同的随访对象采取 AI 语音、电话、短信、微信等多种方式，收集患者健康信息，定期了解患者病情变化，指导患者康复。同时内置随访计划、量表模板、通知提醒、统计分析等功能，具体包括四点。①随访计划：可以对出院患者设置不同的随访周期和对应的随访量表，系统根据设置的随访计划，自动提醒随访时间和随访内容；②随访量表：针对患者的疾病特点和病情程度，自动推荐和匹配相应的随访计划和随访量表，确保随访的科学性和规范性，随访量表的反馈结果是分析患者健康状态的重要数据来源和评估依据；③通知提醒：根据患者的疾病特点和病情程度，系统可自动匹配相应的健康宣教知识、复诊通知、用药提醒等内容，通过微信或短信通知的方式告知患者；④随访统计：支持按科室、病种、时段进行多维度的统计分析。

（2）移动及便携采集设备

随着物联网及智能可穿戴设备的蓬勃发展，移动及便携采集设备在居家生活中逐渐普及，可采集的数据种类也越来越多。以高血压疾病为例，便携式家用血压计使得血压居家监测成为可能，并且可以连续地采集、记录用户体征数据，实时上传至管理平台，记录指标变化趋势，并对异常数据进行预警。尽管便携采集设备受测量标准、方法、形式的局限，其准确度、精确度受到医学专家的质疑，但事实上随着科技的进步和技术的改善，便携采集设备与医疗级的性能水平差距正在逐渐缩小（图7-3）。一些科技企业也投入大量资源，以家用医疗级高精度血压测量为核心，研发可穿戴血压测量设备，极大提高了其测量精度。此外，值得注意的是，居家体征监测使得患者在一个熟悉的环境身心完全放松的情形中进行多次反复测量，既避免了医源性干扰的"白大衣高血压"及对其进行的过度降压治疗，也能够发现隐蔽性高血压及对其带来的心血管风险进行及时地控制，更能够真实体现日常生活中的血压数值。经过居家血压监测可及时发现血压升高的情况，

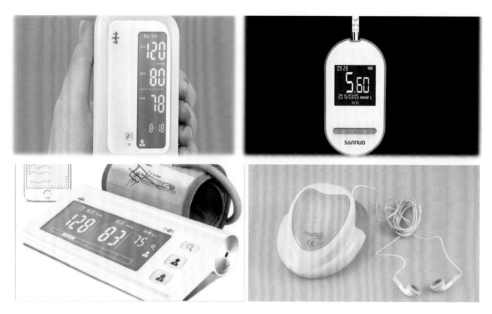

图7-3　智能化便携式电子医疗检测设备

及时做出诊断和治疗，从而及早预防心脑血管并发症的发生。

利用移动及便携式电子医疗检测设备进行数据采集，使用平台电脑和智能手机便捷地进行集成应用服务，能够实现服务对象体征数据的采集，实时监测健康状态；同时创新随访服务模式，动态更新电子健康档案数据，可以有效提高健康管理服务的效率。

7.2.2.3 风险评估

健康管理的第二步是进行健康及疾病风险的评估。风险评估起源于临床护理，用于描述和评估某一个体未来发生某种特定疾病或因为某种特定疾病导致死亡的可能性。

健康风险评估的概念由 Lewis C. Robbins 医生于 1940 年首次提出，在进行大量子宫颈癌和心脏疾病的预防工作之后，Lewis C. Robbins 医生主张医务工作者应该记录患者的健康风险，用于指导疾病预防工作的有效开展。1970 年，Robbins 和 Jack Hall 编写了 *How to Prospective Medicine* 一书，阐述了健康危险因素与未来健康状态之间的量化关系，并提供了完整的健康风险评估工具包，包括各类量表、健康风险计算及反馈沟通的方法等。至此，健康风险评估进入大规模应用和快速发展时期。

从评估功能的角度，常见的健康风险评估分为一般健康风险评估和疾病风险评估。一般健康风险评估主要通过问卷、危险度计算和风险评估报告等进行。疾病风险评估指的是对特定疾病患病风险的评估，目的是提前筛查指定疾病，及时干预治疗。

当前，绝大多数健康风险评估都已实现系统部署。通过各类问卷、电子病历、便携式设备等多渠道采集的数据，经过系统内嵌的风险评估模型，自动评估服务对象患病的风险概率，以及得出相关的疾病患病的风险因素。

（1）风险评估问卷

问卷是健康风险评估进行信息收集的一个重要手段，根据评估的重点与目的的不同，所需的信息会有所差别。一般而言，问卷的主要组成包括：①生理、生化数据，如身高、体重、血压、血脂等；②生活方式数据，如吸烟、膳食与运动习惯等；③个人或家族健康史；④其他危险因素，如精神压力；⑤态度和知识方面的信息。

（2）风险评估模型

疾病风险评估是健康风险评估的一个主要类型，针对特定慢性非传染性疾病的发病风险进行评估或预测。核心在于运用统计分析方法对大量医疗健康数据进行深度挖掘，通过对比特定疾病的个体绝对风险与相应群体的平均风险，发现导致风险增高的危险因子，建立相应的疾病预测模型，从而为科学合理地制定个性化干预指南提供理论依据。

通常，建立疾病风险评估模型（图7-4）的方法分为两大类：一是直接利用流行病学研究成果，建模方法主要是 logistic 回归和生存分析法（如 Cox 回归和寿命表分析法）等；二是对既往慢性病风险因素流行病学研究结果进行合成，统计方法包括 Meta-analysis 和 Synthesis Analysis 等。

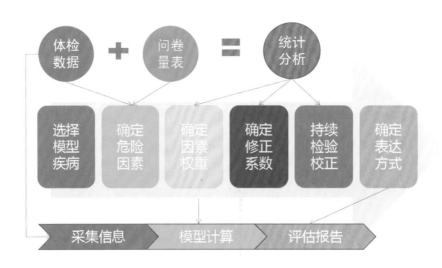

图7-4 健康风险建模过程

（3）风险评估结果

风险评估结果如图7-5所示。

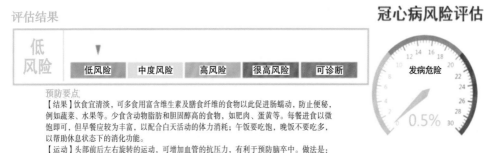

图7-5 常见病风险评估结果

基于各类问卷、电子病历、便携式设备等多渠道采集的服务对象数据，经过系统内嵌的健康风险或特定疾病风险评估模型计算，可以自动生成个性化风险评估报告，提示服务对象潜在的健康或疾病风险，并给出个性化的干预指导。

7.2.2.4 危险因素

所谓危险因素，是指增加疾病或死亡发生可能性的因素，是指疾病的发生与该因素有一定的因果关系，但是尚无可靠的证据能够证明该因素的致病效应，但是当消除该因素时，疾病的发生概率也随之下降。在病因学研究中，将这类与疾病发生有关的因素即称为危险因素。

危险因素涉及的内容广泛（表7-1），通常可分为基因、环境（水、空气等）、人口统计学（性别、年龄等）、生理（血压、血脂、血糖等）及行为（吸烟、饮酒、饮食等）五个方面。大多危险因素可以改变，如环境状况、生理指标及行为，称为可变危险因素；但有些危险因素，如年龄、性别、家族史等不可改变，是危险因素中不可控制，同时又是所有疾病风险中共有的危险因素。

可变危险因素是特别值得关注的因素，若可变危险因素通过健康教育和行为干预得以改变，则有可能降低疾病、伤残及不良结局发生的概率，实现健康管理的目标。

表7-1　常见病危险因素分布及权重实例

高血压	相关性	糖尿病	相关性	冠心病	相关性
收缩压、舒张压	1	空腹血糖、餐后血糖	1	冠状动脉影像学检查	1
家族史（高血压）	1	糖化血红蛋白	1	家族史（冠心病）	1
体重指数	1	年龄（中老年）	1	体重指数	1
腰围	1	家族史（糖尿病）	1	收缩压	1
高纳低钾饮食	1	体力活动情况	1	总胆固醇	1
过量饮酒	1	吸烟	1	吸烟	1
长期精神过度紧张	1	药物	1	年龄	2
年龄	2	胎儿/新生儿营养不良	1	现病史（代谢相关）	2
现病史（代谢相关）	2	尿糖偏高、甘油三酯	2	载脂蛋白、低密度	2
血脂异常	2	年收入	2	空腹血糖	2
睡眠充足程度	2	现病史（代谢相关）	2	PWV、ABI	2
缺乏体力活动	2	体重指数	2	体力活动情况	2
性别	3	体脂增多/腹部/	2	精神压力	2
南向北逐渐增高	3	米面类每天食量	2	性别、文化程度	3
情绪引发的问题	3	吃饭过快、吃饭过饱	2	家族史（代谢相关）	3
文化、收入、职业	3	应激	2	膳食结构合理性	3
吸烟	3	家族史（代谢疾病）	3	蔬菜、水果食量	3
血型	4	饮食喜好甜	3	饮酒	3
家族史（中风、肥胖）	4	饮酒	3	睡眠	3

7.2.2.5 智能分析

对于医院检查检验及居家检测获得的关键风险指标数据，系统可以进行连续性记录，并绘制可视化趋势图（图 7-6），设置危急值提醒等，帮助医生和患者方便分析指标波动，及时发现异常情况，为后续干预提供指导依据，定期向服务对象发送指标监测报告。

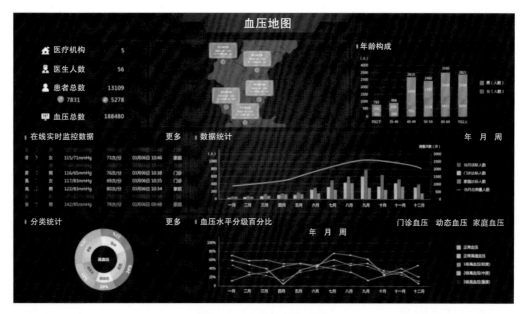

图 7-6　血压指标监测图

7.2.2.6 健康管理

人体从健康到疾病状态是一个阶段性和连续性过程，临床干预有其恰当的时间段（图 7-7）。

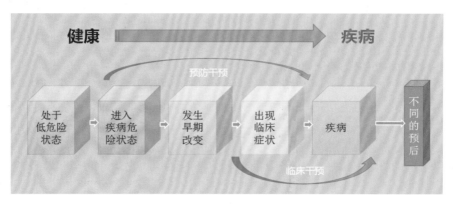

图 7-7　健康管理的干预时机

健康管理是依据科学的生活方式，在发生实质性病变之前及时地进行合理干预和调整，对服务对象的健康危险因素进行全面管理的过程，旨在调动服务对象的主观能动性，利用有限的资源达到最大的健康效果。

7.2.2.7 人群分类

不同健康状态的人群对健康管理的诉求不同，大致分为健康人群、亚健康人群、高危人群和患者四大类。①健康人群：认识到健康的重要性，但健康知识不足，希望得到科学、系统化、个性化的健康教育与指导，并拟通过定期健康评估，保持低风险水平，保持身体健康。②亚健康人群：希望定期得到健康与疾病危险性评估及健康改善指导的亚健康群体。有意识地参与健康改善计划，提高工作效率和整体健康水平。③高危人群：已有明显高危倾向并需要立即改善健康状况的群体。需要定期得到健康与疾病危险性评价，密切监控危险因素、降低风险，及时采取干预措施，预防疾病的发生。④已患病者：需在生活或行为方式上进行全面改善，监控危险因素，降低风险水平，延缓疾病的进程，提高生命质量。

近年来，由于大数据挖掘、智能推荐等技术的逐渐发展和成熟，可以基于用户体征数据和健康信息进行人群分类，实施用户画像管理，这使得高效率、高质量的个性化健康管理服务成了可能。

7.2.2.8 跟踪干预

通过随访问询、量表测试及移动和便携采集设备，监测服务对象健康状态，连续记录运动、睡眠、体重、血压等数据，分析监测指标变化，可以动态、个性化的调整干预方案。在监护期间，若出现指标异常情况，系统也将根据事前设置好的危急值规则，自动将异常信息推送给医生，提示医生是否应进行相应干预处理。

此外，在制订一定时间段的跟踪计划之后，还可以定期向患者推送监测体征数据的阶段性报告，显示健康基本信息、异常指标提示及各维度风险评估等。

7.2.2.9 制订/计划执行

当发现潜在的健康风险时，系统会推荐匹配相应的健康干预指导方案，经医生审核确定后告知患者，可以进行阶段性地改善和调整干预指导方案，便于服务对象接受。

指导方案包括干预的内容、途径、手段、频率等，如异常指标或单种疾病、多种疾病、生活方式、其他健康问题等。医疗干预包括门诊、会诊、监测、跟踪等，生活方式干预包括饮食、运动、心理、行为、环境干预等。

7.2.2.10 干预效果评价

干预效果将从以下三个方面进行评价。

（1）服务对象的健康意识是否提升

如服务对象之前对肥胖危害、血脂异常危害、酗酒危害、心理压力危害等并不清楚，通过干预后，非常清楚其对身体健康所带来的不良影响，可以建立良好的生活方式。

（2）危险因素监测指标的改善情况

如对服务对象进行个性化的干预和调整后，其血压、血脂等数据指标明显趋于正常水平。

（3）服务对象健康状态是否趋好

评价健康管理是否真正意义上防止或延阻了疾病的发生、发展。

在完成具体评价指标定义后，通常系统会智能采集并分析评价效果数据，直观展示健康指标的改变，进一步对服务对象的健康改善情况完成信息反馈或指导。

7.2.2.11 数据统计分析

人群标签管理：系统能自动分析不同人群的综合健康信息，支持多维度进行人群标签管理。如可根据病情严重程度，按低危、中危、高危进一步分类；已病患者可按病种分类；也可按性别、年龄等进行不同人群管理。

患者疾病统计：以病种为主要对象进行统计，如疾病分类统计、发病率排名、疾病分布统计等。

医生工作量统计：对医生管理量、干预量等工作量进行统计。

其他统计：也可以自定义综合查询条件，统计成列表导出。

7.2.2.12 指标情况分布

健康管理监测指标包括体重、身高、血压等基本检查信息，增加疾病或死亡发生可能性的危险因素，以及饮食、运动、心理、环境等生活方式信息。

7.2.2.13 决策分析

根据统计的数据情况，连续记录、分析监测指标趋势与变化，及时发现异常指标，可以动态、个性化地调整干预方案，促进和维护患者健康。另一方面，根据疾病分类统计、发病率排名、疾病分布统计等，也可以为医院管理者经营决策提供支持。

7.2.3 系统平台架构

7.2.3.1 服务流程构建

以慢性病高血压为例，构建健康管理服务流程如图 7-8 所示。

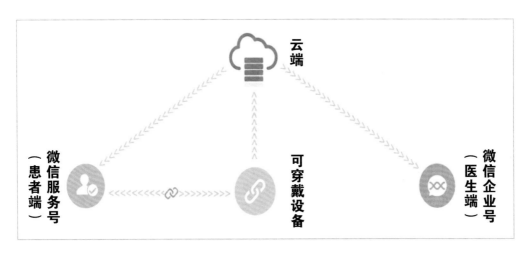

图 7-8　健康管理服务流程构建

针对病种： 心血管疾病患者及其始发病症（如高血压、糖尿病、心律失常、冠心病等）。

病患人群： 心血管疾病患者及心血管疾病高发人群。

基于医院的微信服务号（患者端）与 APP（医生端）搭建可随时随地连接医生与患者的移动健康管理平台；然后选择可穿戴医疗智能设备类型，如血压仪、血糖仪、便携式心电图，血脂监护等，连续自动地监测院外患者的健康状态，并绘制可视化趋势图。一旦发现指标异常波动，及时提醒医生，并自动匹配推荐相应的干预计划。待医生确定调整方案后，可通过移动健康管理平台发送至患者手机，同时跟踪执行情况，及时反馈，达到促进患者健康，阻止疾病进程的目的。

7.2.3.2 服务流程的主要内容

围绕心血管疾病患者群体及心血管始发病群体，建设一个包含远程移动医疗、分级诊疗、健康档案管理及药物派送系统为一体的综合型大数据平台。

（1）远程移动医疗

数据整合： 集成患者病历数据、便携式设备量测数据，以及院内 HIS 数据等，确保了数据的准确性，为医生的诊疗与出具报告提供了充分依据。

远程监护： 患者居家量测，医生远程开具报告。

移动诊疗： 患者通过手机及便携式智能医疗设备上传病况信息，医生在手机端问诊，出具报告。

（2）健康档案管理

病历下沉： 患者通过在服务号上传各次就诊病历，云平台做下沉处理，整理分析。

健康档案实时更新：患者每次量测结果，云平台都会更新健康档案。

HIS数据精准、有效：医院内部数据都是权威有效数据，健康档案由此更加精准。

（3）分级诊疗系统

社区医院作为监控站点通过设备进行布点，发挥健康预防与提醒作用，必要时进行初步治疗。病况较严重患者，向上级医院进行转诊。转诊时，需要将包括健康档案在内的所有数据一并转到上级医院。诊疗结束后，患者回到家中或者社区医院，由医生进行再次监护，防止复发。

（4）药物派送系统

社区医院将作为药物分发的集合点，患者可自取，社区医生可上门派药治疗。

考虑到电子处方可能存在偏差，社区医生在药物派送系统中可以对上级医院处方根据实际情况做调整，消除偏差带来的影响。

对于一些常用的预防及康复类药物，可以通过物流直接派送至患者家中。

7.2.3.3 服务流程的创新点分析

· 首次运用移动互联网思维，使用医院微信服务号与企业号，并基于便携式采集设备打通患者与医生之间的远程移动诊疗通道。

· 首次尝试通过"三位一体"的大数据分析方案来建立健康档案。

· 首次针对心血管疾病人群提出较为完备可行的"预防—管理—治疗—康复—再监控"全方位分级诊疗方案。

· 首次尝试以社区医院为分发点进行派送，对药物流通管理探索切实可行的道路。

7.2.3.4 解决的关键问题

通过移动互联网思维，解决了心血管疾病及心血管疾病高发人群对发病的预防、监控、治疗、康复的问题。

通过使用智能医疗设备，解决了对心血管疾病患者的监控与管理，实现了患者与医生的实时连接。

通过分级诊疗，充分合理的解决医疗资源不对称的问题，各级医疗机构对心血管疾病及心血管始发病的预防与治疗起到各自应有的作用。

通过大数据，建立伴随患者一生的健康档案，方便对疾病的研究，也可以为医疗课题提供全面精准的数据。

全新的药物派送系统，将解决电子处方存在的安全隐患，会及时解决药物派送的问题。

7.2.3.5 依从性问题

在实际经验总结中可以看到，健康管理中遭遇的最大阻碍其实是患者自身。总是无法做到让相当一部分的患者重视自己的健康管理。患者始终在发病—康复—发病中周而复始的循环。和常见病以及大部分疾病的不同之处在于，慢性病健康管理需要患者持之以恒与惰性做斗争，长期记录和监测自己的体征数据。技术革命的发展使得需要健康管理的患者依从性处于上升通道中，其最大的特点是在可穿戴设备的帮助下，在覆盖极为宽泛的网络通信范围中，自动采集和传输数据，产生和累积以用户为中心的体征大数据，这将是未来患者依从性大幅提高的主导因素。

7.2.4 服务与运营

7.2.4.1 健康管理的商业模式

在大健康战略下，健康管理将是未来几年最主要的增量市场，具备巨大的市场增长潜力。数据显示，当前健康产业在我国社会经济中的占比非常低，仅为4%~5%。相比较而言，美国的健康产业占 GDP 比重超过 15%，加拿大、日本等国的健康产业占 GDP 比重超过 10%。

从商业模式角度分析，美国已经建立了较为完善的社会福利保障体系，商业保险公司以及具有整合各类社会资源能力的大型企业作为关键付费方，对美国健康管理服务业的发展起到了积极推动作用。国内很多健康管理机构的盈利模式和商业模式还不够成熟，主要依赖患者个人支付或部分企业买单，这严重制约了健康管理服务的发展。通过公开资料整理，对当前健康管理市场的主要商业模式梳理如下。

（1）以健康体检市场为主的盈利模式

根据《2019 年中国健康体检产业全景图谱》报告显示，当前我国健康管理服务形式单一，95% 以上的健康管理服务仍以体检为主。目前的体检市场主要三分天下：专业化的健康体检中心、医院体检中心和社区卫生中心。相对于各种层次的体检中心，兴起最快的是高端健康体检中心。不同于医院、社区卫生中心的体检，专业的健康体检中心可谓为体检市场量身定做的。这些健康体检中心有传统的，也有近几年新兴的。它们围绕健康体检拓展服务项目，寻找新的盈利点。如为亚健康者提供保健调理方案；除了常规检查之外，还有专科检查；有的地方还集查体与休闲、娱乐、度假为一体。除了专业的体检中心之外，另一部分体检市场为社区卫生中心，其依托社区资源和诊疗服务优势，自然就占领了低端健康体检市场。

由于健康体检是健康管理中非常重要的一步（'但是只是第一步'），体检以后发现的一系列问题需要通过全面的健康管理服务来解决，广泛的健康体检市场的兴起发展，带动了中国健康管理的发展。由于体检市场发展迅猛，健康体检利润丰厚，市场竞争也比较激烈，所以很多专业的健康管理公司也开始出现了体检中心和健康管理捆绑在一起发展的现象。很多健康体检中心为了完善服务，留住客户，开始对客户追加健康管理服务，延伸盈利价值链，以便获取更高利润，但是从健康管理本义出发，这些还不是健康管理，而是偏重于体检，但是这些已经触及了健康管理，目前也被业内默认为是健康管理产业的盈利模式之一。

（2）以网络会员服务为主的盈利模式

以互联网及移动互联网为平台，以通信软件和客户管理软件为中心，整合网络资源和医疗资源，为服务对象提供健康管理的一种盈利模式。目标客户通过网络注册成为公司会员，根据需要主动选择相应的健康管理服务。该模式主要以收取会员会费和服务费作为收入来源，服务内容包括健康体检、健康咨询、就医服务等。

（3）以健康评估为主的盈利模式

统计资料表明，我国医疗支出的80%完全可以用于预防心脑血管疾病、糖尿病、肿瘤等慢性非传染性疾病治疗上。而且，大部分危害人类健康的健康杀手是可以预防，可以避免或延缓疾病的发生。健康评估是健康管理服务中重要的一环，即通过收集与跟踪反映个人身体健康状况的各种信息，利用预测模型来确定服务对象当前健康状况及发展趋势，推测在一定时间内发生某些不良健康状况或疾病的概率。然后，根据疾病风险评估结果，针对健康危险因素为服务对象提供个性化、精细化的调整方案。也有部分健康管理公司把健康管理中的健康评估作为核心业务，作为制订健康干预方案的前提和基础，以便使健康评估成为健康管理中的重要盈利模式。健康管理机构借用服务对象的体检检查结果，以及与健康状态相关的各类信息作为基础，以健康评估报告形式提供给客户，收取健康评估费用，并且提供后续健康管理的指导、咨询、监控、就医服务等健康管理服务。

（4）以康复管理为主的赢利模式

康复管理也是健康管理的重要组成部分。根据国家医学统计结果显示，我国康复费用将近占临床费用的40%，个别疾病种类更是高达临床费用的120%，由此催生了各种各样的康复中心、理疗中心、疗养中心等。健康管理的康复管理和康复医学有所不同，康复医学的康复是属于临床的后续治疗部分，而康复管理旨在临床后使患者的心理、营养、运动更好地协调统一，减少临床副作用及后遗症；

针对不同的服务对象，开具不同的康复管理方案，以达到完全康复的状态。康复管理可以和康复中心、理疗中心、疗养中心结合发展，也可以以独立的专业健康管理单位为客户提供相应的管理服务。目前健康管理式的康复管理盈利模式还处于起步阶段，没有形成规模效应。

（5）以社区卫生中心常见病慢性病管理为主的赢利模式

基层卫生医疗是当前我国医疗改革的重点领域，依托于社区卫生的健康管理也应运而生。社区健康管理通常和社区诊疗、社区康复、慢性病防治、计划免疫、健康教育等结合发展，具有人群广泛、管理项目多样化等特征。随着分级诊疗的推进，我国社区卫生中心数量巨大，服务可及性高，依托社区发展的健康管理也拥有一定的赢利优势，具有较大的发展潜力。

7.2.4.2 健康管理的运营模式

健康管理服务在发展中出现过多种运营模式，基本可分为以医院为主体、以企业为主体、以社区卫生中心和康复管理中心为主体这几类。在发展过程中，曾经站在风口以企业（包括互联网医疗企业，健康管理企业）为主体的运营模式均在发展过程中遭遇过瓶颈。相对而言，以公立三甲医院为主体的健康管理运营方式更为受到慢性病患者和健康管理需求人士的青睐。因其在整个运营过程中具备严谨性、可信性、连续性、安全性，故受到了更多患者的欢迎。国内大型三甲医院均开始在企业提供的平台技术支撑下开展了基于互联网的健康管理服务模式。随着分级诊疗的推进，考虑到社区卫生中心在康复预防方面的功能定位和数量、可及性等优势，其发展健康管理服务也具有较好的基础，但限于收费标准及公益属性，盈利性相对欠缺。

7.3 总结与展望

总体而言，我国慢性病患病率高、老年化人群、亚健康群体庞大，随着人们健康观念从治已病到治未病的转变，健康管理具有广阔的市场前景，其运营过程中将孵化出巨大的健康管理服务产业链。除了医疗资源的投入，物联网、医疗器械、医疗信息化等企业也将是产业链中的关键一环。现有模式中也存在诸多问题亟待解决，如慢性病管理知识库不够精细化；患者体验感差、互动性较弱；患者信息不完整，院外数据缺失等。

健康管理服务未来的发展趋势包括以下三点：

• 实现精准无感的可穿戴设备规模化应用，在患者授权的情况下可以采集体征大数据，实时上传到管理平台进行应用分析。

• 打通患者院内、院外健康数据，使健康管理服务更加个性化、精细化。

• 引入人工智能提高管理效率，通过智能辅助互动、智能辅助判断、智能辅助处理引擎、集合深度学习、大数据处理等技术打造贯穿全生命周期的智慧健康管理服务。

第三篇　实践应用

第 8 章　基础篇

案例 1：打造某医院新建院区 SDN 网络建设

8.1.1 项目概述

　　某医院根据发展要求，需建设一套满足全院所有医护人员工作与患者就诊所需的基础网络。本次院区网络建设项目考虑将医院内网、外网与设备网三网合一，通过 Vxlan 等技术进行业务的逻辑隔离，以此来降低设备采购成本，简化网络架构，提升整个园区网络设备的运维效率。

8.1.2 建设目标

　　通过本次项目建设，建立一个设计规范、功能完备、性能优良、安全可靠、有良好的扩展性与可用性，并且具备可管理易维护的计算机网络系统，以高效率、高速度、低成本的方式提高医院员工的工作效率与执行效率。实现基础业务流程的信息化，准确、全面地收集费用信息与医疗信息，实现数据共享。在此基础上不断扩展应用，利用数据支持管理、临床及科研等各方面工作。

8.1.3 需求分析

　　一、业务需求

　　基于某医院业务发展规划，基础网络建设从无到有，传统的网络建设思路已经不能满足面向云计算、物联网、大数据等新应用，所以在规划设计时，要采用新思路、新方法、新技术，既要能够满足当前的业务需要，又要充分考虑将来的发展及创新应用，诸如移动医疗、智能导诊等物联网应用的平滑建设要求。

　　二、功能需求

　　·医院内网、外网与设备网三网业务独立，互不影响。

　　·网络需具备接入设备与终端自动上线，策略随行，让院区内医护人员可以实现移动办公或科室搬迁而网络不受地点限制。

　　·网络核心节点冗余设计，单点故障不影响业务使用。

　　·医院无线网络全覆盖，病区无线网络实现零漫游，全院无线网络具备物联网

125

扩展功能。

·随着医院业务和数据量的增加，对网络带宽和设备的设备性能具有较高的要求，在未来 3~5 年网络与带宽不会成为业务的性能瓶颈。

8.1.4 实施方案

一、整体方案设计

整体设计方案如图 8-1 所示。

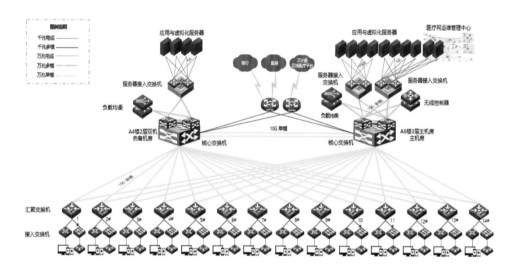

图 8-1　整体设计方案架构示意图

（1）层次化的网络设计

某医院新院区计算机网络系统均采用三层架构设计，分别为核心层、汇聚层、接入层，以此来保障网络架构的健壮性和可管理性。

（2）模块化的网络设计

整个网络主要分为以下几个区域：医院数据中心、医院院区网（有线、无线、物联网）、外联区域（路由、负载均衡）、运维管理区等。各个分区模块功能明确，每个模块的扩展变化灵活，不影响其他业务模块。

（3）三网合一

本次将医院内网、外网与设备网融合部署，通过 VxLAN 技术实现不同业务网络的逻辑隔离，简化医院网络架构，提升整体网络运维便捷性。

（4）先进的 SDN 技术应用

全网采用先进的 SDN 技术思路，选用支持 VxLAN 的网络设备，实现全网设备的"一键部署"，业务快速上线，设备的灵活扩展；用户与 IP 地址的绑定，实现"位址分离"，使 IP 地址的管理、用户的管理更加的便捷。

（5）无线物联网融合

采用业务最新款的无线物联网融合设计，整个无线网络具备扩展物联网的功能。整个无线采用分布式设计，即本体 AP+ 分体 AP 的方案，既可以实现全院无线网络高带宽覆盖，也可以实现病房的无缝漫游。

二、具体实施方案

本次项目实施周期共 6 个月，具体实施过程如下：

（1）第一阶段：施工前期准备

公司组建工程施工项目部，确定施工现场的管理和组织机构，并配备满足需要的人力和物力资源。系统设备订货时要根据深化设计结果，确定系统设备需求，最后按甲方需求，分为甲方供货和施工单位供货两部分。在进行前述工作的同时，进行现场勘察和进场施工准备。

（2）第二阶段：现场管、槽敷设和线缆布放

项目职员根据不同的职责分工，配合处理施工过程中有关的专业协助和最终施工质量检验、工程报验、技术、安全、进度控制等各类事项。因为本次方案是三网融合方案，因此接入汇聚是双万兆上行，汇聚到核心为双 40G 上行。线缆部署数量按照接入设备端口数提前部署，后期终端设备增加，可直接部署。

（3）第三阶段：设备安装和接线

根据公司关键过程质量控制要求和现场装修安装的进度，在做好线缆的前提下，进行各系统的设备安装和接线工作，并在计划时间内完成各系统现场设备和控制设备的安装和接线。

（4）第四阶段：设备调试

根据专业规范和标准要求对本项目各网络设备进行调试。

（5）第五阶段：系统验收

完成以上各项工作后，根据设计方案和专业检验标准，在完成综合性并达到质量优良的目标的前提下，再请相关单位对系统进行验收。

（6）第六阶段：系统运行维护

验收合格后，进行系统交接工作，进入质量保修期运行。

以上各阶段的施工中，关键在于设计阶段的控制，因为各系统设计深化，会直接影响到现场的施工质量和系统功能的最终实现，所以必须加强设计组织管理和质量保证措施。另外，现场施工过程的环节控制，包括控制管线施工、设备安

装接线、系统调试到竣工验收的全过程。

8.1.5 案例总结

某医院作为新建院区，基于医院的建设目标，本次方案通过运用 SDN、物联网等技术，在核心、汇聚等关键节点做横向虚拟化，以提高整体架构可靠性，通过三网合一及有线和无线融合的方式提升医院整体网络运维管理便捷性，为某医院医疗、科研、管理、服务提供数字化转型支撑和动力，为智慧医院建设打造坚实基础。

8.1.6 专家点评

某医院作为新建院区，本次项目在整体网络架构上通过建设标准三层组网，创新的利用 SDN 等新兴技术、构建能支持医院所有医疗信息化管理系统的自动化园区网络基础设施，使医院拥有一定规模的基础网络和核心业务信息系统能力，提升了医护工作人员的工作效率，保障医院业务的正常运行，推动了医院的长远化发展。

案例 2：助力某医院实现网络升级改造

8.2.1 项目概述

随着某医院门诊量的不断增加，各类医疗业务的上线，信息化在医院运转过程中的作用也越来越大。目前，医院已经建立起较为完善的医疗信息化管理体系，拥有了一定规模的基础网络和核心业务信息系统，极大地提升了医护工作人员的工作效率，为保障医院业务的正常运行、推动医院的发展起到了至关重要的作用。在信息化技术辅助医疗业务顺利开展的同时，当前也面临着一系列的问题与风险：设备老旧、架构有待优化、安全防护、运维管理等问题，需采取相应措施对全院网络系统进行升级改造。特别是随着某医院新建门诊大楼的启用，又出现了新建网络系统与现有网络系统的兼容、统一运维的问题。

8.2.2 建设目标

（1）整体建设目标

遵循国内医疗卫生相关标准（三级医院等级评审标准、电子病历系统功能应用水平分级评价方法及标准），对医院进行整体建设规划，要把医院网络系统建设成模式先进、流程优化、管理配套、支撑有力、运作高效，符合现代化医院发展要求的智能型数字化医院，并重点建设特色专业化支撑的信息系统，以便助力医院发展，力争打造国际知名、国内一流的医院及现代化医学中心。

（2）有线网络建设目标

能够有足够的稳定性和高性能承载某医院整个医疗业务，并充分考虑网络的扩展性，为医院的医疗业务、影像业务、语音业务、视频业务、移动医疗（WIFI）、物联网等应用留有足够的升级空间。网络采用万兆主干，千兆到桌面的设计原则。

（3）无线网络建设目标

实现医院新建门诊楼的无线网络全覆盖，新门诊大楼无线网络建设需注意与医院原有无线网络平台的融合，能够统一管理并支持物联网扩展功能。通过在无线 AP 上扩展物联网模块，即可在 WIFI、RFID、ZigBee 和蓝牙等物联网上应用，避免以后建设中的重复投资建设。

8.2.3 需求分析

一、业务需求

• 目前医院的原有核心、汇聚、接入交换机已使用 7 年多时间，由于技术限制，无法做到真正的冗余无缝切换，如果核心汇聚出现故障，将会影响到医院的业务运行，大部分业务将出现停顿，对某医院的医疗业务正常运会有来极大风险。所以，医院的网络系统要具备非常高的可靠性和安全性。在承载医疗业务系统的网络建设时，不但要考虑网络的联通性，更主要的是考虑网络架构的可靠性和网络设备的可靠性，实现医疗级的网络系统。

• 医院的日均门诊量很大，而且大部分患者的就诊是集中在一个时间段内，门诊高峰期瞬间业务数据量巨大。如果医疗业务系统响应速度很慢，那么可能会加剧患者拥堵排队的问题，所以医疗业务系统一定要建立在高速、低延迟、高效率的基础上。要实现业务的快速响应，网络速度是一个非常关键的因素，网速越快，医护人员为患者提供的服务越好，同时，医院的效益也会随之增高。

• 区域医疗系统中的远程会诊系统、学术讨论系统、手术试教系统等都需要传输高清晰的视频和语音数据，这需要网络具备高实时性、延时低性的特性。

• 医院移动医护等业务需要稳定可靠的无线网络承载，且需实现医院所有区域内无线网络的无缝漫游。

• 医疗行业的业务工作相较于其他行业有明显的特殊性，其业务的可靠性、实时性、安全性等都有更加严格的要求。本期项目应充分考虑这些业务的特点，建设的医疗级网络系统应能满足未来 3~5 年医院相关业务的发展需要。

二、功能需求

• 医院现有核心交换机替换升级，通过虚拟化技术，任何一台设备故障都不会影响全院业务的正常运行。

• 通过核心设备的替换升级，在医院核心与新门诊大楼之间构建骨干万兆，千兆接入的三层架构，并为后续现有接入设备的升级替换打好基础。

• 新门诊大楼实现无线网络全覆盖，能够兼容现有无线网络系统，进行统一管理，并可扩展医疗物联网应用，要求全部采用融合型物联网 AP，根据大楼内不同的覆盖场景，分别采用楼道放装方式和面板式 AP 方式部署，并进行全区域（室内、楼道）RFID 信号的覆盖。

• 实现新建门诊大楼与医院原有网络融合管理。

8.2.4 实施方案

一、方案设计

（1）医院原有网络现状

• 医院核心交换机采用的某两台核心设备较为陈旧，使用年限已久，由于技术限制，无法做到真正的冗余无缝切换。如果主核心出现故障，将会影响到医院的业务运行，大部分业务将出现停顿，会对某医院的医疗业务正常运转带来极大风险。

• 原核心设备属国外进口设备，业务板卡、电源等国内没有备件，需要从国外订购、维修，周期一般在 1~3 个月，且费用昂贵。

• 医院现有网络为两层架构，百兆接入，千兆主干，核心交换机性能不足，这已成了全院数据转发的瓶颈，且接入交换机上行线缆集中连接核心交换机，对核心的压力比较大，管理起来难度较大。

（2）改造后方案

• 医院核心设备采用某核心交换机，替换了原来的老旧交换机。通过横向虚拟化技术，形成了一台逻辑核心设备，可构建全院稳定可靠的核心区域。核心交换机预留足够的万兆接口，作为汇聚万兆互联及服务器的高带宽接入端口，配置千兆光模块，实现现有门诊楼、老门诊楼、行政楼及住院楼的互联互通（图 8-2）。配置了一块 48 口电接口，作为现有千兆设备的接入端口，保证原有网络的无缝接入。

• 新门诊楼为本项目的主体，考虑到门诊楼对稳定性的要求，增加两台汇聚交换机某，也通过横向虚拟化技术实现逻辑上的统一，保证任何一台设备故障都不会影响医疗业务的正常开展。配置丰富的万兆业务板卡，通过万兆链路上行接入核心，下行作为楼层接入交换机万兆汇聚，构建医院新建网络的万兆骨干。

• 因无线网络需要与原有平台进行融合，因此本次无线设备保持与医院原有无

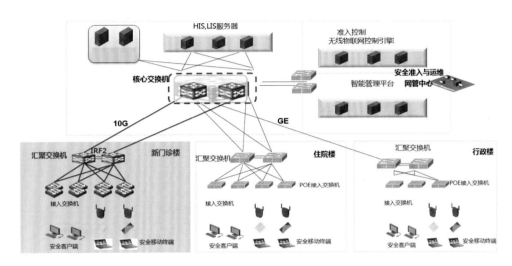

图 8-2　医院楼间网络互联互通示意图

线网络同一品牌。门诊楼无线覆盖采用某融合型物联网 AP，在覆盖 WIFI 的同时，可以同时为 RFID、ZigBee、蓝牙等物联网技术预留扩展接口，为后续物联网应用留下便捷的通道。

•采用 SDN 等新兴技术，实现网络与业务的结合，提供包括园区网络的自动化上线、业务端到端自动化部署、接入用户名址绑定、有线无线一体化管理等一系列服务。整体架构基于 SDN 思想之上，是园区网运维的有力助手。

二、实施方案

本次项目实施周期共 3 个月，具体实施过程如表 8-1 所示。

表 8-1　实施方案

阶段工作	工程内容	时间安排	责任单位
一、施工前准备	成立工程实施项目组	9 月 28 日	集成商
	覆盖区域选择和勘察	9 月 30 日	集成商
	方案设计及参数设计	9 月 30 日	厂商
	设备配置核定	9 月 30 日	厂商
	设备到货及验货	10 月 15 日	集成商 / 厂商 / 某医院
	辅材采购和安装	10 月 20 日	集成商 / 厂商
二、施工	设备安装	10 月 21 日	集成商 / 厂商
	联网调测	10 月 22 日	集成商 / 厂商
三、测试及验收	有线网络系统性能与功能测试及验收	10 月 30 日	厂商
	无线网络与原有网络同一管理测试验收	10 月 31 日	
四、试运行及网络优化	设备试运行及网络优化和技术支持	11 月 31 日	厂商
五、培训	技术培训	12 月 10 日	厂商
六、最终验收	项目验收	12 月 30 日	集成商 / 厂商 / 某医院

8.2.5 案例总结

本次网络项目建设包括两部分，医院原有网络核心改造和新大楼网络平台建设。在新建门诊大楼通过建设冗余架构网络，并通过老楼核心设备的替换，提高了整体网络核心节点的高可靠性。将原有二层网络架构改为经典三层网络架构，增加了汇聚节点，通过分层部署使网络具有很好的扩展性，并提升了运维效率。通过采用 VxLAN 技术在全院核心与汇聚之间构建大二层网络，并将物理网络与业务应用进行解耦，实现了新、老楼宇网络的融合管理。通过上述改造方案，使医院完成了新大楼建设与原有网络的改造，让网络更加安全可靠，具备良好的可用性与扩展性。

8.2.6 专家点评

本次项目采用有线、无线一体化解决方案，融合最新的无线物联网技术，打造某医院新大楼智慧应用新平台；通过创新技术 SDN 方案，实现医院老网与新网的融合管理，IP 地址的统一分配、用户接入认证、设备快捷部署等，为医院构建了一个稳定可靠、安全、智慧的新一代院区网络。

案例 3：某医院基于自适应的安全架构构建积极防御的安全体系

8.3.1 项目概述

某医院是大型综合三级甲等公立医院，近年来医院开展了网上预约挂号、互联网医院、远程会诊等新兴业务，这对现有网络安全架构带来了新的挑战；同时等级保护 2.0 的实施，对网络安全合规建设也提出了新的技术及管理方面的要求。

8.3.2 建设目标

• 满足等级保护 2.0 的测评要求。

• 对现有安全设备进行扩容和优化，满足医院业务的开展需求。

• 对现有安全架构需要优化：现有安全技术架构采用被动式"木桶"模式，无法针对勒索病毒、未知威胁、高级 APT 攻击等安全威胁做到有效把控，采购了一堆安全设备，却无法事前规避。

• 落实安全技术与管理制度：医院目前有网络安全管理制度和机房安全管理制度，但因为缺乏必要的技术检测手段，无法使管理制度真正的落实，加上没有相应的检测、预警、分析、溯源、定位等大数据安全的技术手段，导致制度只能依靠员工的主观意识来执行，大大降低了安全制度的作用。

· 在面对安全攻击时，具备专业的安全快速响应支持。

8.3.3 需求分析

医院现有部分安全设备是 2014 年或更早购买的，设备性能不足，功能也不能满足当下安全防护的需求，需要设备的更新换代。

随着安全等级保护 2.0 的推出，医院现有安全架构不能满足其评级要求，需要对现有安全建设进行补充、完善，满足等极保护 2.0 的测评要求（图 8-3）。互联网医院、远程会诊等新兴业务的开展，对现有网络安全架构带来了新的挑战。现网络安全设备基本上是被动的安全防御，不具备检测高级威胁及主动实时发现威胁的能力。现有的应急响应机制、流程，以及针对重要时刻的保障制度需要完善。医院安全运维管理团队的人员力量不足，需设立专门的安全相关岗位，并培养专职的安全人员。需要加强医院全员的安全意识。

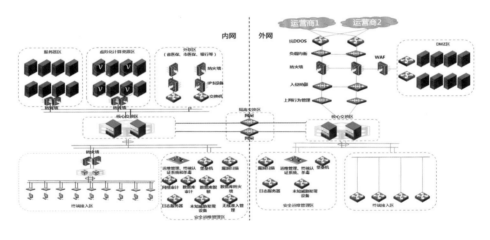

图 8-3　网络结构图

8.3.4 实施方案

内网和外网物理隔离：将医院的网络按照业务类型划分为内网及外网，内网和外网物理隔离，中间通过网闸进行信息交换。

分区架构设计：内、外网采用分区架构设计，内网分为核心交换区、终端接入区、安全运维管理区、服务器区、虚拟化计算资源区、外联区；外网分为核心交换区、终端接入区、安全运维管理区、DMZ 区、外网出口区。区域之间通过防火墙进行业务访问的安全隔离。

设备更新换代及补充：更新替换现有的性能不足的安全设备，按照等级保护2.0的要求补充相关设备。

自适应安全框架完善和优化网络架构设计落地：在内、外网各部署一套专业的 APT 检测设备，提升对新型网络攻击行为的发现、分析、追溯的能力。APT 攻击检测设备旁路部署在核心交换机上，对医院网络中的流量进行全量检测和记录，所有网络行为都将以标准化的格式保存于数据平台。云端威胁情报和本地文件威胁鉴定器分析结果与本地分析平台进行对接，为医院提供基于情报和文件检测的威胁发现与溯源的能力。同时，APT 检测设备可以和边界防火墙及终端杀毒软件进行联动，自动下发安全策略，提供动态的安全防护能力。

安全设备部署情况：在内网的安全运维管理区部署终端认证系统和杀毒、堡垒机、漏洞扫描、网络审计、数据库审计、日志服务器、未知威胁发现设备、无线准入设备；在内网的外联区，通过部署防火墙及 IPS 设备，统一对省市医保、银行等外联业务进行防护；在外网的安全运维管理区部署漏洞扫描、运维管理及终端认证系统和杀毒、堡垒机、日志服务器、未知威胁发现设备；在外网的出口区部署抗 DDOS、负载均衡、防火墙、入侵防御、上网行为管理设备。

互联网医院业务安全防护：将互联网医院业务部署在外网的 DMZ 区域的私有云环境上，在虚拟机上部署虚拟化安全防护系统。

提供1名安全服务工程师驻场：结合专业的安全厂商后端安全专家技术支撑，以及全网部署的专业安全设备，为医院提供渗透测试服务、全流量威胁分析服务、安全事件应急响应和技术支持等服务。

安全培训：为医院的安全工程师提供安全意识培训、基础知识培训、安全攻防对抗培训，提升医院运维人员的安全技术能力。

安全保障制度：协助医院完善应急响应机制、流程，以及针对重要时刻的保障制度。

8.3.5 建设总结

等保合规：满足等级保护2.0的评级要求。

网络架构更趋于合理化：通过改造后，基于自适应网络安全架构更加符合新业务的开展需求，以及应对复杂多变的安全威胁防护需求。

医院安全能力提供：通过系统的、成体系的安全培训，逐步提升医院运维人员的安全技术及攻防能力。

积极防御体系的成型：将安全管理体系、安全设备和工具、原厂商驻场人员及医院的安全技术人员有效融合，结合云端大数据资源及安全威胁情报，形成一套规范有序、高效运转、快速响应的安全运营体系，提升医院对未知威胁的感知及积极防御能力。

8.3.6 专家点评

本项目在满足安全等保合规的基础上，采用业界先进的自适应安全架构体系，更注重"人是安全的尺度"，采用外力——借助厂家专业的安全服务能力，以及苦练内功——通过安全培训，提升医院自身的安全能力。只有这样，人、设备才能有机结合，真正提升医院的安全能力建设水平，本项目的建设经验值得借鉴。

案例 4：某医院模块化机房建设

8.4.1 项目概述

某医院一所大型现代化三甲综合性医院，本次项目实施为新建机房，主要是满足医院的智能化业务需求，同时对于园区数字化建设也提供了新的标准和方案。本次主要采用新型数据中心建设方案，建设内容主要包括 11 个子系统：机房装饰装修系统、机房新排风系统、机房自动消防报警系统、机房防雷接地系统、机房安防系统、机房综合布线系统、机房供配电系统、机房机柜及封闭冷通道系统、机房 UPS 电源系统、机房精密空调系统、机房动力环境监控系统。采用多系统多融合方案的好处是，可以快速部署，智能化管理及节能减排。

8.4.2 建设目标

本次数据中心机房是业务正常运营的基础保障，客户目标是建设一个布局合理，安全可靠，集成度高，绿色环保的数据中心，为 IT 设备提供一个符合国家标准的核心机房，是本次建设数据中心的目标（表 8-2）。机房按照《数据中心设计规范》（GB50174-2017）中的 B 级数据中心来进行建设，同时需要满足相应的行业标准，同时满足未来 IT 发展的需求。同时，也充分考虑了客户业务的扩容需求，保证未来 10 年数据增长的业务量。

表 8-2　建设内容

序号	项目	内容
1	设计等级	GB 50174-2017 B 级机房
2	供配电架构	N+1
3	普通机柜功率密度	3KW/Rack

8.4.3 需求分析

本次项目中甲方现有数据中心无法满足新业务的需求，老机房是 10 年前的机房，存在能耗高，不智能及扩容难的问题。

现有机房实在无法满足业务量增长的需求，因此甲方新建的意愿比较强烈。同时，甲方需要做一个样板工程，对应其三甲医院的地位也有做医疗行业样板点的需求，因此对于新技术要求较高。在此基础上，经过充分考虑甲方的需求，提出了模块化智能数据中心的解决方案，从装饰装修到供配电、制冷、监控等环节都按照高标准、低能耗的标准进行设计，充分利用已有空间，可保证后期扩容的需求。

8.4.4 实施方案

8.4.4.1 实施方案

智能模块产品采用一体化集成方案，主要具备一体化集成、安全可靠、节省机房占地面积、节约能源、安装省时省力省心、架构兼容、部署快速灵活和监控完善等特点，是新一代智能微模块数据中心（图 8-4）产品。

某模块化机房采用 All-In-Room 建设模式，中型数据中心一体化集成了机柜系统、供配电系统、制冷系统、监控系统和综合布线系统。某模块化机房可直接安装在楼宇水泥地面上，无需机房架高地板，可减少外配套工程。主要采用双排密封冷通道等部署方式。

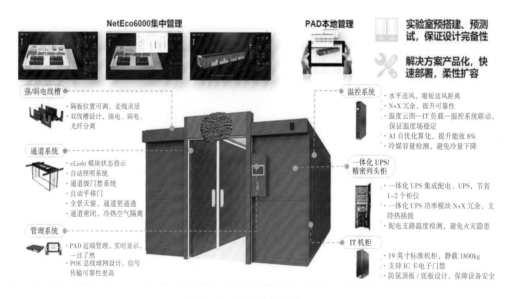

图 8-4　微模块数据中心

此次建设时间紧、任务重，又是在市区繁华地段，因此对施工强度、难度要求较大。因为是多专业综合项目，因此对于不同专业的需求也不尽相同，有的需要施工强度大、难度高的排在前面，现场要求不高、技术难度大的派专业人员安装，同时最后进行现场要求不高、技术难度低的工作。

鉴于此，采用了原厂督导、专业施工队伍现场施工的方案，甲方、监理、总包、分包和厂家充分紧密配合，以保证项目保质保量完成。甲方在施工过程中应充分提供合理的条件和环境，配合施工方进行现场实施，施工方应该采用三班倒的方式进行作业，满足甲方对于工期的要求，同时监理方应该坚守职责，保证每一步工艺都能符合国家标准、行业规范及业务要求。

8.4.4.2 实施过程

根据本项目的要求，针对本项目制订了详细的工作步骤与项目总体进度计划，分成装修部分，机房设备安装部分，UPS 部分，空调部分，供配电部分的实施过程和计划。

根据本项目的建设要求和用户需求，我们按阶段划分为本项目设计了一个详尽的实施计划，形成对资源、任务内容、时间进度的总体规划，以便在项目实施中对任务进行组织和控制。

合同签订后至最终验收前，按图 8-5 所示流程进行。

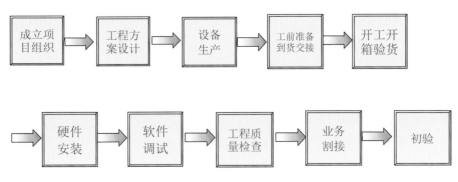

图 8-5　流程图

项目规划将确定项目的工作范围，项目的工作步骤，项目组的人员和资源安排情况，项目管理制度，项目实施日程表。

施工责任按合同确定的界面划分，由双方分别负责，双方均有责任在开工协调会上协商确定的时间内完成各自负责的施工项目，以保证工程施工的顺利进行。

原厂商工程师严格依照《产品操作指导书》《现场作业指导书》进行产品部署及软件调测，并严格按照工程设计文件和设备产品安装规范进行软件加载和调试。对软件调试的每一项内容进行内部测试,并做好记录,为工程验收做好准备。对于测试过程中出现的问题,原厂商交付团队及研发专家将联合解决。

系统调试完毕后,对软件质量进行自检,确保软件调试符合质量要求。

在设备安装完毕后,对设备的硬件安装质量、设备的功能和性能进行测试,为保证设备正常稳定运行,买方运行维护部门技术人员应介入测试工作,以便公司技术人员对其进行现场技术培训和指导。

整个施工过程中,工程督导、现场人员应与客户工程负责人密切合作,双方组成工程联络小组,定期召开工程协调会,协调双方的配合问题,报告工程情况及进度。

8.4.5 案例总结

此案例很好地采用了微模块的特点,在安装技术上采用多工种混合的方式,快速安全地完成了项目部署。在产品方面,其特点为:①快速部署,不到一个月周期就完成了微模块的部署工作;②模块化机房解决方案,冷热通道隔离,降低制冷能耗,符合集团节能减排要求;③预制组件,快速部署,工期短,高集成、统一式样设计,简洁美观;④智能管理系统,实时监控预警,实现无人值守。

8.4.6 专家点评

此项目任务重、难度大,通过采用新的解决方案很好地满足了客户要求的低能耗、高负载的要求,集电气、暖通、监控为一体的解决方案,使得数据中心具有智能、美观,方便维护和扩容的特点。在施工阶段各方通力配合,各司其职,充分按照甲方和监理要求进行施工,使得本次项目成了一个标准的数据中心实施项目案例,值得学习,达到了标杆数据中心的特点。

- 数据模块按照部门需求独立划分,方便部门 IT 设备和数据独立管理。
- 冷热隔离提高了制冷效率,高效节能。
- 工厂预制、预测试,现场快速部署,扩容方便。
- 智能管理系统降低了运维难度。

案例5:某省医院构建双活数据中心

8.5.1 项目概述

8.5.1.1 项目单位概况

某省医院生产平台,是计算中心、存储中心、备份中心,为核心业务系统。

随着业务的快速发展，此平台对业务连续性的要求也越来越高。

此次项目建设以某地的两个数据中心为两个物理站点，并考虑异地一处作为异地站点，构建跨双数据中心，实现双活站点的存储虚拟化平台。该平台主要为各类应用业务提供高可用性基础保障，为构建虚拟数据中心提供存储资源和服务，以便保障数据的一致性和完整性。

8.5.2 需求分析

随着医院信息化进程的逐步深入，医院部署的应用系统越来越多，环境也变得越来越复杂，这无形中增加了 IT 人员管理维护系统的难度。同时，随着应用系统的不断增加，数据也相应大量增长，这就给原有的信息基础架构提出了更高的要求：

- 提高系统数据整体安全性，避免因数据丢失导致的公共事件发生。
- 平滑地提供更大的存储空间。
- 提供更快的数据响应速度。
- 提供更大的数据吞吐能力。
- 提供灵活的资源调配能力（包括服务器和存储）。

并且，随着信息系统在医院教学和管理中的重要性越来越高，信息主管部门越来越多的关注于：

- 如何解决应用系统和数据容量迅速增长带来的问题。
- 利用率降低。
- 成本不断增加。
- 管理越来越复杂等。
- 如何满足关键应用系统的业务连续性要求。
- 关键系统高性能。
- 关键服务不停顿。
- 关键数据不丢失。

主备数据中心的建设模式可以在很大程度上提升业务连续性，用户所有的业务系统都在主数据中心运行。同时，在备数据中心为业务系统提供冷备或热备，当主数据中心的应用出现故障时，可以将单个应用或数据中心整体切换到灾备数据中心。弊端在于，这种模式造成了备数据中心常年处于闲置状态，会造成资源浪费。通过资源整合，可以极大地提升资源利用率，同时双活数据中心的服务能力可以翻倍。

8.5.3 建设目标

某医院需要建立更加稳定、安全、高效的信息化基础架构。当下，我国医疗服务发展正处在从"信息化"向"智慧化"过渡的关键阶段，采用互联网、物联网云计算、云存储、人工智能等新技术，建设功能完善、管理智能、服务卓越的智慧医院成了不少国内大型医院的重要目标。

为了建设智慧医院，医院必须首先构建更加稳定、安全、高效的信息化基础架构，详细而言，主要是解决以下三方面的问题：

建立更加稳定的医院信息系统：医院是人命关天的地方，对业务连续性有强烈的需求，信息系统的稳定运行关系到全院业务的正常有序开展。

网络安全需进一步加强：网络安全要求越来越严格，落实网络安全管控，切实做到有效的网络安全管控。

信息化建设水平亟待大幅提升：医院已经十年没有大规模信息化投入建设，目前全部业务通过物理服务器运行，维护工作量大，完全依赖硬件设备的可靠性。设备出现故障业务恢复时间长，直接影响医院业务开展，希望通过本次建设能达到国内先进水平，提升运维的水平。

为解决以上问题，实现高效且灵活地保障医院稳定运行、推进医院智慧医院建设赋能等目的，特此提出了建立双活数据中心的方案。

8.5.4 实施方案

8.5.4.1 实施方案

存储双活方案作为某业务的核心基础架构，其架构的选择决定了整个系统是否可靠高可用、安全可信赖、弹性可扩展。此次方案建设考虑到各方需求，建议采用基于专业的虚拟化存储设备来构建高可用、高性能、可扩展的存储双活方案。

8.5.4.2 实施过程

存储双活方案采用 X 系列产品，实现存储双活架构，为两个数据中心提供读写服务，且整个存储系统架构全冗余，任意数据中心故障时，另外一个数据中心有一份存储设备和相同数据可用，最大化提高了业务连续性。

两个数据中心分别部署多台 Oracle 数据库服务器和虚拟机服务器，以及磁盘阵列等设备。整个双活系统（图 8-6）分为存储层、前端网络层与应用层与管理层。

存储层：在 XX 数据中心 A 和 XX 数据中心 B 各部署一台某存储，组成一个

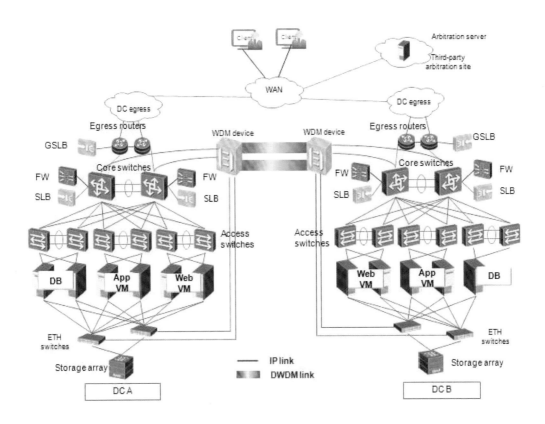

图 8-6 双活数据中心架构图

集群，为两数据中心主机业务同时提供读写服务。支持扩展至 16 控制器，高端支持 32 控制器。为了提升热点数据的存储性能，使高价值硬盘得以更充分利用，配置不同类型的硬盘：SAS、NL-SAS、SSD，以便合理分配资源；通过存储提供的分级存储功能对热点数据进行持续监控，并从机械硬盘迁移到 SSD 中，进一步提升系统性能。两个数据中心的磁盘阵列利用双活技术对两中心的磁盘阵列做镜像冗余配置，实现两个数据中心存储数据实时镜像，互为冗余。任意数据中心故障时，保证数据零丢失。

网络层：数据中心之间集群 IP 心跳和 IP/FC 数据传输网络都采用裸光纤直连，传递控制信息、配置信息和数据同步，满足双活数据中心网络时延要求。

应用层：两个数据中心的 Oracle 服务器构成一个 Extended RAC 集群，具备跨数据中心的自动负载均衡和自动故障转移功能，数据库部分源于应用部署的建议，通常部署为 SAN 双活。两个数据中心的虚拟机服务器构成一个集群，可保障跨数据中心的虚拟化业务的连续性和移动性。

8.5.5 案例总结

（1）超融合构架让系统运行更加稳定、灵活

超融合基础架构可将存储、计算和网络连接功能整合到一个系统中，构建了从底层数据、平台虚拟机，以及到上层应用立体式高可靠、高安全性数据中心。实现了快速搭建业务所需要一切 IT 资源，并具备灵活的资源横向扩展能力，大幅度缩短业了务上线周期。基于该构架，某医院的就医诊疗、结算支付、患者用药、家庭医生、远程医疗、健康信息、应急救治、检查检验等多种业务场景都拥有了更加稳定、可靠的运行环境，医患体验更加良好。

（2）符合等级保护 2.0 的建设要求，网络安全性大幅度提升

随着医院的互联网化，政府的监管也越来越多，医院和外界交互越来越多。传统的网络防护策略仅仅对网络边界访问进行控制和防护，不能满足当前的网络信息需求。而在此方案中，某医院不仅实现了对传统网络及数据中心的升级改造，也实现了数据中心内部各租户之间的有效隔离，全方位守护了医院各类数据和信息的安全，使得医院的信息化建设更加合规。

（3）运维更加简便、成本更节省

基于超融合构架的双活数据中心，采用图形化的管理界面，通过简单操作就可以迅速执行配置、使用、维护、升级等任务；在部署方面也更加灵活高效、简单易用，大大减轻了运维人员的工作量，也大大节省了人力、物力。

8.5.6 专家点评

通过此解决方案，某医院的信息化建设水平稳步进入了某地区医疗行列的前列。在未来，某医院有计划将所有系统转移到虚拟化架构之上，让医院运行更加安全、稳定、灵活，便于扩展，逐步实现向智慧医院稳步迈进的目标。

案例 6：某妇幼保健院构建"两地三数据中心"

8.6.1 项目概述

某妇幼保健院是一所集医疗、教学、科研、预防、保健、康复、急救于一体的三级甲等妇幼保健专科医院。在大数据时代，医疗信息系统对医疗服务和医院管理起着至关重要的作用，系统意外停机或数据丢失将直接影响患者就诊和治疗，会造成不可估量的损失，因此不断用新技术加强信息化建设已然成为共识。作为一家按照高标准打造的综合性新型医院，他们很早就意识到了这一点。从 2013 年起，医院就开始采用服务器虚拟化技术来为医院的各项业务提供支持，并陆续将绝大部分应用迁移到虚拟化平台之上，信息化建设水平逐渐提升。

8.6.2 建设目标

在构建两地三数据中心之前，该院数据中心若发生故障，业务恢复时间要以小时或天为单位计算，建立了两地三数据中心之后，本院区内两个业务系统无缝切换，可以共同承担业务。若发生意外时，另一个数据中心将自动接管业务应用，实现数据零丢失，业务恢复时间降到了分钟级之内，让业务连续性得到了有效保障。同时，通过第三个数据中心也保证了数据安全性和业务容灾。

在现有物理网络之上虚拟出"大二层"网络，实现了网络的两地三数据中心对现有物理网络架构无需进行技术改造，保护了现有的投资。

8.6.3 需求分析

随着医院的加速发展，原有的数据中心已不能满足现有需求，为此医院修建了新的数据中心，并希望构建双活数据中心。目标很明确，但实现起来并非易事，由于新老机房建设年代不同，物理网络核心设备有早期采购的国外品牌设备及本期数据中心采购的国产品牌设备，在不同厂商、不同品牌设备间无法进行物理网络"大二层"改造。如果采用传统技术方案，需要进行数据中心网络核心设备的更换及升级，势必会导致投资巨大，且项目复杂度较高。该如何解决这一难题，成功构建两地三数据中心呢？这是当前很多医院在医院信息化建设时面临的主要挑战。

8.6.4 实施方案

8.6.4.1 实施方案

实施方案如图 8-7 所示。

8.6.4.2 实施过程

2015 年，某妇幼保健院第一次应用虚拟化技术，对服务器进行资源扩容，并利用两个机房，采用传统存储容灾网关，将服务器平均分布于两个机房，建成了双活数据中心。数据中心的服务器数量没有增加，只升级了部分服务器的 CPU、增加了内存，使用存储容灾网关将光纤存储互为镜像。在此情况下，纵然断电，单机房也能承载全院业务。

2016 年，随着医院业务的发展，服务器存储性能和容量的要求也随之提高了。技术团队使用"vSphere + vSAN"解决方案对整体资源池做了改造，并利用故障域

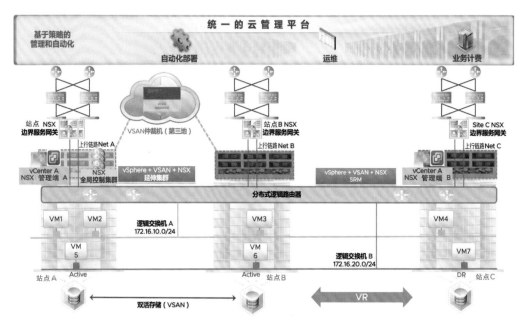

图 8-7　两地三数据中心架构图

的划分，将使用 vSAN 存储的业务副本分布在两个机房，在原有的存储双活方案的基础上实现了存储的分层。

具体而言，就是对性能和业务连续性要求高的业务（如 Oracle、SQL Server 等），采用 vSAN 存储；对业务连续性要求高的业务（如收费挂号等），采用双活 SAN 存储；对容量要求高的业务（如 PACS 等），使用非双活 SAN 存储等。

为了解决新院业务迁移问题，也为了给医院的未来发展打下坚实的基础，将某妇幼保健院现有两个机房的双活数据中心通过 VMware vSAN、VMware NSX 等技术，扩展成了跨某市儿童医院机房、妇幼门诊楼机房和妇幼住院楼机房的同城两地三个数据中心的业务双活系统。

要想实现业务双活，需满足两个条件，一是数据存储的双活，二是网络 IP 地址的双活。为此，技术团队双面出击攻克了难关。首先，利用 vSAN 的故障转移群集技术，将新院和本院的业务数据做同城多副本，实现了数据存储的双活。其次，采用 NSX 解决方案，将全部业务的网关下移至 NSX 分布式逻辑路由器（DLR）上，业务访问全部使用 VxLAN 进行封装和隔离，配合存储的双活，业务虚拟机在不中断业务的情况下，可在三个数据中心间随意迁移，实现了网络 IP 地址的双活。

由此，一个采用超融合等先进技术，基于云计算的两地三中心的医院信息化平台顺利建成，这不仅满足了现有业务需求，也为新的业务和容灾打下良好的基础。

8.6.5 建设内容及效果

结合院方的实际情况，经过详细论证，采用解耦合思路，让两个数据中心的资源利用更加优化、合理，并结合云计算领导厂商产品的技术和优势，为其设计了私有云数据中心的解决方案，从而顺利解决了数据中心原本存在的一些不足，而且带来更多新收益。

该项目建设内容包含原有主机房改造和新建容灾机房，两个数据中心采用双活架构，利用服务器虚拟化、存储虚拟化和网络虚拟化技术构建新一代私有云数据中心，再结合云运维管理平台和云资源管理平台，实现自动化运维和自动化服务交付，实现医院信息系统基础架构"统一规划""统一部署""统一投资"和"统一管理"，最终实现医院 IT "服务"转型。

（1）基于传统阵列的复制与 SRM 结合使用

使用基于同品牌阵列的复制时，受保护站点中的一个或多个存储阵列会将数据复制到恢复站点中的对等阵列。通过存储复制适配器 (SRA)，管理员可以将 SRM 与各种阵列集成。

要将基于阵列的复制与 SRM 配合使用，必须先配置复制，然后才能配置使用该复制的 SRM。如果存储阵列支持一致性组，SRM 将与 vSphere Storage DRS 和 vSphere Storage vMotion 兼容，则可以使用 Storage DRS 和 Storage vMotion 移动 SRM 保护的一致性组内的虚拟机文件。如果存储阵列不支持一致性组，则无法将 Storage DRS 和 Storage vMotion 与 SRM 结合使用。

这种部署方式如图 8-8 所示。

（2）异构磁盘阵列时基于 vSphere Replication 与 SRM 结合使用

现有数据中心里有着大量异构品牌的磁盘阵列，对于在异构磁盘阵列数据复制时，SRM 可使用 vSphere Replication 将数据复制到恢复站点中的服务器。管理员可以将 vSphere Replication 作为虚拟设备进行部署，vSphere Replication 设备包含两个组件。

vSphere Replication 管理服务器：

u 在恢复站点上配置 vSphere Replication 服务器。

u 从受保护站点启用复制。

u 对用户进行身份验证，并检查用户执行 vSphere Replication 操作的权限。

u 管理和监视复制基础架构。

vSphere Replication 服务器：

u 侦听受保护站点上的 vSphere Replication 主机代理的虚拟机更新。

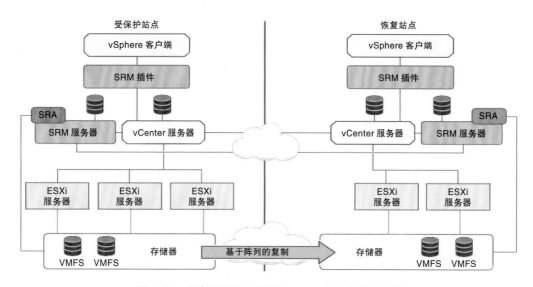

图 8-8　将基于阵列的复制与 SRM 结合使用示意图

u　将更新应用到恢复站点上的虚拟磁盘。

如果需要，可以在一个站点上部署多个 vSphere Replication 服务器，以平衡虚拟架构中的复制负载。这种部署方式如图 8-9 所示。

（3）基于超融合架构的存储双活

vSAN 能够在位于不同地理位置上的两个站点间创建延伸集群，并同步复制数据（RPO=0），一个站点发生故障时系统会自动切换到另外一个站点，从而实现站点层面的保护，支持企业级可用性，并且确保即使整个站点出现故障也不会丢

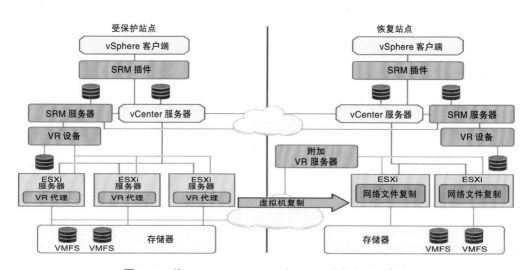

图 8-9　将 vSphere Replication 与 SRM 结合使用示意图

失数据，几乎能够实现零停机，延伸集群的架构如图 8-10 所示。

vSAN 的延伸集群需要 Witness 节点，这个节点只存放元数据，不存储业务数据，它的作用是和两个站点建立心跳机制，当其中一个站点故障或站点间发生网络分区的时候，Witness 可以判断发生了什么情况，并决策如何确保可用性。

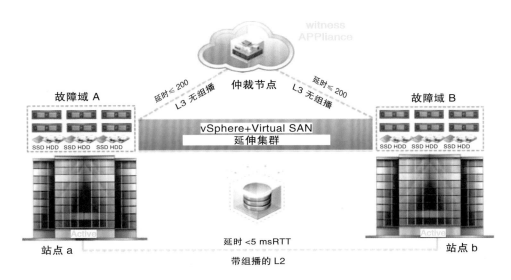

图 8-10　超融合架构存储双活示意图

VMware 已经准备好了特殊的 Witness 虚拟设备 (Witness APPliance)，实际上就是装有 ESXi 的虚拟机，该设备可以部署在第三个站点上。延伸集群中的 Witness 节点与其他两个站点之间的延时可以在 100ms 以内（RTT ≤ 200ms）。

在延伸集群上，vSAN 支持跨站点的 vMotion 和 HA，进而实现灾难规避和恢复。由此可见，延伸集群可以帮助医院有效避免灾难、进行有计划的维护并实现零 RPO。

（4）针对关键应用的多核虚拟机容错 (SMP-FT)

vSAN 支持 Fault Tolerance 功能，并且最多可达 8 个 vCPU，提高了关键业务应用在硬件故障 (如主机故障) 时零停机的持续可用性（图 8-11），该特性对延迟敏感型应用的意义非常大。

这一技术具有重要的意义，在一定程度上可以弥补某些应用所缺乏的集群高可用性。也以 vSphere 的集群高可用结合 vSAN 的高可用（多副本机制），由此可以部分替代以往成本高昂的应用高可用的方案。

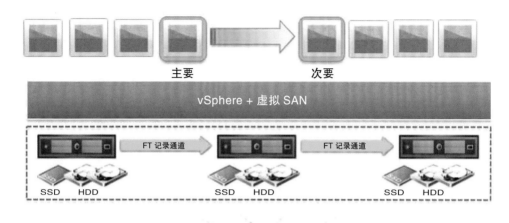

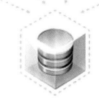

超融合数据存储

图 8-11   vSAN 支持多核虚拟机容错示意图

8.6.6 案例总结

医院 HIS、EMR 核心业务系统应用及数据库迁移到基于虚拟化的两地三数据中心架构，极大地提升了核心业务的连续性，助力医院信息服务水平稳步提升。

本次项目还为资源池内的虚拟机建立东西向防火墙，实现了每一台虚拟机之间的有效隔离，实现了精细化的安全策略管理。防火墙的界面也更加简洁适用，可以帮助医院全方位守护各类数据和信息安全。

在两地三数据中心的架构上线之后，采用图形化的管理界面，通过简单操作，做到灾难时自动切换，就可以迅速执行配置、使用、维护、升级等任务；大大减少了运维人员的工作量，也大大节省了人力、物力。稳定、安全、灵活、可靠的双活数据中心为某医院的各项业务插上了翅膀，可极大地提升医院管理水平和患者的就医体验。

8.6.7 专家点评

有了虚拟化厂商持续的解决方案支持，数据中心从传统单服务器系统逐步发展成了服务器虚拟化、形成资源池，再逐步发展成两地三数据中心的双活容灾架构，这极大地提升了医院服务水平。同时，此方案还帮助医院节省了至少约 30% 的双活、容灾成本。

案例 7：　软件定义数据中心提升某医院数据中心资源管理

8.7.1 项目概述

在国家出台相关政策推动提高全国医疗保障标准化、智能化、信息化水平的大趋势下，某医院也在加快了信息化建设步伐。希望通过打造高水平的医疗系统统一平台，进一步提升医院的信息化建设水平，以问题和需求为导向持续加强信息化建设、提供智慧服务，打造适应未来发展的集团化、一体化智慧医院信息系统，尽可能满足医院未来 5~10 年高水平的医疗管理需求。达到电子病历五级、互联互通四级甲等、智慧服务三级。依据等级保护 2.0 等相关标准，满足应用系统使用，并考虑前瞻性、可扩展性，最终建成符合等保三级的信息化系统。

8.7.2 建设目标

在传统 IT 构架之下，上线一个新应用需要申请、测试、资源分配等复杂的程序，通过本次项目，IT 人员只需要经过简单的操作，即可迅速完成新应用的设置、调试，让应用上线更快捷。同时，IT 运维人员可以轻松掌控各种 IT 资源，实现端到端监控，并通过简单的操作与设置，让平台自动调整资源级别，主动检测并修复问题，从而缩短部署和调配周期，让运维管理更加简单便捷。院方无需购买众多硬件设备，通过构建高效灵活的 IT 基础构建可以为医院节省大量成本。与此同时，医院数据中心的网络、服务器、存储等都需要专业运营，通过本次平台建设，用尽可能少的工作人员即可完成所有运维工作，可以节省人力开支。通过升级改造数据中心，提升医疗信息化水平。

8.7.3 需求分析

项目建设需要从资源整合能力、业务管理能力及服务交付能力三个核心方面进行设计规划，通过资源整合能力提升，优化基础架构成本效益，提升 IT 产能；通过业务管理能力提升，优化业务连续性，提升业务服务产能；通过服务交付能力提升，构建敏捷性 IT 业务架构，最终实现 IT 即服务。建立统一管理平台，对基础设施、IT 设备等资源进行动态调度和自动管控，简化管理，提高运营效率，降低运营成本。

实现信息系统统一的业务支撑平台，遵循统一的管理方式，按照统一的流程进行业务运作。统一平台、统一管理、统一流程能够大大提高业务管理的标准化、流程化，降低管理难度和复杂性，可降低业务系统的复杂性，提高管理和业务运行效率，增强业务安全性和规范性。

8.7.4 实施方案

8.7.4.1 实施方案

实施方案如图 8-12、8-13、8-14 所示。

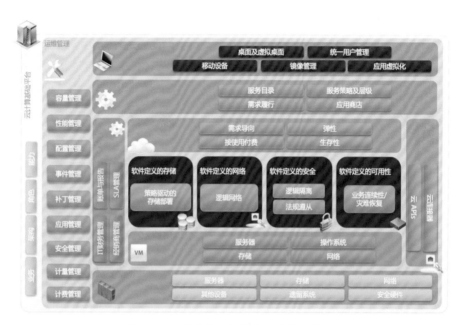

图 8-12 软件定义数据中心体系架构图

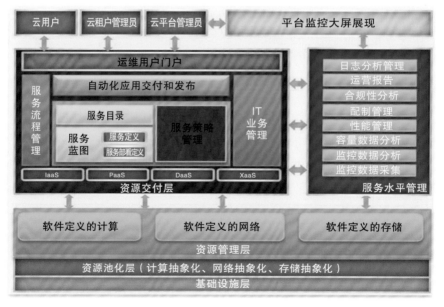

图 8-13 项目实施技术架构图

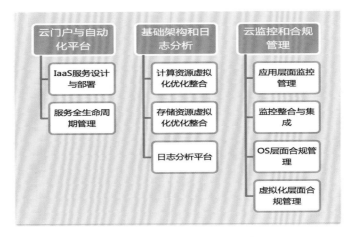

图 8-14 项目实施模块分解信息图

8.7.4.2 实施过程

医院 IT 部门希望打造全新的医疗服务平台，但是由于原有系统运行在传统信息化平台之上，若继续按照传统思路全面建设新平台，则需要大量投资，而且未来不易扩展。经过多番考察之后，院方将目光投向全球云基础架构和移动商务解决方案厂商。

基于客户的需求，虚拟化厂商为医院提供了 vSphere 服务器虚拟化、vSAN 超融合基础架构解决方案、NSX 网络虚拟化软件等组成的软件定义数据中心的解决方案。该方案不仅能帮助院方节省硬件成本，还可以为以后的跨院区双活数据中心建设做好准备，得到院方领导及 IT 部门的一致认可。

此次软件定义数据中心设计内容包含服务器架构设计、存储架构设计、网络架构设计、安全架构设计、备份容灾架构设计、高可用架构设计、运维管理架构设计、账户管理架构设计、安全接入架构设计、基础架构云服务架构设计和仲裁站点架构设计等。

平台的 IaaS 层建设，计算虚拟化实现标准服务器的计算资源池化；通过存储虚拟化构建基于策略驱动的分布式存储。通过网络虚拟化实现虚拟化网络，在应用系统网络配置不需要改动物理网络资源池，灵活快速构建业务需要网络拓扑和安全规则。虚拟化和模块化的架构设计让数据中心可以快速简单的横向或纵向扩展。

在灵活性和安全性方面，由于平台是构建在整个虚拟化层之上的，所以我们可以非常灵活地去快速配置需要的计算、存储和网络资源。同时，部门和部门之间，业务和业务系统之间，虚拟机和虚拟机之间都可以通过分布式防火墙实现安全隔离，以及在边界防火墙配置安全策略，以便确保整个系统安全。

软件定义数据中心的所有计算、存储及网络资源都是松耦合的，可以根据数据中心内各种资源的消耗比例，适当增加或减少某种资源的配置，这样便使得数据中心的管理具有较大的灵活性。

软件定义数据中心提供的高效敏捷的服务调配方案不仅可以管理基础计算资源，也可以管理桌面资源。它提供了一个可以跨不同云提供商的，管理和调配虚拟机和物理机，并管理它们的生命周期的自助式门户。

运维管理解决方案可使运维人员更全面地了解基础设施所有层的情况，可以收集和分析性能数据、关联异常现象，并可识别出构成性能问题的根本原因。它提供的容量管理可优化资源使用率，基于策略的配置管理则可确保合规性，并消除数量剧增和配置偏差问题。应用发现、依赖关系映射和成本计量功能为基础设施和运维团队带来了更高级别的应用感知和财务责任。

上述这些自动化的管理方案是传统数据中心没有的功能，它可以实现较少工作人员对数据中心的高度智能管理。此特性一方面能降低数据中心的人工维护成本，另一方面能提高管理效率，提升业务人员体验。

在虚拟化厂商技术服务团队及医院的共同努力下，2019 年 6 月，包含六个节点的软件定义数据中心正式交付。它的成功上线不仅一并解决数据中心存在的风险隐患，也保障了医疗系统统一平台的顺利上线。目前该数据中心已经承载了医院的大部分重要业务系统，未来，医院计划把运行于传统架构之前的 HIS 等核心系统逐步迁移到此平台之上。在硬件方面，院方采用性能卓越的 Intel Xeon GOLD 处理器，为软件定义数据中心的解决方案提供了有力支撑。

由于使用体验良好，2019 年年底，医院再次联系虚拟化厂商技术服务团队增加了两个节点， 2020 年 2 月，节点数量再次增加。这既反映了医院信息化建设逐步从硬件到软件的迁移过程，也是对软件定义数据中心解决方案架构的充分肯定。

8.7.5 建设内容及效果

医院 IT 部门希望打造全新的医疗服务平台，但是由于原有系统运行在传统信息化平台之上，若继续按照传统思路全面建设新平台，则需要大量投资，而且未来不易扩展。经过多番考察之后，院方将目光投向全球云基础架构和移动商务解决方案厂商。

基于需求，提供了服务器虚拟化、超融合基础架构解决方案、网络虚拟化软件等组成的软件定义数据中心的解决方案。该方案不仅能帮助院方节省硬件成本，还可以为以后的跨院区双活数据中心建设做好准备，得到了院方领导及 IT 部门的一致认可。

2019 年软件定义数据中心正式交付，其成功上线不仅一并解决数据中心存在的风险隐患，也保障了医疗系统统一平台的顺利上线。目前该数据中心已经承载了医院的大部分重要业务系统，未来，医院计划把运行于传统架构之前的 HIS 等核心系统逐步迁移过来。

（1）完整覆盖云计算环境五大类运维能力

通过云计算环境运维管理解决方案可以完整覆盖云计算环境五大类运维能力需求，如图 8-15 所示。

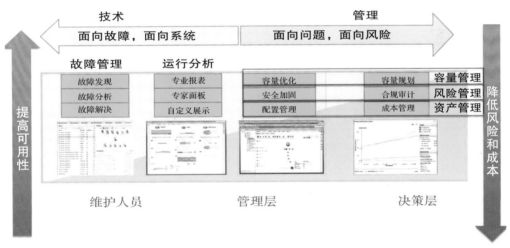

图 8-15　云计算环境运维管理解决方案

与五大类能力相对应的功能如表 8-3 所示。

表 8-3　五大类能力相对应功能表

管理项	功能
故障管理	故障发现，故障分析，故障解决
容量管理	容量优化，容量规划
风险管理	安全加固，合规审计
资产管理	配置管理，成本管理
运行管理	专业报表，专家面板

（2）主动式智能警报

常规运维平台可以做到事后告警，但对于运维工作只能亡羊补牢，而不能实现未雨绸缪，通过自动驾驶式运维平台可以实现主动智能报警（图8-16）。在终端用户受影响之前，能够自动溯源分析，预先通知建设问题并给出指导建议。

在性能问题和容量短缺影响终端用户之前可以发出警报。通过使用实时性能控制面板，使用户能在终端用户察觉性能问题之前就找到该即将形成的性能问题，从而满足服务级别协议（SLA）要求。优化基础设施的效率，并最大限度地减少整个虚拟和物理基础设施的性能风险。

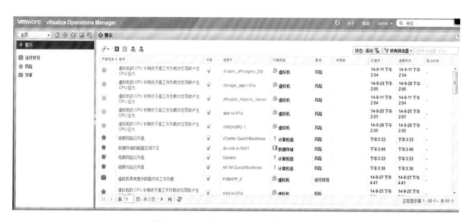

图8-16 智能主动报警界面图

（3）持续性能优化

以最低的成本确保实现卓越的混合云性能。基于 ML 的实时预测性分析按照运维和业务目标推动操作，以便自动均衡工作负载并主动避免资源争用，从而持续优化 HCI、软件定义数据中心（SDDC）和混合云环境。自动执行工作负载均衡和安置，以降低软件许可证成本、基于性能层进行优化、整合集群或实施合规性策略。

（4）高效的容量和成本管理

通过基于 ML 的实时预测性容量和成本分析来降低成本并提高效率，从而实现最佳的整合和主动规划。预测未来需求、获取切实可行的建议，以及自动执行回收与规模优化。成本与容量分析集成，可优化利用率并降低成本。先进的假设场景有助于规划容量并模拟最适合的新工作负载、硬件采购、HCI 规划、跨数据中心的成本比较，利于向公有云进行迁移的规划。

（5）智能修复

利用将指标、事件、日志和配置数据相关联的有指导意义的洞察信息，更快地进行预测、预防和故障排除，从而跨多个混合云提供基于 AI 和 ML 的异常检测（图 8-17）。将监控可见性延展到多个公有云。使用原生 SDDC 和 VMware Cloud on AWS 集成、联合视图，以及 150 多个管理包来集中进行 IT 运维管理，以实现无可比拟的可扩展性和可延展性。

获取针对性能、容量和配置问题，清楚的说明和建议解决方案，将工作流与智能警报相关联，以便在达到临界阈值时可自动启动纠正操作。

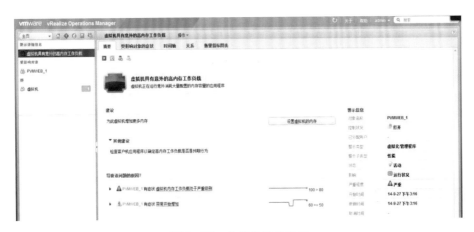

图 8-17　智能修复界面图

（6）集成式合规性

利用集成式合规性和自动化偏差修复功能降低风险，并针对 SDDC 和 VMware Cloud on AWS 实施 IT 和法规标准。确保运行环境符合 PCI 和 HIPAA 等通用要求，或者自定义模板。

（7）实现云安全应用

通过 NSX 能够为驻留在数据中心、云端和边缘网关等任意位置的工作负载提供可自动执行的一致网络安全功能。借助 NSX，可根据应用上下文定义网络安全策略，并针对每个单独的工作负载实施策略，且不需要接触物理网络。NSX 支持自动调配安全功能，因此新计算资源在创建后从启动到弃用的整个过程中默认都会受到保护。网络安全策略不局限于 IP 地址和 MAC。NSX 支持根据应用、用户和工作负载上下文定义安全策略，网络安全团队可以更灵活地设计能够应对不断变化的应用需求的弹性策略。

关键微分段应用：NSX 首次使网络微分段变得切实可行。安全策略在单个工作负载级别实施，这可以对同一物理主机上的工作负载进行分段，而无需通过外部物理或虚拟防火墙对传出流量进行"发夹式"传输。

实现 DMZ 无处不在：NSX 可将安全和高级服务动态分配给工作负载，而不依赖底层物理网络。这显著加快了响应速度，改进了整体安全状况和第三方集成。

动态注入第三方安全服务：NSX 支持将高级第三方安全服务注入给定微分段中。NSX 可动态引导虚拟网络层中的特定流量，而不是通过物理设备或虚拟设备（如 NGFW 或 IDS/IPS）来路由所有网络流量。

8.7.6 案例总结

构建软件定义数据中心，可以从四个方面提升院方的利益。

（1）新应用上线速度明显提升

采用软件定义数据中心解决方案之后，只需要经过简单操作，即可迅速完成新应用的设置、调试，应用上线更为快捷。

（2）运维管理更加便捷

运维人员可以轻松掌控各种 IT 资源，实现端到端监控，并通过简单的操作与设置，让平台自动调整资源级别，主动检测并修复问题，从而缩短部署和调配周期，运维管理更加简单便捷。

（3）极大地节省了物力人力

院方无需购买众多硬件设备就可以构建高效灵活的 IT 基础构建，从而为医院节省大量成本。借助管理平台，一个工作人员即可完成所有运维，也节省了不少人力开支。

（4）医院信息安全性显著提升

NSX 网络安全功能与第三方安全产品联动，医院数据中心建立起了完善的网络安全防御机制，实现了租户之间的有效隔离，可以全方位守护医院各类数据和信息的安全。

8.7.7 专家点评

为了建设医院数据中心，医院经过了长时间的探索，此次软件定义数据中心的全新解决方案不仅帮医院解决了难题，更帮医院节省了大量的成本。更重要的是，此方案架构还方便日后扩展，可以随着医院的业务规模扩展而进行数据中心资源池扩展，为信息化发展建设铺好了道路。

第 9 章　管理篇

案例 1：病案无纸化管理和应用实践

9.1.1 项目概述

　　无纸化一直是数字化和信息化的最终目标之一，在非医疗行业已经基本通过信息化建设，陆续实现了无纸化过程管理和信息流转。国内医院信息化正式起步于 20 世纪 90 年代末，从三级医院开始建设以患者入出转和费用管理为核心的医院管理信息系统。医院信息化发展至 2008 年左右时，众多医院已经初步上线了国内第一代电子病历系统，陆续实现了住院患者的大部分病历资料由手写纸质化转化为电子化，同时门诊处方、申请单、报告单也陆续实现了电子化记录，结合手术室、重症监护室、血液透析，以及其他院内治疗科室的专业信息系统使用情况，之前大量的纸质手写病历已逐步减少。在这一过程中，由于院内固有流程管理，以及部分检查、治疗设备无法数字化等问题，患者就诊过程中仍持有纸质单据进行流转。随着医院管理人员、业务工作人员对信息化的认知水平不断提高，信息系统数据的采集范围和信息传递准确率均有很大提高，远高于手工抄录和纸质流转效率，医院医疗过程无纸化已在多家大型综合类医院落地实现，特别是病案的无纸化管理。

9.1.2 建设目标

　　·通过院内信息系统的功能提升和应用范围扩大，实现患者就医过程信息化全覆盖。

　　·引入数字签名认证手段，实现符合《医疗机构病历管理规定》和《电子病历应用管理规范（试行）》的有法律效力的病历文书签名方式。

　　·节省成本是医疗过程的"无纸化"目标之一，无纸化的内涵目标是通过无纸化管理要求，反推医疗过程信息化的深入参与，解决医院信息化死角。可进一步提高医疗数据和信息传递的准确率，简化就医过程和优化就医流程，提升医院的整体形象。

　　·为实现真正意义上的跨医疗机构病历资料共享，应确保提供完整可靠、全电子化的文书记录。

9.1.3 需求分析

随着医院信息化建设的逐步健全与完善，医院无纸化办公已成为医院信息化发展的必然趋势。当前大多数医院病历归档仍采用的是电子和纸质并存的方式。该模式导致病历管理成本增加，纸张、硒鼓、病历架等耗材浪费，以及医护人员工作冗余。

要实现以电子病历为核心的医院医疗过程无纸化，必须解决各类医疗文书的来源可靠、数据真实、信息完整等问题，以便保证电子病历与纸质病历具有同等的法律效力。结合医院业务特点，需从医生、护士、患者的电子签名，病案的无纸化归档管理，电子证据的存储取证等方面出发，通过电子认证服务实现诊疗行为过程中数据和归档数据具有法律效力的目标，从而推动医院的无纸化发展（图9-1）。

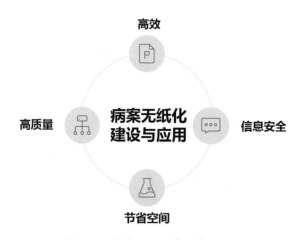

图9-1 病案无纸化管理建设目标

9.1.4 实施方案

医院为稳步推进病案无纸化管理，特成立以院领导为组长的医疗过程无纸化项目建设领导小组。通过统一院内各科室思想，梳理病案无纸化管理流程，制订详尽的实施方案，分阶段分科室逐步启用实施。病案无纸化整体架构如图9-2所示。

病案无纸化管理系统涵盖以下重点实施内容：

（1）病案归档管理

医护病历提交、数字文件自动采集、数字文件自动分类、医生病案核对、护士病案核对、病案室病案核对、病案归档、电子病案解归档、病案完整性校验、

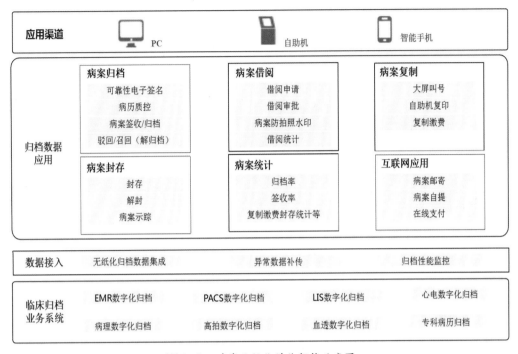

图 9-2　病案无纸化总体架构示意图

归档电子病案质控评分、病案室纸质病案补拍。

（2）病历打印

病案打印缴费管理、病案批量打印、病案套餐打印、病案打印套餐设置。

（3）病案借阅

电子病案借阅申请、电子病案借阅审批、电子病案借阅查阅、超时自动回收、申请记录查询。

（4）临床无纸化

诊间高拍上传、诊间高拍分类、诊间高拍文件浏览、诊疗数据临时备份。

（5）其他功能

病案状态查询、复印缴费查询、病历封存、封存病历导出、病历解封、归档病历复制、门诊病历归档、病案邮寄、电子归档数据集成等。

病案无纸化的顺利实施，离不开临床相关信息系统的建设和改造。围绕临床信息系统的改造，重点开展 CA 在 HIS、EMR、LIS、PACS 等系统的应用，系统提供外院纸质病历高拍存储到我院病历系统的功能。病案无纸化实施路径具体如图 9-3 所示。

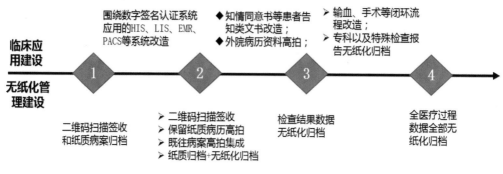

图 9-3　病案无纸化实施路径示意图

9.1.5 建设总结

院内医疗设备联网，通常被狭义地理解为检验、放射和超声检查设备，这也是目前医疗信息化建设过程中遇到的主流联网设备。但医疗设备远不只这些，心电图机、麻醉机、监护仪、喉镜、呼吸机等都是常规的医疗设备，这些设备是医院多年累积下来的，有多种品牌和型号，有的没有网络接口和协议，有的虽然有简易的网络接口和协议，但是使用受限。无纸化办公的目标是把这些设备产生的数据直接电子化进入患者电子病历中，有权限的医护人员可以直接在信息平台上查看。

数据全部电子化是无纸化办公的一个重要环节，一堆松散的数据无法发挥无纸化的作用和效果，环节的监控和管理是基于电子化数据实现的，而这恰恰是提升医疗质量、保障医疗安全的重要手段。医疗闭环管理包括药品闭环管理、用血闭环管理、手术闭环管理、检查检验闭环管理、消毒供应闭环管理等，只有完成了每个环节和节点的闭环管理和监控，才能保证整个过程是完整、可控的，才能保证医疗过程是完整的、透明的。

在医疗过程中，有上百种类型的知情告知书需要医护人员向患者告知清楚，并由患者完成签字确认，患者手写签名更是人们印象中唯一的方式。手写板电子签名、"指纹＋身份证"等已出现在国内一些医院中，已完全能够代替患者的手写签字。

9.1.6 专家点评

医疗无纸化对于临床医生和护士在以前而言是一件不可接受的事情，临床医生认为这是不可能实现的，没有打印出来的病历，临床将无法正常开展临床诊治工作。后来，基于国家卫生部门颁布的标准和规范，结合医院内部的流程和实际情况，逐步实现了医疗无纸化。无纸化是信息化充分后的水到渠成之事，是患者信息互联互通的体现，带来的是医疗上的流程完善和优化。实践证明，无纸化办公使临床医疗更加规范、标准，效率也明显提高了。

案例2：某医院安全技术能力保障体系建设

9.2.1 项目概述

某医院作为国内顶尖的医疗机构，信息化建设走在全国医院的前列。由于其业务的复杂性、资产数量庞大而且类型多，其信息化建设仍然需要不断完善医院的网络安全顶层设计，以符合复杂的安全威胁防护需求，同时需要建立并督促落实统一的网络安全防护策略，以及通过建立全院范围内的网络安全培训机制来提升医院自身的安全能力。

9.2.2 建设目标

· 结合专业的安全厂商的能力，协助医院加强网络安全顶层设计，落实统一的网络安全防护策略，建立全院范围内的网络安全培训机制。

· 从风险分析、管理咨询、网络和服务器安全保障、应用和数据安全保障、终端安全保障五个方向制订专业的服务方案，全面、及时地为医院提供安全技术能力保障。

· 为保障医院信息系统安全稳定运行，根据等级保护2.0的各项要求，以安全技术保障、安全管理运营、安全监测预警、安全应急响应为核心，进一步完善医院信息安全建设。

9.2.3 需求分析

· 加强医院的网络安全顶层设计。

· 建立并督促落实统一的网络安全防护策略。

· 建立全院范围内的网络安全培训机制。

· 传统的"三员"管理模式导致"安全不懂业务""业务不管安全"，针对突发性安全问题无从着手，迫切需要专业的安全运营。

· 医院内网计算机终端数目多、分布距离远，缺乏必要的终端技术措施，导致服务器补丁修复依据管理人员人为更新，降低了工作效率，增加了安全风险，日常终端运维管理的工作压力十分巨大。

· 缺乏针对虚拟化安全东西向/南北向流量的防护手段，针对未知威胁、特种木马、0day 漏洞、勒索病毒攻击，甚至威胁更大的 APT 攻击，没有有效的安全防护应对措施。

9.2.4 实施方案

制订专业的安全服务方案（图 9-4），从风险分析、管理咨询、网络和服务器安全保障、应用和数据安全保障、终端安全保障五个方向，全面、及时地为医院提供安全技术能力保障。

安全风险分析：对全院安全设备实时进行监测，利用威胁情报对安全事件进行分析和研判，发布《安全整改通知》，并提出整改建议。对紧急安全事件使用应急响应服务，同时制定医院信息系统的安全配置基线和安全加固方案，持续优化安全策略。

安全保障：通过资产配置核查、安全培训、风险处置，以及整改追踪、数据安全保障、网络服务器安全保障、终端安全保障等服务内容，为医院建立更为完善的安全管理制度和处置体系（图 9-5）。信息系统的运行维护安全管理要实现运

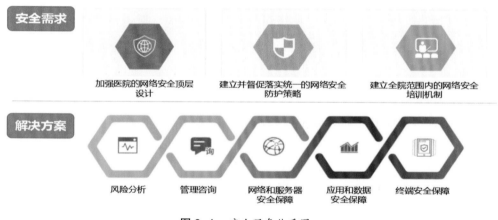

图 9-4 安全服务体系图

行维护管理体系化，对环境、资产、介质、设备进行综合监控管理，对支撑重要信息系统的资源进行监控保护。对于信息系统安全运行维护所需要的口令保护、病毒扫描、变更等事件，必须按照定义好的安全管理策略措施，建立一套运行维护管理制度，并通过培训等方式全面落实。通过建立统一的安全管理监控平台，实现人、事件、流程、资产的综合管理。统一安全管理监控平台的功能包含但不限于资产安全管理、安全事件管理、安全审计管理、安全风险管理和工单管理等。同时根据医院的运行维护管理机制需要，建立全面的信息安全运行维护管理机构、

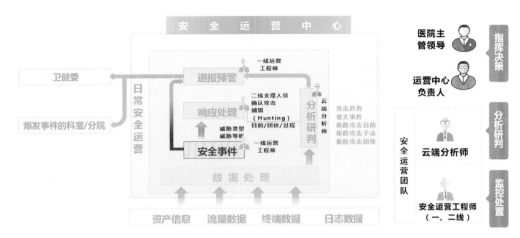

图 9-5 安全处置流程拓扑图

流程和运行维护模式，并配给适合的人力，物力。

安全管理咨询：规划和设计医院信息安全管控机制和信息安全治理体系，对医院网络安全体系架构进行整体规划设计和持续完善，满足复杂多变的安全威胁防护需要。

9.2.5 建设总结

本项目提供了专业的专属安全服务方案，从风险分析、管理咨询、网络和服务器安全保障、应用和数据安全保障、终端安全保障五个方向，全面、及时地为医院提供了安全技术能力保障。

9.2.6 专家点评

信息安全建设讲究的是"三分建设，七分管理"，管理和机制建设是信息安全工作中的重中之重，是信息技术有效实施的关键。信息安全保护工作是一个循序渐进的过程，不能一蹴而就，需要借助于管理手段，不断地发现问题、解决问题，逐步改进。

案例 3：基于两级平台实现某集团化医院院内院外管理一体化

9.3.1 项目概述

该项目建设需要以患者为中心，以效能为目标，以网络为依托，使医院各组成部分能够整体联动，资源集成。每一位医务工作者都是链条中的主角，而不是可有可无的"死角",要形成训练有素、相互支持、相互信任、前瞻未来的团队。从不同的层次设计流程问题,实现决策层、管理层和执行层实施流程的完美统一。医院作为集团化医院的牵头医院,建设了两级平台——集团平台和院内平台,实现了通过集团平台跨机构业务协同,院内业务系统对接通过院内集成平台实现。

9.3.2 建设目标

在医院整理的建设过程中,以通过互联互通四级评测为目标,对医院业务流程进行优化,整合区域医疗资源、实现医院集团化改造。

9.3.3 需求分析

(1)信息化基础

医院信息化建设整体规划不足,目标不明,信息化建设以满足业务需求为主,导致采取打补丁的发展模式;IT 基础设施没有统一集中管理,老化问题突出;没有统一的应用支撑平台,信息孤岛、烟囱问题比较突出;未建立完善的信息化运维管理机制;信息化建设力量较弱;业务部门对信息化建设的参与度不够;信息化软件投资的比例不高。

(2)系统功能有待完善

目前,医院各部门的系统缺失漏洞较多。医院整体业务重心在临床,信息化程度水平不高,整体信息化程度不完整。主要体现在三个方面,部分系统都是靠手工模式进行的,如人事、医务、科教、护理管理、院感管理、营养膳食管理、随访管理等;各业务系统之间对接为点对点对接的方式,存在信息孤岛和数据烟囱现象,未实现医护一体化管理,无法从其他业务系统调用患者资料、共享患者信息。另外,电子病历系统的建设只停留在书写功能,对于临床科研、医护药技的一体化整合还是空白。还有,临床知识库,如药品知识库、各类疾病的临床指南、临床路径等匮乏,以致医院管理和决策具有较大困难。

9.3.4 实施方案

9.3.4.1 实施方案

整合区域医疗资源,并实现医院集团化改造。在集团化医院内,通过集成平台等产品,患者可进行网上预约挂号,双向转诊,患者检验检查报告、医嘱信息、诊断信息也能相互共享,电子病历可以共享等(图9-6)。

9.3.4.2 实施过程

流程关系到结构功能的实现，合理的业务流程可以最大限度地提高劳动生产率，在成本、质量、服务、速度等绩效方面有显著的改进。整体项目建设以患者为中心、以效能为目标、以网络为依托，使医院各组成部分形成整体联动，资源集成，从不同的层次设计流程问题，实现决策层、管理层和执行层实施流程的完美统一。

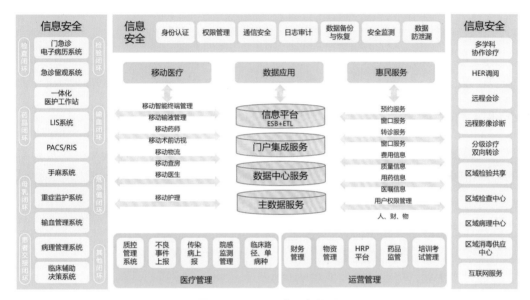

图 9-6 医院信息化架构图

每一位医务工作者都是链条中的主角，而不是可有可无的"死角"，形成训练有素、相互支持、相互信任、前瞻未来的团队。彻底改变了"患者围着医生转，检查围绕设备转，一切围着收费转"的传统落后流程模式，最大限度地提高服务水平和患者的满意度。

9.3.5 建设总结

整体解决方案的实施，优化了医院原有的信息化结构，降低了系统日常维护的强度和成本，提升了系统互操作的水准，减轻了医护人员的工作量和工作压力，加强了医疗安全和医疗质量管理，提高了医院领导层的决策能力，也大大提升了患者的满意度。

通过建设两级平台——集团平台和院内平台，跨机构业务协同通过集团平台实现，院内业务系统对接通过院内集成平台实现。助力医院在 2015 年通过国家医院互联互通四级乙等评测，2017 年通过电子病历分级评价 5 级测评和 2019 年通过电子病历分级评价 6 级等测评。

9.3.6 专家点评

医院在建设过程中"以患者为中心，以质量为内容，以管理为先导"的信息化建设指导思想和"高效整合、聚集资源"的实施方案，共同打造全国一流的数字医疗强院。彻底改变了"患者围着医生转，检查围绕设备转，一切围着收费转"的传统落后流程模式，最大限度地提高了服务水平和患者的满意度。

案例 4：某大型综合医院精细化运营管理平台建设实践

9.4.1 项目概述

某医院作为一个拥有多个院区的超大型综合医院，其人员规模和组织机构繁杂程度可想而知。医院一直以来都是使用粗犷的管理方法，在物流、设备、预算、绩效等方面缺少统一的管理体系，无法支持现代化医院精细管理的需求。因此，医院提出需要构建一套合适的精细化运营管理平台的要求，以期逐步实现多院区体系下的人、财、物一体化管理模式，支持医院的未来发展。

通过本次项目建设，可以使医院在人、财、物、信息等方面的资源管理能力及综合运营管控能力逐步得到强化和提升，可具备现代化医院综合运营管理能力，能够为院领导对医院建设做重大决策时提供技术支撑，助力于医院实现集资金流、物流、业务流、信息流为一体的医院统一管控目标，实现全院资源精细化管理，如图 9-7 所示。

9.4.2 需求分析

HRP（图 9-7）需要满足医院人、财、物一体化管理的需求，下面就分别从三个方面进行需求分析和系统实现设计。

（1）搞清人——所有人员纳入 HRP 进行统一管理

规范基础：梳理组织机构，理清层级关系，规范科室命名、统一编码规则。梳理岗位、职称、职级、薪酬、岗位体系。所有人员相关信息在 HRP 中形成统一的人员信息主数据，供其他系统使用。

全员覆盖：统一管理所有人员，包括在职、离休、退休、进修、临床医学院研究生等。全面记录人员任职信息、学历信息、奖励与处罚情况、薪资等级变动等信息。

灵活计薪：统一薪资项目管理。每个工资项目可以单独数据来源，单独预警

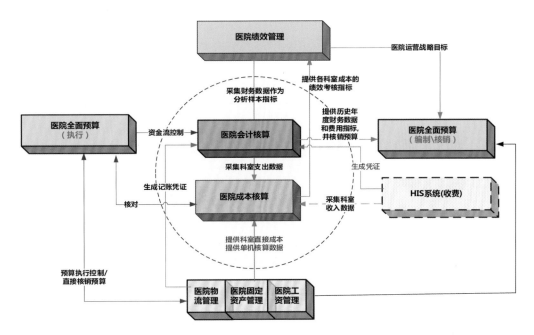

图 9-7　　HRP 全业务视图

设置。所有人员工资、津贴在 HRP 中实行集中发放管理，所有人员奖金发放在 HRP 中实行院科两级管理。

全局可视：人员信息、薪资发放等数据，预置各类报表，系统自动生成，多维度可视、可比。

（2）核准财——打通各业务流程和财务流程的数据传递路径，自动生成凭证

会计平台：通过凭证模板定义各个业务单据取数规则，实时形成临时会计凭证，通过科目对照，按照不同的规则形成正式的会计凭证，按照业务将多张明细凭证汇总形成统一的凭证。

成本归集：实现 HRP 集成 HIS 与会计系统的收支数据，生成 HRP 总账相应凭证。通过 HIS 收入项目、开单和执行科室及会计系统的中核算科目、凭证，定义分摊参数及级次，自动归集成本，多纬度成本辅助核算。

目标预算：实现全面预算目标与实际收支匹配，使医院管理粒度化，对各项指标做到事先计划、事中控制、事后分析，实现医院目标的预算编制、控制、分析的业务一体化管理。

（3）管住物——物资、资产全过程、全生命周期管理

统一分类、规范基础：统一规范耗材编码和分类，实现物资采购，出入库，核算全流程闭环管理。通过资产卡片唯一编码，可以调用查看资产的所有相关信息，

包括子设备信息、变动信息、维修保养信息、计量信息等。

流程联动、闭环管控：通过 HRP 流程关联相关部门，形成管控节点。物资按需采购、自动平衡、全局库存管理，库存实时监控及库存各类分析。资产从购置、使用、保养、维修维护、退役全生命周期管理，供应商管理及采购分析等。

条码管理、全程追溯：实现高值耗材全程条码管理，与 HIS 一体化，HIS 收费自动推式生成 HRP 核销减库存。从供应商到患者植、介入使用，全程记录可追溯。

9.4.3 实施方案

本次建设的 HRP 全面覆盖医院的人、财、物相关科室与部门，包含人力资源管理、物流管理、固定资产管理、全成本核算、全面预算、财务会计、绩效考核、配送管理及运营分析决策等系统，如图 9-8 所示。

HRP 的建设不仅仅是业务功能的建设，更多的是业务流程的重塑，通过各个业务系统的协同和规划，实现了四大核心管理流程：

（1）基于 BPM 的全流程业务管控

引入基于 OA 的统一工作流引擎审批业务，以业务流程为中心全面串联医院相关科室的审批环节，打通"部门墙"，通过接口服务实现流程自动化管控，联通 HIS、EMR、LIS、HRP 等各个业务系统，减少人为因素对流程的干预，有效提高医院的精细化管理程度、各科室间的协调与协作能力。

（2）高值耗材的闭环管理

高值耗材引入代销管理模式，完成了材料准入、代销入库、临床核销收费、

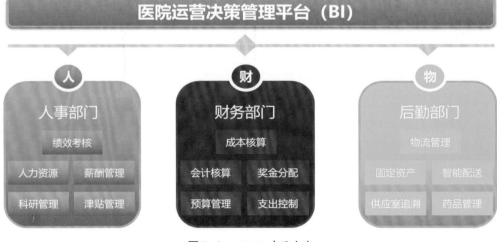

图 9-8　HRP 建设内容

医保审核、代销出库、专购品入库的闭环管理，通过高值耗材条码卡片的全过程跟踪，做到了三账合一，遏制了跑冒滴漏、票物不符等相关现象，降低了耗材占比，规范了高值耗材管理过程，提高了医院管理水平。

（3）创新医院医保新模式

针对医保支付管理控制指标进行科学分解，利用临床医疗大数据分析，做到对医疗服务的事前、事中、事后全流程管理支持，服务于宏观的医保支付和微观的医保监控管理，在保证医疗服务质量的基础上，实现以"控制医保费用浪费"为目的精细化管理。

（4）多维度的财务一体化管理

通过打通业务系统的壁垒，对医院物流、资产、人力、绩效等业务系统整合，自动生成会计凭证，减少二次录入与人工核对环节，实现业务财务管理流程的纵向一体化；再通过财务、成本、预算三个管理模块之间的相互关联、相互支持、相互印证，实现财务横向一体化整合，创建基于目标制定、成本控制、全程分析的新型管理模式。提高医院整体管理水平，助力医院完善与健全现代医院管理制度。

9.4.4 建设总结

整个项目在物流管理、固定资产管理、人力资源、成本核算、运营决策等多个方面有着显著的建设成果，具体列举如表 9-1、9-2、9-3、9-4、9-5 所示。

表 9-1　物流管理系统建设效果对比

	系统建设前	系统建设后
准入管理	医用耗材管理处虽然内部有准入管理流程（合同、证件资料等），但是只能负责到耗材的入库数据维护，若未能及时通知**后续部门**，如信息化建设办公室、物价管理处、医疗保险处等部门，存在因耗材入库但科室无法收费从而导致**套收**的情况的发生	通过 HRP、HIS、OA 系统的**数据共享及流程审批**，**打破**医用耗材管理处、信息化建设办公室、物价管理处、医疗保险处的**沟通壁垒**，除医用耗材管理处内部流程外，全程均为无纸化办公，每个环节的数据维护都能落实到人。同时避免了科室因无法收费从而套收的情况发生
一物一码	高值耗材进入医院供应商直接送到科室，待科室使用完后，供应商将科室验收签字的单据给到器材处办理出入库。并且仓库人员都是根据科室签字的东西办理出入库，耗材是否合格，临床科室是否真正收费，实物是否真实使用到患者身上都**稽查困难**	所有材料进入医院都首先通过器材处实物验收，从根源上杜绝安全隐患，并且要求所有的高值耗材**一物一码**，从验收、登记、收费都通过扫描条形码来实现，简化工作量，提升效率，有效避免了错收、漏收、套收等情况，并且财务部及相关职能科室可以通过**条码追溯**患者的耗材使用情况

表 9-1（续）

专科耗材使用	由于科室耗材出库与耗材收费分别独立，导致部分专科耗材"非法"使用，但是科室换"合法"耗材进行套收，给医院带来很大的监管漏洞，给医保审查也带来很大的难度	通过 HRP 的仓库管理材料设定，做到按手术室二级库分类管理材料，通过严格的一物一码收费模式，临床科室只能通过扫码进行收费，高值耗材非本科室耗材收费范围，不允许科室收费或者改为患者自费，避免了高值耗材套收情况的发生
耗材降价	由于耗材的出入库，均受科室验收签字影响，做不到实耗实销，所以由于供应商资金压力紧张导致，屡次调价降幅很小，且阻力很大	上线高值耗材代销管理模式后，做到了科室实耗实销，降低了供应商资金压力，医用耗材管理处强制要求供应商进行耗材降价，国产材料降价10%，进口材料降低 8%，对于上万元的高值耗材来讲，一定程度上降低了患者的住院费用
预警管理	由于旧系统没有预警功能，特别是材料有效期的管理，导致材料效期管控只能靠手工登记，实物是否过期或者即将过期只能通过盘点来核查，给库管人员增加了很大的工作量	提供了强大的效期管理功能，通过材料效期管理，提前进行预警，及时联系供应商办理退换货业务，降低了库管人员的繁重的工作量。此外还有材料的短缺货预警、安全库存预警以及资质证件的有效期预警
采购管理	科室纸质填报计划给采购部门。采购部门对于常用物资大概备量多少，备货上限多少，是否有最低的安全备货量都无法监控，只能靠人为的经验备货。	可在系统设置最高库存、最低库存基数，采购员根据科室的申领和仓库库存情况进行科学采购，通过采购订单模块操作定额生成功能，自动检查仓库材料的当前库存情况，将低于最低库存基数的材料自动生成补充到最高库存数量的采购订单数，无需人工去计算，减少不必要的材料积存在仓库增加仓库成本，造成资金的浪费

表 9-2　固定资产系统建设效果对比

	系统建设前	系统建设后
资产卡片	未使用卡片管理，资产**盘点困难**，工作量大，**效率较低**，很难实现全生命周期的资产管理	启用了新的资产卡片（增加了二维码管理），入库时即自动拆分建立资产卡片，减少系统操作量（卡片粘贴工作待定）
账账相对	资产账与财务账不符，资产账与国资办账不符	资产账与财务账相符，资产账与国资办账相符
全生命周期管理	对资产的生命使用周期分析无相关数据支持	能够实现申购、论证、审批、入库、领用等**全生命周期管理**的流程控制。能够结合预算管理实现固定资产**购置预算**管理
资产分类	资产分类不明细，无法便捷的自定义导出数据	支持**资产多种分类标准**，在固定资产分类符合国家标准及新财务制度标准的基础之上，同时允许医院自定设置资产分类
资产折旧	资产折旧靠手工统计	支持**多种资产来源记录**，并按新财务制度提取折旧信息，同时支持医院**自定义折旧**

表 9-3　人力资源系统建设效果对比

	系统建设前	系统建设后
事前预警	无	提供职工**生日提醒**、**离退休提醒**等预警体系，方便日常人事管理
档案信息	没有信息化系统支撑，人力资源信息靠手工管理和电子表格记录，**工作量繁重，管理质量不高**	完善的员工资料管理，员工信息档案除了包括基本情况外，还包括事业单位所特有的信息及**电子附件上传存储**功能
数据统计	职工花名册不能实时更新，**信息严重滞后**，并且多个部门之间数据统计不一致	支持高效的分类查询、组合查询，提供一个**同一数据源**的数据分析平台

表 9-4　成本核算系统建设效果对比

	系统建设前	系统建设后
数据采集	往来核销、工资、物资、折旧等均需手工录入，也没有与 HIS 做收入支出数据的对接，数据需要重复录入，工作量大	支持**多种外部数据格式**的导入导出，并且自动**定时采集**各系统源数据到成本系统做核算分析
分摊设置	不能满足新制度对财务、成本管理的要求	分摊方法的**灵活配置**，允许医院自行定义分摊方法，各项分摊所占比例、适用科室、适用的核算科目等，便于不同成本项目采取不同的归集分摊方法
分摊解析	无法核算到临床科室的医疗业务成本和收益情况，做不了医疗业务成本分析	全面准确地反映医院所有核算单元的**全成本状况**和临床业务科室的**盈亏状况**
数据分析	手工统计	提供同期、上期，纵向、横向的科室成本**对比分析**

表 9-5　运营决策系统建设效果对比

	系统建设前	系统建设后
数据收集	数据获取需要到各个系统进行分别取数，甚至会出现不同科室收集到的**数据不一致**的情况，导致上报数据时不知以哪个为准，也给领导层决策分析带来困难	收集不同科室的指标口径进行梳理，做到以业务系统数据为基础的**数据统一**
同专业对比	缺少组织架构管理，需分析人员**手工进行科室分组**	利用人力资源系统的组织架构管理，通过专业（学科）分组进行同专业下的科室数据对比，使决策层及科室人员对相关科室的排名有更清楚的认识
图表展现	无	通过仪表盘、指标平台以直观的形式将**重点关注指标**展现给领导层
多维分析	难，需要数据分析人员通过多张 execl 进行复杂的公式进行计算，消耗很长的工作时间	通过数据挖掘、气泡图、OLAP 多维分析平台进行多维度数据收集、钻取、分析，数据分析人员只需要进行简单的操作就可以**快速**完成**多维分析**，并支持将分析结果**切换**成**图表**

9.4.5 专家点评

HRP 作为医院精细化管理最核心的软件系统，上线难度非常大，实施过程中也总结了如下经验，可以为其他医院进行 HRP 的顺利实施提供参考：

•整个项目不仅仅是软件平台的上线，更是医院管理模式的改革，涉及医院的各方面，因此在建设之初，就成立了精细化管理改革小组，由院长担任总组长，主管院长担任副组长，全程参与并推进项目，给予了高度重视，保障项目的有序进行。

•信息中心作为项目核心执行部门，通过借鉴国内成功案例，充分调研医院现行管理流程，与解决方案服务商共同制定了项目总章程和分步实施策略，按阶段逐步达成既定目标，并充分调动信息中心整体进行规划，与软件服务商共同制定了分步实施策略，按阶段逐步达成项目建设目标。

•相关职能科室全程参与流程的梳理与制定，确保各项管理流程简洁高效，做到系统真正为医院精细化管理所用。

案例5：某医院医疗大数据管理平台建设

9.5.1 项目概述

某医院近年来积极贯彻落实国家医疗大数据、人工智能技术应用、云计算、移动技术应用，加强临床与科研管理和改善医疗服务。利用大数据、人工智能等技术，解决科研数据采集和处理难度大、周期长的问题，实现临床科研一体化管理云平台，从而提高科研产出的速度和质量，全面支持临床科研工作。

针对医院以下两方面突出问题进行解决：

科研缺乏数据支撑： 该院聚集了大量的顶级专科医疗服务人员，对于科研的需求非常旺盛，但是受限于当前数据缺乏统一规整，缺乏先进的科研数据分析平台，导致大量科研数据需要经过人工筛选或采集。如此一来，不但浪费了大量人力物力，而且数据样本量相对有限，尤其是回顾性研究方面，数据分析和统计困难巨大。

数据安全风险： 当前由于业务需要，大多数数据并未进行加密和脱敏等处理，数据使用过程中信息泄露的风险较高，需要进行统一的数据规划，对数据进行统一管控按需授权，以提高数据的安全性。

9.5.2 建设目标

依照医院整体建设规划，秉承"以患者为中心、以业务人员为主体，全面提升决策、管理和诊疗水平"的设计理念，遵循国内医疗卫生相关标准《医院信息化建设基本规范》及医疗卫生信息和管理系统的建设标准，通过建设达到盘活全院数据资产的目标。

- 辅助运营管理决策。
- 提升临床智能化水平。
- 提高医疗服务质量和效率。
- 提升科研和转化医学水平。

本次项目基于全院数据中心，在标准化、规范化的基础上，对医院的科研数据、科研知识等资源有效整合、管理和利用，为医院实现科研与临床信息集成、专科科研病例管理、科研试验数据采集、科研大数据分析及共享等服务提供高效率的技术手段。

9.5.3 需求分析

通过调研和分析医院现有业务和信息化建设情况，当前医院存在科研缺乏数据支撑、数据安全风险等问题。

某医院多年来积累了大量优秀的诊疗数据，为充分挖掘数据背后蕴含的潜在价值，本次项目重点通过建设全量实时数据中心，对全院数据进行有效梳理，进行整合治理（图9-9）。在此基础上，建设基于AI（人工智能）的医疗大数据平台，为临床科研和管理决策提供有效支撑，帮助医院保障医疗患者安全、持续医疗质量改进、辅助运营精细化管理、支撑临床智能化的管理。

将全院所有历史数据进行梳理和归集，按照标准化元数据进行清洗，形成完整的历史数据资源库，利用实时和准实时手段补充每日增量数据。按照完善的数据管控机制，像图书馆一样建立数据资源目录。

临床科研一体化管理平台建设：临床科研一体化平台包括了以临床数据中心为基础的临床数据库，以临床随访、生物样本库为主要内容的课题数据库，实现了临床科研数据的一体化管理和应用。关键技术包括以下三点。①私有云与混合云的应用模式：在医院端及云端部署专用防火墙，制订完善的安全访问控制策略，用双链路光纤直连方式，保障网络访问及数据传输的安全，支持异构系统部署和节点资源灵活调整配置，采用Hadoop分布式高性能计算技术。②利用大数据自然语言处理技术（NLP）实现病历后结构化；采用机器学习，形成知识图谱；利用搜索引擎技术实现数据的快速检索；应用词性相似度的算法实现诊断、症状、手术等的同义词库建设；内置R语言和22种统计模型实现科研数据的统计分析。③实现跨表单、跨课题利用。通过与院内数据对接，智能化随访管理和多种质控方式，减少手动转录差错，加强数据规范。

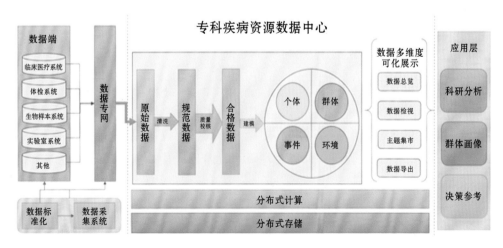

图9-9　疾病资源数据中心建设流程图

9.5.4 实施方案

9.5.4.1 实施原则

为了能按时且高质量地完成项目实施任务，我们根据以往实施大型工程的经验，将在本项目中采取"统一领导、分工协作；统一规划、阶段控制；统一流程、统一标准；充分调研、充分培训；分步实施、齐头并进；及时沟通、及时总结、协作互助、资源共享"的方法来实施。

9.5.4.2 实施整体思路

本次项目的实施工作包括前期准备、系统调研、项目启动、计划确认、接口确认、系统上线、上线运维、系统验收共计八大项工作。

（1）前期准备

确定工作任务：成立项目工作组，编制工作方案，协调各专业召开项目启动前期初步沟通会，明确专业职责，落实办公场地、办公设备。

输出实施成果：《项目干系人联系薄》《实施计划》《各厂商配合时间表》。

院方提供工作支撑准备：完成院方信息化项目小组的组建、提供实施团队的现场可办公的环境、确定院方软件运维人员及分工。

（2）系统调研

确定数据采集范围，对调研的数据采集范围、内容进行治理，对外服务、部署数据应用上线。

（3）项目启动

· 召开项目启动会，确定工作任务，实施工作正式开展。

· 输出成果，进行项目启动及计划制订确认表。

（4）计划确认

对项目计划进行确认。

（5）接口确认

对接口进行确认。

（6）系统上线

确定工作任务：组织召开系统上线启动会，确保系统具备上线条件后，各方约定切换时间，准时切换上线。

输出实施成果：《系统上线方案》《系统应急预案》《系统管理规范》《系统业务管理办法》《系统运行报告》。

（7）上线运维

系统进入运维阶段，解决上线过程中遇到的问题，对项目内各个业务系统的常规操作及常见问题进行梳理并培训，输出《上线运维确认单》。

（8）系统验收

提供系统运行情况的报告提交医院，并且总结分享建设历程及成果，总结提炼典型经验汇报；制订验收计划、编制系统运行报告、技术报告、验收报告等。

9.5.5 建设总结

基于 Hadoop 大数据技术方案，对全院历史数据进行采集、清洗后集中存储，形成全量数据中心。数据中心对数据进行逻辑串联后，分别生成以患者就诊为中心的临床数据中心、以科室运营为中心的运营数据中心，以及以人、财、物为核心的资源中心和以科研主题为中心的院级科研数据中心，并陆续基于数据中心上线一系列服务于运营、质量、临床、科研相关的应用系统，为建设服务型、研究型的智慧化医院打下坚实基础。

实现从 45 个业务系统进行数据整合和清洗，进行统一标化和整理，形成全量数据中心。目前累计抽取历史数据近 19 亿条，主要业务数据时间跨度在 10 年以上。改造为直接从数据中心实时对外服务接口获取数据，通过大数据存取技术，使得并行访问效率得到大幅提升，极大地减轻了 HIS 等业务系统的压力的同时，有效保证了数据的完整性和一致性。

提升临床诊疗决策水平提高工作效率：临床决策辅助支持系统的应用有效降低了误诊率，缩短了诊疗时长，提高了病历管理质量。临床决策辅助支持系统推荐诊断平均覆盖总诊断数的 81%，在有诊断推荐的病历中，各年龄段的前三例命中率平均 86.44%，命中比例高达 93.33%。分析某科室 2018 年 12 月的病历问题数，同比 2017 年的减少了 66%。

提高科研数据利用质量促进科研发展：科研平台通过自然语言处理后结构化病历 1384 万余例，分词后共产生 2896 个科研变量，加上结构化变量 4550 个，共产生 7446 个科研变量供使用。利用电子数据采集系统和微信随访系统完善数据采集，支持随访患者 14 万余例，促进了医生科研产出和医院学科的发展。

9.5.6 专家点评

此项目完成后，医院在互联互通测评中覆盖了互联互通要求的各项标准化要求，而且在临床、运营、科研、分级诊疗、外部机构联通、患者公众服务等方面都提供了广泛的实时服务。

除以上优势服务外，还具有如下特色：

· 移动化非常有特色。

· 闭环和临床辅助决策（CDSS）非常实用。

· 科研分析利用非常丰富。

· 知识库非常全面。

· 架构符合要求。

· 临床路径覆盖病种较全面，处置、用药等知识积累非常丰富。

· 决策支持具有标杆意义，代表国内信息平台新高度。

第 10 章 医疗篇

案例 1：某医院基于信息平台的临床数据标准化建设

10.1.1 项目概述

某医院信息化建设目标定位高、建设任务艰巨、建设周期较长、院内系统建设情况复杂，想要保证最终的目标达成就首先必须要有一个科学合理的能够满足未来 5 年智慧医院可持续发展的顶层规划设计。信息化建设内容之一便是以之前咨询公司对院方提供的咨询规划方案为基础和蓝本，通过在实际的系统建设过程中对院方的深入理解，详细展开顶层建设，使得该方案更具有落地性、执行性。

医院通过多年来的信息化建设，已建成并在用的业务应用系统 50 多套，近几年规划建设的系统包括医院信息平台、医院大数据中心、远程医疗、互联网医院等，涉及厂商多、项目周期长，这就必须要有一套成熟医院信息平台及标准的项目管理理论和实践方法来支撑。

临床数据标准化程度是衡量信息化建设，尤其是复杂环境下信息化建设合理与否的重要因素之一，医院信息平台的建设过程也是对国家卫生行业标准重新解读和深化应用的过程。

10.1.2 建设目标

有效解决目前医院面临的信息化应用过程中存在的问题，并不断深化医院信息化应用建设，面向未来智慧医院发展，借助医院信息平台重构医院信息化基础框架。通过统一底层基础框架、基础数据标准和接口标准，从数据层、应用层、管理层三个维度对目前分散的各业务系统的临床业务数据进行整合，实现临床业务系统"互联互通、信息共享、业务协同、智能决策"。实现临床医护人员业务一体化应用，提升工作效率；实现管理数据分析科学准确，提升医院运营水平，辅助一院多区信息管理一体化建设。

1 个初级目标：业务系统的互联、平台建设。

3 个高级目标：①数据、接口与集成方式的标准化，以平台建设为契机，构建标准化体系，制定数据、接口与集成方式规范；②应用系统梳理，以平台建设为契机，重新梳理和定义系统交互关系，从技术的角度规范系统交互过程；③统一对内、对外访问，借助基于平台构建的公共服务，统一对内、对外访问。

10.1.3 需求分析

基础数据治理需求。医院应用系统共有 50 多个，但没有统一的数据字典，所以无法得到全局性的数据统计，难以实现临床业务协同及临床业务优化。

建立全院统一的患者主索引需求。目前医院各个系统均有患者基本信息，但数据标准、维护方式不统一。

以电子病历为核心构建临床数据存储库的需求。目前患者的电子病历文档、检查结果等信息都分散在不同的系统中，不便于辅助诊断。

基于平台重构 HIS 及 CIS 系统需求。医院提出强化"以患者为中心"的临床服务功能需求，未来 HIS 系统仅保留费用服务相关功能，重新构建以费用服务为核心的 HIS 系统和以电子病历为核心的 CIS 系统。

基于平台深化临床专科系统应用需求。医院的信息化越来越向专科化、专业化方向发展，HIS 通用的解决方案难以适应各专科的个性化需求。

基于平台构建人、财、物一体化运营平台需求。在传统医院的信息化架构中，前、后台之间相互独立，形成"信息烟囱"，没有形成有效的数据和业务层面的协同。

10.1.4 实施方案

平台建设从前期调研、设计开发、试点科室使用，到最后全院实施，历时两年时间，期间经过无数次的需求调研、系统试运行，最终以全院医护人员全部认可为条件完成了系统的全院级实施，覆盖近 40 多个病区和多个门诊诊区。

之前，医院信息化建设的过程同国内众多医院一样遇到很多困难和瓶颈，包括系统厂商多、组织协调困难等问题。经过聘请咨询公司评估规划及多轮次的调研评估，最终决定通过建设集成平台解决当下的问题，以便更好地支持面向智慧医院的信息化建设。

平台架构设计如图 10-1 所示。

集成平台建设的内容和效果包括：

•完成近 20 个在用业务系统（HIS、EMRRIS 系统、超声系统、排队叫号、病理、APP、自助机、内镜、鼻咽镜、重症、心电、检验、体验、膀胱镜等）接口改造，所有服务已经接入集成平台并投入使用。

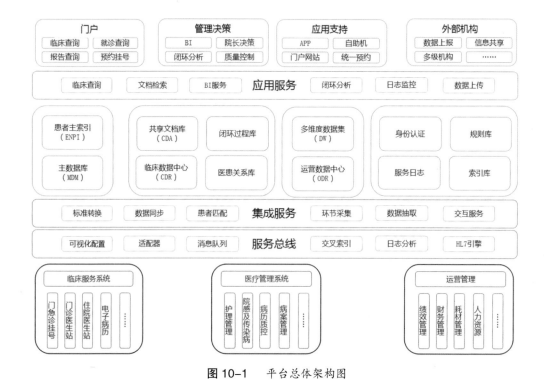

图 10-1　平台总体架构图

· 完成 10 多个新系统接入（HRP、远程医疗、临床信息化、自助报告打印、动态心电、不良事件、全景视图、360 视图、输血等）平台，初步形成平台与业务系统标准化服务接口标准。

· 检查项目统一预约：完成医技科室（影像科、超声心电、内镜中心、病理等）检查预约。

· EMPI：完成 HIS、临床信息化、PACS、体检系统患者主索引接入使用。

· 单点登录：完成全院内、外网所有客户端电脑上线使用。

· CDR：完成近百个服务的注册和发布。

· 字典：结合院内交互接口和国家卫生信息标准网的基础数据字典，在主数据字典库中初始化了 100 多类字典，近万条基础数据。

· 临床诊断术语：完成编码标准规范 / 诊断数据值域，其中包含分子诊断（基因变异报告）数据集及值域。

· 初步实现院内大部分信息系统互联互通。

目前集成平台每天处理消息量超 200 万，全面支撑医院各类信息系统的数据交互与业务协同。

10.1.5 建设总结

（1）主要成效

- 顺利完成了临床业务信息的数据标准化和服务治理。

- 建立了数据、接口、流程等标准体系。

- 减少了系统间的接口数量。

- 接口标准化、可视化，维护更简单。

（2）主要经验

基于平台的临床信息标准化建设，技术不是项目成败的核心因素，业务、接口梳理和标准制定才是最关键因素。

10.1.6 专家点评

通过医院信息平台的建设，完成了如下目标：

- 重构了医院 IT 系统架构。

- 统一数据、接口及交互标准：①建立了高可用的总线服务；②建立了符合国家标准的院内标准化体系；③建立了专科的标准化诊断体系。

- 完成了系统交互服务的高度集成化。

- 构建了基于平台的监控预警体系。

- 临床数据整合及服务提供。

案例 2：以平台整体视角重构智慧医院业务流程建设

10.2.1 项目概述

某医院开展"以电子病历为核心"的医疗应用和管理模式应用，并结合电子病历分级评价和互联互通应用成熟度测评等评审，实现全院医疗信息化建设。

建设以电子病历为核心的医院信息集成平台，以服务患者为中心，兼顾医院管理、临床决策和协同医疗的需要，将患者全部的诊疗资料以统一的形式组织起来，通过信息平台以统一的方式向外展示。通过医院信息集成平台整合医院内外部信息资源，实现医院运作的规范、精简，加速医院业务流程，达到高效率低成本运作，实现系统的协同应用，形成以电子病历基本架构与数据标准为基础的患者诊疗数据标准化、规范化的共享与利用模式，给患者提供更方便的医疗服务，提高了医院诊疗效率和水平。

10.2.2 建设目标

医院信息集成平台及数据中心建设目标是实现整个应用系统的一体化数据集成、利用和应用集成，能够尽量减少不必要的重复建设，继承已有的数据资源和服务，实现业务流程的优化和闭环整合并提供有效监控和管理工具。能够实现与外部系统互联互通，支持区域的信息共享等。

10.2.3 需求分析

（1）数据再利用能力不够

全院的数据标准规范有待统一，各业务系统的数据标准不一致。目前尚未建立全院的临床数据中心，医护人员无法通过统一视图查询患者的诊疗资料。信息系统对医护人员的辅助、提醒功能有待扩展，未能充分发挥信息化的作用。数据二次分析、利用的途径和手段需进一步优化，临床科研信息化数据分析支持有待进一步提升。全面的运营管理、决策支持应用功能有待提升，目前不能满足管理层的管理需求。以建设业务系统为重点，需要面向数据分析利用的信息平台的建设投入。

（2）管理较为分散、信息集中程度不够

在以往的信息化建设中，医院主要关注的是各自临床业务流程的应用，对于信息共享与交换的关注不是很多。目前，信息系统互联互通、信息数据共享与应用已经成为信息化建设的核心工作。但是，现阶段医院信息系统仍采用比较落后的点对点集成方式，业务系统间的耦合度很高，伴随着业务系统的增加，系统升级与维护已经越来越困难。系统数据存储在各个系统中，没有统一存储，数据利用度不高。

10.2.4 实施方案

项目主要建设内容包括信息系统集成平台、运营数据中心、临床数据中心建设、医院闭环流程管理、医疗决策支持应用，以及其他基于平台的扩展应用。

使用数据仓库技术作为决策支持系统的后台数据处理技术，整个数据处理过程分为四个层次。第一层定义为数据抽取层，实现数据从源系统到数据仓库的抽取（Extraction）、转换（Transformation）和装载（Loading），将门诊、住院、药品、病案等数据初步汇集到 ODS，使原系统的操作型环境和分析型环境完全隔离开，最大程度降低对原系统的影响。第二层定义为数据处理层，完成数据的清洗，并将数据加载到数据模型 BIDW 中，根据业务需要，构建不同的业务主题数据集市。

第三层为管理驾驶舱引擎、多维分析引擎、格式化报表引擎等，第四层为展现层，面向决策支持主题，通过今日动态、多维分析、报表、图形等多种分析技术为管理者提供决策支持内容。

10.2.5 建设总结

高效率、高质量的医院运营管理离不开及时、有效的数据支撑，HIS、LIS、RIS/PACS 等核心业务信息系统已经在医院普及，医院信息化进程的重心正逐渐由建设相对独立的核心业务系统阶段向以数据共享、数据交换、业务协同为特点的分析型信息系统转变。以独特的信息处理与分析技术为特点的商务智能（business intelligence，BI）技术正是支撑这种分析型系统、决策支持型系统的强大工具。同时，商务智能的应用过程也是医院管理理念体现与落实的过程，二者相辅相成，互相促进。

10.2.6 专家点评

医院积极探索大型公立医院改革新途径，践行优质资源下沉，以平台整体视角重新审视原本被系统割裂的业务流程，通过流程梳理、优化再造，加强沟通，提高了交互协作，降低了管理成本，提高了患者满意度。

案例3：通过科研数据中心实现某医院科研项目建设

10.3.1 项目概述

某医院通过构建科研数据中心（图 10-2），医院一方面对多年来沉淀在医院的临床数据进行挖掘和处理，另一方面也从医院现有的临床信息充分提取有价值的数据，让负责临床科研的医生可以准确获取到进入科研队列的数据信息，极大地推动了医院科研项目的进展，可以对历史沉淀数据进行价值重现。

10.3.2 建设目标

发挥信息系统的作用，把科研人员从繁重的数据收集、整理、核对中解放出来，简化和规范科研数据的采集过程，使科研人员把更多的精力投入前期的试验设计和后期的数据分析中，取得更好的科研成果；另一方面，减轻科研项目管理人员大量试验过程中的人工监督和审查工作，对科研质量进行过程控制，及时发现和解决各种问题，避免到科研项目的后期才发现重大问题而导致项目失败。

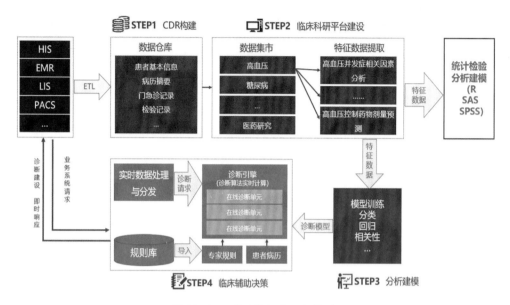

图 10-2　科研数据中心架构图

10.3.3 需求分析

随着医疗改革的深入，医院之间的竞争日趋激烈，主要体现在综合实力的竞争，包括环境、设备、服务、技术、人才等的竞争，但归根结底是科研水平的竞争。科研水平作为新形势下衡量一个医院核心竞争力和未来发展能力的重要参考指标，在整个医院的发展过程中起着举足轻重的重要作用。医院要在市场经济环境中持续发展，必须依靠科技进步和创新来提高医院的综合竞争能力。

大多数临床科研项目需要从日积月累的医疗数据中去搜索与提炼，但由于诸多原因使得科研数据获取非常困难。

- 科研项目的特定查询条件或内容不能从普通病历内容中获得。
- 电子病历非全结构化，科研数据提取时不能获得理想的结果。
- 病历质量差、不规范，获取不到科研项目所需要的信息。
- 没有科研信息化管理工具为日常科研数据采集提供便利。

10.3.4 实施方案

（1）项目管理

科研项目开始前，基本信息的维护，包括科研项目基本信息、实验分组、项目成员分配、受试者筛选条件设置、CRF 表单设计、科研方案维护。

（2）科研跟踪

科研项目基本信息维护完整后，项目进入执行阶段，在整个过程中要对项目进展进行把控和提醒。科研跟踪部分包括患者入实验组，各实验组任务执行进度的展示，各实验组项目任务的查看，项目进展阶段的跟踪维护。

（3）科研分析

对整个科研项目的结果进行多维度分析。

10.3.5 建设总结

基于信息集成平台的临床科研管理系统是一种面向临床科研的项目管理、数据采集和统计输出等主要流程的解决方案。系统覆盖临床科研活动中的 CRF 设计、数据采集、数据查询、统计输出和项目管理，此外，科研平台还支持单病种病例库建设，以满足临床多角度教学的需求。

10.3.6 专家点评

通过高质量的科研工作，针对临床诊治过程中遇到的一系列疑难杂症进行系统性分析和总结，找出其中存在的关键性问题，并以此作为依据开展系统、全面的科学研究分析，实现研究成果转化应用于临床诊治中。此举既提高了医院的医疗水平，促进了学科发展，又增强了医院的综合竞争实力。

案例 4：基于电子病历评级的结构化电子病历建设

10.4.1 项目概述

某医院在全院范围内全面建设电子病历系统，实现医疗过程的全面信息化。通过实施电子病历，能方便医护人员医疗文书的书写，实现患者医疗信息的共享，提高医疗工作效率。将各单病种的诊疗规范和诊治临床路径信息化与智能化，提供全过程的医疗质量控制，规范医疗行为，减少医疗差错。充分利用临床信息，为科学研究和教学提供服务。

针对医院以下几方面突出问题进行解决：

建立病历质控体系：电子病历缺少医疗质控和临床知识库的支持。现在还在手工书写门诊病历，住院病历只停留在类 WORD 的书写层面，缺少 ICD-10、合理用药知识、配伍禁忌、临床路径等知识库的辅助支持。药品医嘱、检查医嘱、检验医嘱入口各自独立，不能制订同时包含药品医嘱、检验、检查医嘱的治疗方案。

建立标准化体系：现有系统与这些标准有一定差距。另外标准化程度偏低也导致系统过多依赖于原厂商的开发，现有系统面向流程方式研发的开发技术落后，开发标准不规范，可扩展性差，系统应用功能很难进一步扩展。

建立信息资源丰富的临床数据中心：系统辅助分析决策功能差，信息孤岛现象严重，信息共享程度低。

10.4.2 建设目标

依照医院整体建设规划，分步实施的原则，在既往信息化应用基础上，确定建设电子病历系统，以满足医院管理、临床、科研需求及电子病历评级等所要求的，完善满足医疗诊疗数据完整性、规范性的要求，同时提高医院临床业务管理水平、提升临床工作效率。

病历作为医院的财富，它的价值体现在"长期、大量"的病历信息作为医疗科研的数据基础。结构化后的病历可以通过强大的数据检索查询功能，满足医生临床、科研和教学对病案的检索要求，具有较高的科研价值，可以对海量病历数据查询和知识挖掘，还可以为医疗智能决策提供支持。

建立了多级质控体系，由医生自查到临床科室统查，最后由质控科抽查，过程管理中融合了核心管理监测、传感智能监控等多级管理平台。实现病历实时在线控制与自动质控相结合，减少病历书写缺陷，提高病历质量。结合计算机技术采集、加工、传输和存储病历录入过程的实时信息，从多方位、多途径、多环节的数据录入过程质量控制入手，实现了病历质量控制系统。该系统的建立弥补了病历误填、标准掌握不准等质量缺陷，及时纠正了病案首页录入过程的数据偏差，有效提高了病案首页原始数据的准确性和完整性。

系统建立了两条质量控制线，一条是过程控制线，包括二部分，一部分是针对人工输入数据的各个环节进行分层内容核查，另一部分是针对具有逻辑关系的数据进行逻辑关系核查；第二条是反馈控制线，由质控部门进行质量考评，将考评信息反馈给相应的数据采集点，及时进行补充修改。

10.4.3 需求分析

通过数据标准的制定、病历模板的改造、随访表单分析及后续的数据管理服务等一系列建设工作，实现将诊疗业务过程中不断产生的业务数据转化为研究资源。

项目最终将建成以临床科研一体化电子病历为核心、整合各临床信息系统数据、围绕各数据资源建设方案的临床资源库，以完全创新的方式来储存和呈现完整的医疗资料。实现以"患者"为核心的医疗资料采集、存储和展现，形成为不同层次的用户提供统一的、完整的、高效的临床研究数据资源，以期达到提高医学研究的效率、扩大研究规模、提升研究质量的目标，并且保证信息安全。

此项目的建设对于提升医院科研水平具有重要而深远的意义，是医院临床业务全面信息化之后的又一次提升，将极大改善医院整体信息化的临床数据应用水平，提高综合医疗质量，促进医疗、科研、教学工作的发展，为以后的医、教、研各方面工作提供强有力的支持。

10.4.4 实施方案

10.4.4.1 实施原则

根据医院情况实际情况对具体实施计划进行安排，整个项目周期分为实施与免费维护期两个阶段（自合同签订之日起），结合实际情况制订进度安排和任务计划。项目实际工作在合同签订后，按各医院要求时间开始进行，其中实施工期预计 180 个工作日，分四个阶段部署。30 个工作日内首先在试点病区内试运行，180 个工作日内完成全部项目实施。

10.4.4.2 实施整体思路

在每个阶段结束时进行评估，以确定是否实现了此阶段的目标。良好的评估可使项目顺利进入下一阶段。

每个迭代为产生一个软件发布结果会进行所有的开发活动，完整地经过所有过程：（至少包括）需求、分析设计、实施和测试。每一过程和活动都有对应的规程来规范和指导，这些规程构成一个完整的开发管理体系，彼此之间相互一致。

项目启动阶段：签订合同，确定工作内容、组织项目人员；初步确定项目沟通和管理机制；确定项目总体计划和设定主要里程碑；开展初期的业务培训交流，理解系统涉及人员的业务需要，定义系统；改进系统定义；制订下一阶段迭代计划；准备项目的支持环境；重新评估项目规模和风险。

需求调研阶段：工作重点是分析某医院信息化项目的详细业务需求，针对需求变化，编写需求规格说明书，并修正软件需求说明书。

系统设计、开发、测试阶段：开发、设计整个阶段划分为三个阶段，以及培训方案制订等。

项目实施阶段：此阶段的工作分为三部分进行开展，第一部分系统数据的迁移，保证系统顺利割接；第二部分的工作围绕处理与实际需求偏离的部分，记录需求变更，修改设计和编码；第三部分的工作围绕系统存在的 BUG，按模块制订初验计划，形成初验报告，为最后系统的终验打好基础。

项目验收维护阶段：此阶段的工作主要有制订系统终验计划，争求客户意见，解决系统中存在的问题，界定终验的形式，完成终验，形成终验报告。

10.4.5 建设总结

医院通过电子病历系统建设（图 10-3），实现医疗过程的全面信息化。通过新病历，能方便医护人员医疗文书的书写，实现患者医疗信息的共享，提高医疗工作效率。将各单病种的诊疗规范和诊治临床路径信息化与智能化，提供全过程的医疗质量控制，规范医疗行为，减少医疗差错。充分利用临床信息，为科学研究和教学提供服务。同时，医院与供应商通过此项目的合作，建立一套适合中国国情的电子病历系统，能够被推广应用。

基于编辑器的结构化方式一方面通过不断完善的模板提高书写效率，另一方面将所有的临床数据沉积后通过标化处理作为医院的资源库加以利用。电子病历基于 CDR 完成了多种临床数据的展现，极大地方便了临床工作者获取更全面的关联信息。

通过此系统的建设，让医院更方便地进行人性化管理和符合医院特点的质控

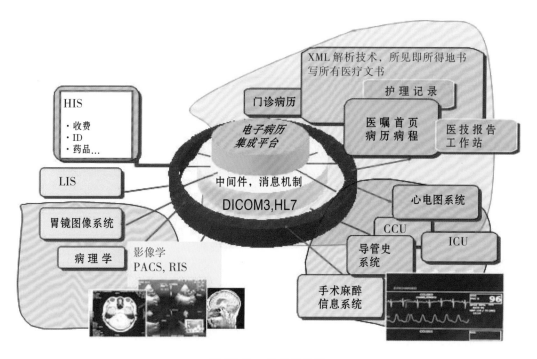

图 10-3　总体架构图

想法。质控信息的实时交互，对于临床医生的缺陷定位功能，对于质控管理人员的质控追踪为医院闭环质控管理的实现提供了更加方便的功能支撑。对于不同重点患者类型还可监控相应的核心制度工作完成情况，并且可以直接追溯到具体患者完整病历进行阅读。首页信息全结构化并且标准化，系统提供首页全查询功能，使用者只需要勾选条件就可以完整自定义的查询统计功能。

10.4.6 专家点评

电子病历系统的建设一定要满足医院长远的发展，建设以电子病历为核心的医院大数据运用，新系统建设也为医院电子病历应用分级评测提供了强有力的支撑。评价如下：

- 诊疗时间轴（基于数据中心应用）非常有特色。
- 病案首页的自动完成与质控很实用。
- 为医院科研建设打下基础。
- 专科知识库很有特色。
- 协助医院建立了质控体系。
- 新系统为医院电子病历应用分级评测要求提供支撑。

案例5：基于人工智能（AI）的新生儿精准输血应用实践

10.5.1 项目概述

某医院通过信息化的建设，医院已经建设了临床用血安全管理系统，也初步形成了临床用血闭环管理。但与成人相比，新生儿处于生长发育阶段，各器官系统尚未成熟，因此针对成人指定的临床治疗策略是不适合新生儿的，包括输血治疗。基于人工智能（AI）的新生儿精准输血系统，重点通过信息技术和知识库相结合，辅助新生儿科进行预判，指导新生儿是否需要输血，输血时机、用量、间隔时间等，规范新生儿输血治疗过程。

10.5.2 建设目标

在临床输血治疗中，新生儿这一特殊的群体在很多方面的确与成人有不同之处，一旦发生贫血，较之成人后果要更严重，因此在临床治疗中需要引起高度的重视。通过引入人工智能和大数据技术，建立新生儿贫血评估与预警机制，为新生儿输血提供临床决策依据；通过信息化的手段，将新生儿输血预测评估体系在临床应用得以实践；通过系统的建设，搜集和沉淀新生儿这一特殊人群输血数据，为新生儿输血提供更为有力的数据决策支撑；实现新生儿输血全流程闭环管理；构建新生儿输血知识库与数据统计模型。

10.5.3 需求分析

极低体重儿输血率为 80%，国际上关于新生儿输血的意见并不统一，我国尚未制定新生儿输血指南。新生儿心脏功能尚不健全，输血不当或输血速度过快容易发生循环超负荷，引起心功能衰竭。新生儿体温调节功能差，不能耐受低温血，输血时应以室温血为宜。新生儿由于肾脏排钾和保钠及维持酸碱平衡功能差，输入保存时间过久的库存血容易出现高血钾、低血钙和酸中毒情况。新生儿的 HbF 含量高，红细胞内的 2，3-DPG 含量低，红细胞与氧的亲和力大，Hb 需维持在相对较高水平才能满足生理需要。如果新生儿有贫血而且贫血的情况比较严重，就需要根据情况来给新生儿输血，但新生儿病情进展快、影响因素多、治疗措施复杂，加之新生儿个体差异大、循证数据少，输血阈值影响因素多，人群特殊、研究资料少，缺乏精准输血方案，所以需要通过大数据分析和人工智能的应用，对新生儿输血进行预判和过程跟踪。

10.5.4 实施方案

基于人工智能的新生儿精准输血管理系统，涉及新生儿输血数据的采集和管理，系统上线前纳入了全国 56 家医院新生儿科输血数据、采集 5372 例新生儿输血个案数据，作为系统后台数据分析和输血预判模型的基础数据库数据。系统通过与 HIS、LIS 及 EMR 等系统进行对接，实时提取新生儿患者检查检验等输血前核心评估指标数据，基于知识库和 AI 预判组件，实时进行新生儿贫血诊断和报警，精准预测新生儿输血量。

利用大数据分析技术进行新生儿贫血诊断和病因分析、贫血病情程度及预后效果评价、精准治疗用血方案等研究的同时，对新生儿贫血诊断及疾病分析系统、新生儿输血效果评价、用血治疗预测系统等进行了临床信息化应用和医疗管理实践。基于人工智能的新生儿精准输血管理系统功能架构，如图 10-4 所示。

10.5.5 建设总结

新生儿输血预测与大数据分析平台能够在临床上线，为新生儿输血提供了预测和分析决策支持，一定程度上改善了新生儿生存发展状态。基于目前系统应用

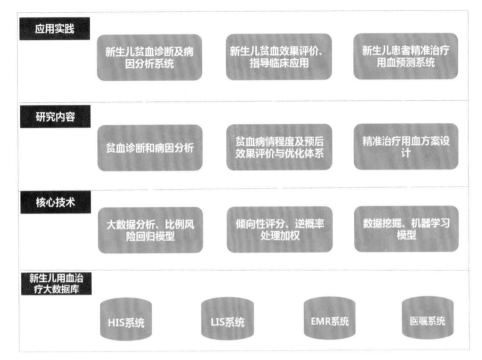

图 10-4　系统功能架构

实践，后续会继续收集前瞻性数据，同时通过更为深入的自然语言处理技术（如神经网络）来处理文献、院内电子病历等非结构化文本，尝试不同的机器学习、深度学习算法，可有效降低假阳性识别率，进一步提高 AI 模型的灵敏度和准确率。

10.5.6 专家点评

该项目建立了全国56家医院新生儿精准用血治疗大数据库，使用大数据技术，探索新生儿贫血诊断与输血治疗最优方案，填补了国内空白，为世界贡献了中国数据；首次运用人工智能技术，建立贫血和输血模型，为制定我国新生儿贫血诊断和输血治疗专家共识提供循证医学依据；通过现有新生儿精准用血治疗大数据库，填补了我国新生儿输血数据空白和用血指导方案的空白；也将为世界新生儿贫血、输血指导方案的形成提供中国依据，同时也促进了医院信息化建设和多学科的交叉合作。对患者而言，更是获得了更为科学合理的用血治疗。

希望能够进一步完善新生儿精准输血方案，让新生儿输血预测与大数据分析平台能够更加高效地辅助临床，对信息技术与医学的交叉融合有更加深入的探索。

案例6：基于医院数据资产管理的大数据平台构建与应用

10.6.1 项目概述

随着医疗数字化转型加速，医院对于医疗大数据资产越来越重视。医院大数据平台能够利用数据科学和信息学方法，通过临床数据、管理数据、科研数据归集，形成完整的、以患者为核心、以时间轴为主线、以临床事件为单位的大数据中心，以服务于当前及未来的综合数据挖掘利用需求。

在本次项目中，医院大数据平台技术框架需符合医院当前的数据中心要求，支持大数据开发框架，满足来自科研、管理、患者的各种信息需求，并可服务于远程医疗/区域协同以及医院客户关系管理等各类应用。医院大数据平台的整体设计参考 HL7 RIM 模型，遵从 CDA、IHE 等国际标准进行开发，通过对各类临床数据进行标准化、结构化地表达、组织和存储，以及在此基础上开放各种标准的、符合法律规范和安全要求的数据访问服务，为医院的各类信息化应用提供一个统一的、完整的数据视图，最终实现辅助改善医疗服务质量、减少医疗差错、提高临床科研水平和降低医疗成本等主要目标。

10.6.2 建设目标

针对医院具体情况和实际需求，通过构建医院大数据平台，对院内业务系统进行数据采集、清洗、标准化等，将全院业务系统数据进行集中存储，包括历史数据采集和实现实时增量数据采集，形成全院的全量、实时数据中心。医院大数据平台建成后，一方面通过开放服务提供外部系统调用和数据访问。另一方面，依托于强大的分布式存储和计算能力，进行主题数据归集，满足临床运营科研业务支撑。

（1）医院大数据中心

本项目利用大数据技术，建立全院范围内的完整的临床数据中心 CDR、运营数据中心 ODR 以及科研数据中心 RDR，将医院现有数据资源转化为数据资产，来解决医院现有数据问题。

（2）基于医院数据中心的数据应用

在构建医院大数据中心的基础上，充分应用大数据，建立 360° 患者视图、运营决策支持、临床大数据搜索引擎及医疗大数据统计等数据应用。

（3）基础应用服务

基础应用服务是大数据平台构建的重要支撑，本项目建设中涵盖主数据管理、数据质量监控平台软件、患者主索引 EMPI 软件及单点登录 (SSO) 软件等应用。

10.6.3 需求分析

随着医疗和健康数据的急剧扩容和几何级的增长，医疗大数据资产大数据成为广受关注的话题。近年来，医院的信息化建设取得快速发展，但也暴露出医院信息化发展过程中的一些瓶颈。

（1）统一系统标准规范的需求

目前全院业务数据越来越多，医院内部各业务系统各自为政，无统一的编码规范。在信息系统的数据交换过程中常常需要进行额外的沟通或重新定义，导致同一份基础数据在不同的系统中各自维护后出现了差异，最终使得不同系统中的数据无法做到完全的对应。

（2）实现数据有效整合的需求

医院大数据平台可以整合医疗业务和医院管理的数据，即建立全院级的数据中心。大数据中心不仅能直接服务于医院业务应用，也可以用于医院管理辅助决策以及临床科研教学等，全方位满足患者、医护人员和医院管理的需求，促进医院整体服务能力的提升。

（3）数据的全生命周期治理需求

医院大数据平台可遵循国家和医疗行业数据标准，构建可执行、可监管的治理制度，参照数据中心模型，整合业务数据资源，构建事前标准制定、事中过程监管与质量评估、事后质量提升的完整治理体系，有效保障资源的可重用性，确保数据资源品质，支撑医院大数据有效利用。

（4）数据的分析挖掘利用需求

医院大数据平台基于大数据分析、数据挖掘、机器学习等技术，建立支持临床辅助、运营辅助及科研辅助的知识中心。同时采用 BI 与交互式探索分析技术，实现一站式的数据挖掘、深度探索分析及模型闭环管理，构建数据业务应用，支撑临床分析、诊疗辅助及科研工作，形成优质高效的整合性服务体系。

10.6.4 实施方案

在整个项目建设中，项目进度计划管理包括阶段和过程管理。具体采用以数据为中心，"平台＋应用＋服务"的总体设计思路，支持分布式、高并发和数据资源处理的架构设计，通过数据应用的方式为医院提供各类服务（图 10-5）。

• 数据中心采用最新的大数据相关技术，保证技术的先进性。

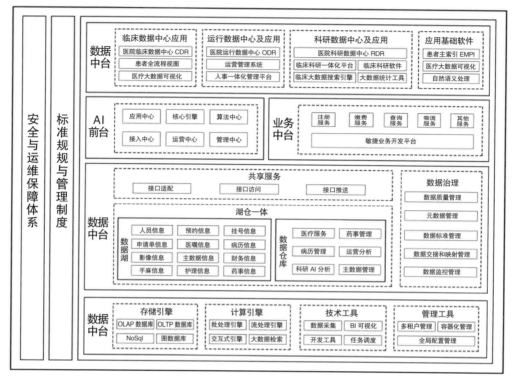

图 10-5　医院大数据平台架构图

- 利用数据中心进行全量数据集中，消除信息孤岛，实现数据集中存储和利用。
- 满足数据中心的全量性要求，对医院主要业务数据进行存储。
- 关键数据具备实时性。
- 数据中心保证数据和原始业务系统的一致性和准确性。
- 通过图形化方式展现数据中心相关硬件实时状况。
- 通过图形化方式展现数据中心数据结构、字典对照等标准化相关配置。
- 提供患者统一视图、运营决策管理、临床辅助决策、医院质量监测、病历全文及临床海量数据检索、临床科研平台产品。

10.6.5 建设总结

医院建设统一的大数据平台，顺应了医院信息化发展的需求和趋势。通过医疗大数据项目的实施，医院建立了完整的临床数据中心、运营数据中心、科研数据中心，以及基于这三大数据中心的多个应用，实现了所有医疗数据的一元化管理，解决了医院内部各业务系统间的信息孤岛问题，促进医院信息互联互通和数据共享，避免重复投资和数据治理方面的隐患。同时，通过大数据平台深入挖掘医疗大数据健康、经济及科研方面的价值，推动医院临床、运营及科研水平的整体提升，切实推动了医院高质量发展。

10.6.6 专家点评

医疗大数据项目的实施，帮助医院解决信息孤岛问题、挖掘历史数据价值、将数据进行分层处理减少资源消耗、实现数据的统一入出管理、实现数据标准统一等。智慧医院建设应以构建"大数据平台"为着力点，提升大数据在医院临床、运营及科研等不同场景应用上的效能，同时积极探索大数据平台创新建设模式，释放医疗数据资产价值，提升医院核心竞争力，驱动医院可持续、高质量发展。

第 11 章 服务篇

案例 1：患者移动服务平台，有效解决患者"三长一短"问题

11.1.1 项目概述

　　某医院特点是体量较大，对系统的安全性和信息等级保护要求很高。为响应国家"互联网＋医疗健康"的号召，让群众少跑腿，该医院启动了互联网医院建设，搭建患者移动服务平台。该平台依托微信／支付宝两大流量平台，打通医院 HIS、LIS、PACS 等信息系统。通过该平台，患者只需关注医院官方微信服务号及支付宝生活号，便能获取包括智能导诊、预约挂号、检查检验、门诊缴费、查看报告、在线充值、就医评价等一系列覆盖诊前、诊中、诊后的便民医疗服务，极大地缩短院内等候排队的时间，营造有序的就医环境。

11.1.2 建设目标

　　旨在以移动互联网为工具，解决就诊过程中存在的"三长一短"的问题；符合政策中的智慧服务标准，从诊前，诊中，诊后三个方面出发，采取线上与线下相结合的方式，提高患者就医的便利性，提升医院整体医疗运营效率；同时为医院构建智慧医疗等外延服务打下基础。

　　主要建设目标包含三个方面：

- 优化院内就医流程，缓解收费窗口压力。
- 节约患者在院排队等候时间，提高患者满意度。
- 及时推送就诊信息通知，实现患者明白就医。

11.1.3 需求分析

　　门诊是医院的窗口，是医院工作的第一线，有着就诊患者集中、流量大、病种复杂、环境特殊、秩序混乱、拥挤等特点，患者有各种不同的需求。如何提升服务质量，提高患者满意度，这就对医护人员和管理者提出了更高的要求。随着"互联网＋"时代到来，智能手机迅速普及，移动互联网具有终端可移动、接入灵活等优势，在各个领域得到渗透与应用。

为积极响应国家"互联网＋医疗"号召，提高医院信息化服务水平，提升患者就医体验，项目医院希望利用移动互联网技术赋能医院日常门诊运营，加强系统安全性。

11.1.4 实施方案

作为开放的"医疗服务连接器"，互联网医院－患者移动服务平台连接医院内部系统与外部用户入口，开放互联网为患者提供移动医疗服务。整个建设周期取决于医院的信息化程度，由于本医院的信息化条件相当不错，大约实施周期控制在 30 个工作日以内。

在实施环节，针对医院的 HIS 接口部分做改造是比较耗费时间的，通过接口联调，同时将整套的患者移动服务平台部署在前置机上，保证了医院本身的医疗数据安全。同时在相关防火墙的严密保护下，将号源、排队、缴费等数据信息通过互联网建立与患者的连接。

在诊前环节，患者进入平台选择"智能导诊"（图 11-1）描述自身病情、症状，可以获得合适的科室或医生推荐；在线选择"预约挂号"（图 11-2），根据

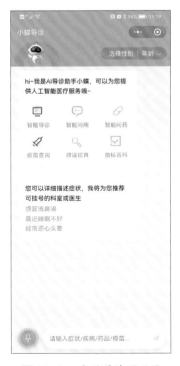

图 11-1　智能导诊页面图

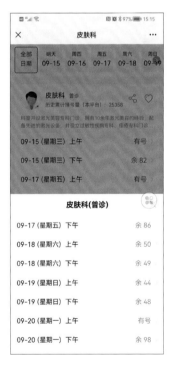

图 11-2　预约挂号页面

显示的该科室医生出诊信息进行预约及在线支付挂号费。预约成功后，平台自动向患者推送预约成功及导医信息（包括就诊时间、诊室楼层地址等），患者到院后取号候诊，使用"排队查询"功能查看前面排队人次，方便合理安排自身时间，以免错过就诊时间。

在诊中环节，智能手机时代下的移动支付逐步取代传统窗口收费模式。患者移动服务平台支持患者采用微信、支付宝等形式进行医疗费用线上支付，在医保政策支持的省市能够实现线上医保结算，为患者节约缴费排队等候的时间。此外，支付过程中遇到门诊卡金额不足的情况，患者可通过平台在手机端进行门诊卡充值及住院充值。每个患者的手机都可作为自助充值服务终端，为患者提供了很大的便利，受到广大患者的青睐。

在诊后环节，患者可对就医过程进行评价反馈，有利于改进医疗服务和完善医疗制度，缓解医患关系紧张等问题，创造全新的就医服务模式。

11.1.5 关键技术

互联网建设中的安全问题也是重中之重，主要包括硬件防火墙、Apusic 安全中间件等设置（图 11-3）。

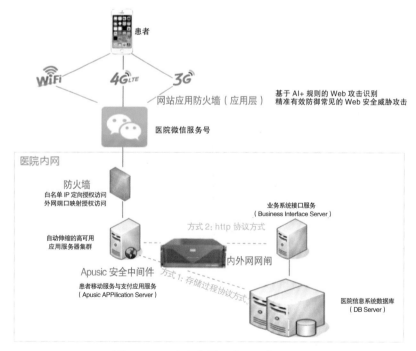

图 11-3　安全部署方案网络架构图

硬件防火墙（基础设施层）：只允许微信公众号集群服务器的 IP 通过 HTTP 协议经过防火墙，其他所有公网 IP 地址的访问请求都将禁止。通过白名单的外网访问才是最安全的防火墙隔离。

Apusic 安全中间件（基础设施层）：采用自主知识产权的国产 Apusic 安全中间件，基于 JAAS 架构，实现基于容器的安全策略，院内私有云保障。服务器置于防火墙内的非信任隔离区，仅通过防火墙映射非常用的端口，允许微信公众号服务器对 Apusic 安全中间件的服务请求。

高可用应用服务器集群（基础设施层）：硬件负载均衡＋多台主机，当某一台主机出现故障时自动断开与故障机的连接，同时通过多种手段告警，故障恢复之后自动上线。

网闸（基础设施层）：对网络链路层进行阻断隔离，通过数据摆渡技术实现患者移动服务与院内业务应用系统数据链路的"物理隔离"。

11.1.6 建设总结

互联网医院－患者移动服务平台的投入使用为患者和医务工作人员带来极大的便利，减少了患者在医院等候时长，提升患者的就医体验，减轻窗口收费工作人员的门诊压力，应用效果显著。上线首日便实现关注数超 1 万，绑卡数超 5000 个。上线 120 天，在开放 20% 专家号源情况下，交易总金额累计超过 1.4 亿，累计患者关注数已超 84 万，日均交易次数 90 万日均，交易流水超过 150 万元。

项目建设成果可总结为以下三点：

线下到线上转化率高：日均门诊支付次数达 1.2 万次，极大缓解了医院门诊压力。

资金安全性高：上线以来未出现 1 例错账。

对账系统严谨：帮助财务人员快速精准实现三方对账。

11.1.7 专家点评

该项目建设的关键在于，通过移动互联网技术打通线上、线下的医疗服务系统，优化医院服务全流程与服务方式，减少了患者在医院等候时长及前往医院的次数，提升患者的就医体验。医院上线应用服务平台之后，患者到院后只需进行看诊或检查（取药）两个步骤，大大提高就诊效率，优化院内环境。同时，为提高患者就医诊疗信息的实时性与准确性，当挂号、支付、报告达到等功能动作完成时，相关信息可通过移动服务平台实时提醒患者，整个服务平台的功能实现处处体现"以患者为中心"的设计理念。

案例 2：远程医疗协作平台，促进机构间信息共享

11.2.1 项目概述

某医院为解决医联体内部沟通协作不畅、信息化系统差异较大、双向转诊实际落地困难等问题，该医院开始构建中医医联体远程协作创新模式，并取得明显效果。该模式主要表现为坚持以"走基层、帮基层、强基层"为核心，通过设置专门的业务管理机构－基层服务中心，利用互联网高效连接、即时传输等技术优势，创建统一、高效、协同的远程协作平台，重点畅通双向转诊渠道，帮扶基层医生提升医疗水平，探索参与方共赢的运营模式，达到将患者首诊、康复留在基层，疑难杂症患者进大医院治疗的目的，推动分级诊疗格局的形成。

11.2.2 建设目标

建设目标精简概括为"12345"计划，即以一个中医药服务大平台的建设为核心，落实文化自信建设和线上、线下结合两个目标，以"走基层，帮基层，强基层"这三种方式，建立共享、共赢、共建、共融的运营模式，最终体现在医院需要的五大模块（远程学习、远程会诊、远程预约、双向转诊、帮扶咨询）。

项目建设价值在于：

• 将三级医院优质医疗资源下沉基层，全面帮扶和提升基层医院医疗能力。

• 提升基层群众获得优质医疗服务的便利性。

• 建立医联体协作、患者服务的典范模板，推广中医医联体模式。

• 连接医联体内各级医院的临床信息系统，为医联体业务的持续发展建成信息高速公路，为以人工智能为代表的新技术在医联体内的广泛应用奠定数据基础。

11.2.3 需求分析

作为一家医、教、研医院，项目主要需求是能够建立信息畅通的分级诊疗平台，提供帮扶基层与业务协作的有效工具，方便医护人员使用、促进医联体业务开展。具体如下包括以下四点。

建立信息畅通的分级诊疗平台：需建立一个能够连接医联体内各级医疗机构（包括三级医院、二级医院以及社区服务中心）的统一分级诊疗平台，实现双向转诊、远程诊疗等核心功能。

提供帮扶基层与业务协作工具：缺乏与基层医生互动交流学习的工具，希望能通过在线方式促进跨机构学科协作、指导基层医生临床业务、提升基层医疗机构能力。

　　实现应用统一入口，单点登录：医院现有业务入口分布在微信、支付宝、第三方移动端 APP 等，入口过于零散；当所需功能越来越多时，不便于医务人员统一使用，也不便于医院进行统一管理，所以需要统一登录入口。

11.2.4 实施方案

　　整体实施经过了软件研发，软件迭代，软件部署等几大步骤。根据医院的信息化现状，形成对接 HIS 和完全依赖系统本身两种实施方案。该项目选择的是先上线轻便独立的远程医疗协作平台，开始运营使用，后面再迭代优化，根据需要与院内信息系统进行对接。在保障了数据安全的前提下，与医院相关部门深度融合运营规则和系统。该项目实施周期大约为三个月，期间针对医院的个性化需求做了本地化开发工作，最终取得了医院的好评。

　　医联体远程协作平台（图 11-4）建设的功能清单主要包括在线建档、远程预约、双向转诊、远程会诊、远程教学、帮扶管理、联合门诊、购药门诊等，助力医联体开展业务协作，打通机构之间缺乏交流沟通、患者信息不能共享的隔阂，加强医联体成员之间信息资源的可及性。医院管理者、医务工作者可通过手机、PC、网页多种方式适用不同场景，实现单点登录、功能调用、信息共享，高效便捷地处理医联体协作相关业务，助力分级诊疗更好的落地。

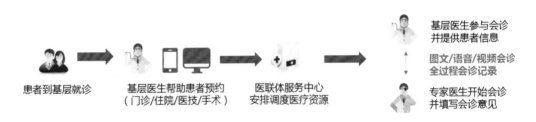

图 11-4　医联体远程医疗协作平台双向转诊流程示意图

11.2.5 建设总结

　　医联体远程医疗协作平台项目的实施，连接区域医疗机构，实现资源共享。帮助进行区域医疗资源的合理配置，降低经营成本，同时促进优质医疗资源下沉，降低患者就医成本，让基层患者实现在家门口看大医院专家。医联体平台的实施，打破了时空阻隔，让边远地区和基层老百姓能够享受优质、及时的医疗服务。运营亮点有以下两点。

·以基层医生帮扶培训及中医药文化推广为抓手，通过远程预约、双向转诊、远程会诊、在线教学等建立与基层医务人员的连接渠道，将优质医疗资源下沉到基层，为患者提供触手可及的医疗服务。

·区别于以往医院主导医联体的主管科室，基层医疗服务中心是一个自负盈亏，有业务组织并独立运营的非临床科室，建立权责清晰的服务系统。

11.2.6 专家点评

本项目旨在建立双向转诊通道，为基层医疗机构上转的患者提供"一站式"医疗服务，对转诊患者实施优先诊疗，有效解决医联体患者就医分流与救治分级，促进分级诊疗就医秩序建立。同时，为基层医生提供更多的帮扶支持，提升基层医生的诊疗水平，实现共同发展与提升区域医疗水平，有利于区域医疗技术创新发展。

案例 3：口袋药师，基于互联网 + 医疗创新模式，提供移动药事服务

11.3.1 项目概述

某医院结合便民惠民的政策要求，基于"互联网 + 医疗"的持续创新，即在该医院互联网医院平台上搭载延伸药事服务，实现智慧药房用药的场景突破。过去，患者来院就诊之后，在后续的用药过程中存在不按医嘱要求执行，导致治疗效果没有达到预期的现象。现在随着移动互联网技术的日益成熟，基于互联网医院平台上线智慧用药模块，可以为出院患者提供用药提醒、用药咨询、用药跟踪等服务，为患者的用药安全保驾护航。

11.3.2 建设目标

作为智慧服务中倡导的便民利民的特色服务，项目在建设初期就考虑了其面向 C 端患者的特点，在设计和建设中尽量贴合用户习惯，功能操作层面尽可能满足用户体验上的需求。

主要建设目标包括：

·在互联网医院的基础上加入智慧用药的功能模块，突破时间地点局限，连接医护与患者，实现智能用药提醒，用药跟踪，执行更高效。

·提供一键用药咨询，查看说明书等，使用药更安全，完善患者的院外用药安全及健康管理与科普体系。

11.3.3 需求分析

传统患者的用药服务，缺少有效的院外提醒与监测体系，使治疗达不到预期效果。医院希望基于"互联网＋医疗"的创新，能够把智慧药房用药场景作为便民服务突破口，为出院患者提供用药提醒、用药咨询、用药跟踪等服务，从而提高患者的用药依从性、减少不合理用药事件。

11.3.4 实施方案

本项目响应国家鼓励"互联网＋医疗"相关政策，进一步运用"互联网＋"技术创新医疗服务模式，在医院已建成的"互联网医院"基础上，通过增设"智慧用药"（名称支持自定义）的二级菜单入口，为患者提供"用药提醒""用药确认""处方查询""出院带药""药品说明书""用药咨询"等功能服务。项目建设周期比较可控，在医院互联网医院已经部署的情况下，仅需要对接口做部分改造进行部署，建设周期在 10 个工作日左右。

用药提醒：通过对接 HIS 系统，根据指定科室或病种进行用药提醒的服务，根据处方具体的用药要求，按时推送。另外，结合实际场景进行人性化设计，用药提醒时间段可自定义设置，避免打扰患者休息（图 11-5）。

用药确认：在患者收到用药提醒的基础上，在标准时间点的前后 2 小时内用药属于按时用药，否则是未按时用药。支持"未完成用药、未按时用药、按时用药"的三种状态判定，支持患者跳转查询药品说明书与用药咨询的功能。

药品说明书：支持模糊查询导航，查询结果根据真实用药品种，按品牌、按类型排列。另外，药品信息包括名称、成分、适应证、规格、不良反应、禁忌、厂商等。对于药品信息，支持查询结果实现语音播报，满足不同患者的使用场景（图 11-6）。

处方查询：支持按照患者实际的处方用药情况，展示近期的处方列表；支持查询每个处方的具体药品情况。

用药咨询：嵌套到智慧药师的各个功能模块，便于患者快速调起咨询。同时，用药咨询由医院药学部支持回复，咨询过程中可方便查看患者检验检查及处方信息，便于药师做出用药指引（图 11-7）。

11.3.5 建设总结

本项目是医院基于互联网医院延伸的智慧用药服务，能够为出院患者提供用药提醒、用药咨询、用药跟踪等服务，提高患者的诊后健康管理水平，促进合理

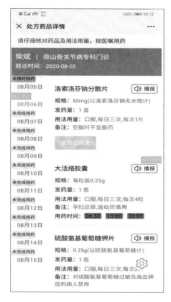
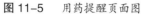
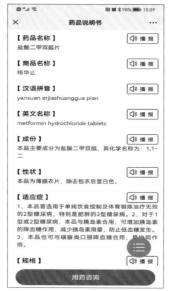
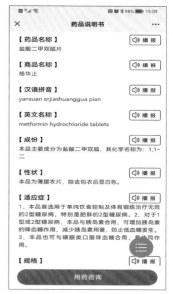

图 11-5　用药提醒页面图　　　图 11-6　药品说明页面图　　　图 11-7　用药咨询页

用药与安全用药，提高药物治疗的安全性、有效性和经济性，可以从提高医院管理和便民惠民服务水平等方面，进一步完善"互联网＋医疗健康"的支撑体系。

11.3.6 专家点评

本项目是落实深化医药卫生体制改革的部署要求，进一步实行药学服务模式转变，从"以保障药品供应为中心"转变为"在保障药品供应的基础上，以重点加强药学专业技术服务、参与临床用药为中心"。通过服务模式的转变，提升药师的服务能力，促进药学服务贴近患者、贴近临床、贴近社会，提高药学服务满意度。

案例 4：构建智慧医院系统，创新医疗服务模式

11.4.1 项目概述

将传统线下门诊搬到线上，患者可随时通过手机进行图文、音频或视频问诊，医生利用碎片时间在线接诊患者，为患者提供线上门诊开立处方、检验、检查、治疗、入院证等业务，患者只需要在手机端完成预约检验检查时间，完成缴费，按时到线下医院完成检查检验，报告生成后自动推送给患者。引入互联网医院后，医院的各项医疗服务延伸到离老百姓最近的地方，节省患者就医时间成本，进一步提升医院服务价值，构成线上线下一体化医疗服务闭环，并对就医流程进行优

化和改造，实现包括患者信息、门诊挂号预约、检查取单、费用查询与住院款预交、门诊候诊查询、医院基本信息推送、电子病历调阅等服务。

11.4.2 建设目标

利用互联网技术，与医院信息系统实现数据互通与业务联动，帮助医院构建线上线下一体化的在线诊疗服务平台，向患者提供在线就医服务、在线随访门诊、医技统一预约、专科患者管理等服务应用。打破时间空间限制，从院内延伸到院外、从单一诊中的干预延伸到诊疗全流程服务，以患者为中心构建全流程的诊疗管理，提升医院的服务效率、拓展医院服务的内涵，加强治疗效果和医疗质量的监控，提高患者的满意度与忠诚度。

11.4.2.1 实现患者就诊流程的全程智能移动化

诊疗服务流程可线上实现，医生通过手机可以开具各种类型医嘱。深入挖掘和利用现有医疗信息建设成果，将院内诊疗过程中患者须知信息和业务办理等全面的通过手机端实现，如预约挂号、分诊叫号、智能导诊、医技分时段预约、门诊及住院预交金充值、住院床位预约、各类报告和诊疗信息的查阅等，以此尽可能地缩短各诊疗环节的患者等待时间，方便患者便捷高效的就医，全方位提升就医体验。

11.4.2.2 互通融合的线上线下服务体系

互联网医院的关键是建立互通融合的线上、线下服务体系（图 11-8），深度对接院内 HIS、LIS、PACS 等信息系统及业务，线上、线下无缝衔接自由切换。通过将大量窗口业务推送至患者手机终端，重塑就诊流程和看诊方式。

患者通过移动端能够走完院内全部流程，同时，为了服务的同质化，线上线下门诊的区别需要弱化，从而实现线上、线下服务的"三统一"。

• 数据出入口统一，线上、线下诊疗数据统一管理，形成统一的患者健康档案。

• 纸质和电子化医嘱的统一，无论是电子化医嘱还是纸质医嘱，在医嘱执行点都可以无差别服务，形成线上、线下统一的医嘱执行通道。

• 窗口和移动端的统一。医嘱无论处于何种状态，窗口和移动端都可以继续当前的执行状态。

11.4.2.3 覆盖全病程的患者管理体系

单个医生和专科工作组均可借助患者管理服务平台，为不同组别或单个患者制定标准管理路径 SOP，实现患者诊前、诊中、预后全病程在线管理，管理路径

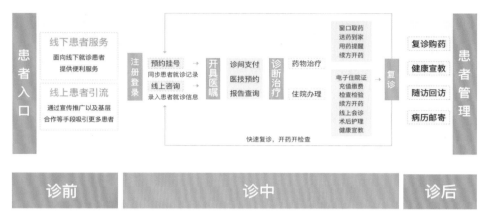

图 11-8　线上、线下融合的诊疗服务闭环

可以包含随访计划、随访问卷、定时复诊复查、患者教育、特殊提醒等内容。每一个管理路径中所涉及的内容均可模板化配置，按照相对时间由系统自动执行，工作组专科护士通过系统可以直观了解到每一个患者的管理路径依从性情况，并对未依从患者进行及时干预。

　　在患者管理路径中，工作组医生可以打破时间空间限制，帮助患者随时通过线上服务进入院内诊疗流程，如在线问诊、下达诊断、开立医嘱、收治住院、日常随访、用药咨询、加号加床等一系列服务，患者同步可以在线完成咨询问诊、支付、全面预约等（图 11-9）。

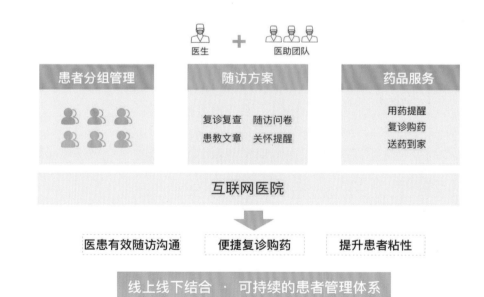

图 11-9　全周期专科化患者管理模式

11.4.3 需求分析

11.4.3.1 扩大医院服务外延与服务半径

当前，"互联网＋医疗"已成为大势所趋，未来与我院规模相似的大三甲医院都将逐步形成"全国买全国卖"的服务模式。如此"竞争"格局下，尽快通过建设互联网医院帮助医院打破"院墙"限制，以较小的投入快速扩大服务外延和服务半径，尽早站在互联网医疗时代的起跑线上迫在眉睫。

11.4.3.2 建立精细化患者管理体系，促进重点专科建设

传统诊疗场景中，患者离开医院后，由于诊疗记录连续性不好及查阅不便、医疗信息化闭环不通等诸多问题，医生很难对患者进行有效的长期跟踪管理，因此带来了诸如患者流失、术后及慢性病患者长期医疗效果一般、临床服务转化科研成果难等一系列问题。依托互联网医疗建立的患者管理体系，帮助医生实现专科化的全病程在线跟踪管理，增强患者就诊粘性，提升长期治疗效果，支撑科研工作随访队列研究的要求，从而取得医患共赢的效果。

11.4.3.3 互联网医疗促进优化医疗服务流程，提升医疗资源服务效率

通过互联网医疗的建设，可以促进医院整体诊疗服务流程进行优化。大量窗口业务将被推送至手机端完成，患者凭纸质单据就诊流程也将因电子单据的出现而得到改进，让患者更加便捷，让医护人员更加高效。另外，从目前各三甲医院的经营情况来看，医院的医疗资源服务效率仍有较大提升空间。通过开展全面分时段线上预约，可有效提升现有医疗资源的服务效率。医生也有机会拜托时间和空间的限制，有效利用碎片时间增加医疗服务供给总量。

11.4.3.4 互联网医疗将有效降低患者综合就医成本，提升医院口碑

"三长一短"、折返跑等都是现有医疗流程困扰患者许多年的问题，患者满意度和综合就医成本很大程度上也都与这些问题相关。依托互联网实现完整的诊疗服务闭环，大量窗口业务将被推送至患者的手机屏幕上一站式完成，并可以向患者提供诸如送药到家等在内的增值便捷服务，真正从根本上解决折返跑和"三长一短"问题，降低患者综合就医成本，进而提升患者满意度。

11.4.4 实施方案

按照国家相关要求，互联网医院与省级互联网医疗服务监管平台及区域里面的人口健康信息平台、卫健委门户、医保局相关系统进行全面的对接。

建设"互联网医院"平台，需对接院内系统和院外系统，院内院外所有的服务提供标准化的接口，实现信息互通共享、业务协同。为确保医院数据安全，互联网医院将采用混合云模式进行搭建，所有诊疗数据均存储于医院内网区域，互联网端服务通过安全链路请求方式获取数据查询结果并进行展示。

在互联网医院服务平台上，通过微服务的形式抽象出诊疗服务、药品服务、医技服务等一系列服务。实现复诊和慢性病患者就诊和病历信息互联互通、开展线上诊疗服务、结合 CA 电子认证技术开具线上处方、实现电子处方外延、提供多渠道取药方式。利用移动互联网技术和智能手机的优势，通过与医院信息系统的实时连接，形成一个高效、动态别为患者、医生、互联网医院运营管理者提供基于互联网的服务业务功能，在基础平台上分构建线上、线下相结合的现代化医疗服务生态体系。

11.4.5 建设总结

通过服务模式创新、医疗资源开放等举措，以医院为核心，分析医院现有业务流程和各信息系统的数据结构特点，打造以医院为中心，线上线下服务一体化、诊前诊中诊后服务一体化的互联网医院平台。

医院将继续推进互联网诊疗服务，并深入探索线上、线下相结合的诊疗模式，不断优化系统并拓展功能，提升患者和医生的使用体验，让信息多跑路，让患者少跑路，为患者提供更加可及、便利、高效的医疗服务。

11.4.6 专家点评

过去患者看完病就走了，后面的康复凭感觉自己调整。现在实行线上、线下诊疗一体化以后，患者可以随时和我们的医生进行交流，这对患者的健康是一种负责，更体现了以患者为中心的思想。对于患者来说，因为有了一体化的诊疗服务，从而获得了极大的便利性。其次是对患者的健康和康复来说，因提供了更多价值，故而患者的获得感大大增加。

互联网医院是基于互联网技术改善医疗服务的一次成功实践，通过互联网平台实现了三个统一：即数据出入口统一，确保线上线下诊疗数据统一管理，形成统一的患者健康档案，医嘱记录，医嘱执行状态等；纸质和电子化医嘱统一，无论是电子化医嘱还是纸质化医嘱，在医嘱执行点都可以无差别的服务，形成线上、线下统一的医嘱执行通道；窗口和移动终端服务统一，医嘱无论处于何种状态，窗口和移动端都可以继续当前执行状态，形成线上、线下统一执行路径。基于上述资源、数据服务的整合，最终实现全部医疗服务流程在移动端的统一汇聚，达到线上线下服务互通融合的目标，让患者真正享受"最多跑一次"的就医体验。

附　录

附录 A

《全国医院信息化建设标准与规范》指标体系图

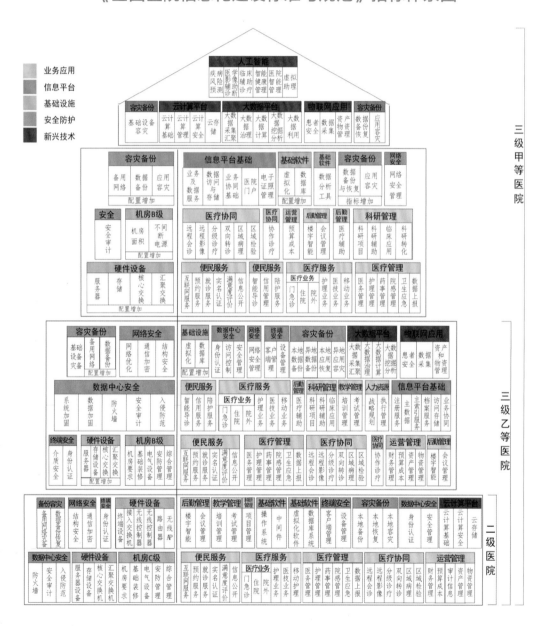

附录 B

《电子病历系统应用水平分级评价管理办法（试行）》

第一条　为进一步完善工作机制，明确工作流程，保证电子病历系统应用水平分级评价工作（以下简称分级评价工作）公正、透明、规范、有序开展，有效引导医疗机构积极开展以电子病历为核心的信息化建设，制定本办法。

第二条　参与分级评价工作的各级卫生健康行政部门及所属机构、相关医疗机构等适用本办法。

第三条　国家卫生健康委负责管理全国分级评价工作，具体工作由国家卫生健康委指导有关单位承担。各级卫生健康行政部门负责本辖区内分级评价工作，组织辖区内医疗机构进行电子病历信息化建设并开展分级评价。地方卫生健康行政部门可以委托所属事业单位或组建电子病历分级评价专家组承担相关工作。

第四条　分级评价工作按照"政府引导、免费实施、客观公正、安全规范"的原则进行。承担评价工作的单位、个人不得以任何形式向医疗机构收取评价费用。参与评价工作的单位、个人不得以任何形式影响评价工作的公平公正。

第五条　分级评价工作通过"电子病历系统分级评价平台"进行。国家卫生健康委向各省级卫生健康行政部门发放平台管理权限。

第六条　各级卫生健康行政部门要按照国家卫生健康委统一要求，组织辖区内医疗机构按照规定时间登录"电子病历系统分级评价平台"填报数据，由平台出具自评报告，报告内容包括电子病历应用水平自评等级与得分。二级以上医院要全部按时参加分级评价工作，鼓励其他各级各类医疗机构积极参与。

第七条　自评等级为 0~4 级的医疗机构，经省级卫生健康行政部门进行审核后生效。审核内容主要包括医疗机构填报信息是否真实有效等。

第八条　自评等级为 5 级及以上的，由省级卫生健康行政部门进行初核，初核其填报信息真实有效后，提交国家卫生健康委进行复核。

第九条　省级卫生健康行政部门可以将 4 级及以下分级的审核权限下放至地市级卫生健康行政部门。经省级卫生健康行政部门批准，有条件的地级市卫生健康行政部门可以向国家卫生健康委申请 5 级初核权限，经培训考核合格后发放相应权限，并进行动态考核管理。

第十条 医疗机构要建立分级评价工作管理机制，明确本机构相关职能部门和专人负责分级评价工作。

第十一条 医疗机构要确保填报数据客观、真实，并按要求准备相关备查材料。提交的评价申请材料不全、不符合规定内容及形式或未在规定时间内提交材料，或未按要求补充材料的，视为放弃评价工作。

第十二条 分级评价工作周期为一年，评价结果反映其参评周期内的电子病历应用水平。间隔超过2年未参加评价的医疗机构，需再次通过原级别评价后再申请更高级别评价。

第十三条 按2011年《电子病历系统功能应用水平分级评价方法及标准（试行）》要求已获评5级及以上的医疗机构，可在已取得级别的基础上直接申报更高级别。

第十四条 参与分级评价工作的各单位及人员应当加强信息安全管理，提高信息系统安全防护水平，不得向无关人员泄露相关数据信息。

第十五条 各省级卫生健康行政部门可依据本管理办法制定本省份分级评价工作实施细则。

附录 C

《电子病历系统应用水平分级评价标准（试行）》

以电子病历为核心的医院信息化建设是医改重要内容之一，为保证我国以电子病历为核心的医院信息化建设工作顺利开展，逐步建立适合我国国情的电子病历系统应用水平评估和持续改进体系，制定本评价标准。

一、评价目的

（1）全面评估各医疗机构现阶段电子病历系统应用所达到的水平，建立适合我国国情的电子病历系统应用水平评估和持续改进体系。

（2）使医疗机构明确电子病历系统各发展阶段应当实现的功能。为各医疗机构提供电子病历系统建设的发展指南，指导医疗机构科学、合理、有序地发展电子病历系统。

（3）引导电子病历系统开发厂商的系统开发朝着功能实用、信息共享、更趋智能化方向发展，使之成为医院提升医疗质量与安全的有力工具。

二、评价对象

已实施以电子病历为核心医院信息化建设的各级各类医疗机构。

三、评价分级

电子病历系统应用水平划分为 9 个等级。每一等级的标准包括电子病历各个局部系统的要求和对医疗机构整体电子病历系统的要求。

（一）0 级：未形成电子病历系统

1. 局部要求：无。医疗过程中的信息由手工处理，未使用计算机系统。

2. 整体要求：全院范围内使用计算机系统进行信息处理的业务少于 3 个。

（二）1 级：独立医疗信息系统建立

1. 局部要求：使用计算机系统处理医疗业务数据，所使用的软件系统可以是通用或专用软件，可以是单机版独立运行的系统。

2. 整体要求：住院医嘱、检查、住院药品的信息处理使用计算机系统，并能够通过移动存储设备、复制文件等方式将数据导出供后续应用处理。

（三）2 级：医疗信息部门内部交换

1. 局部要求：在医疗业务部门建立了内部共享的信息处理系统，业务信息可以通过网络在部门内部共享并进行处理。

2.整体要求：

（1）住院、检查、检验、住院药品等至少3个以上部门的医疗信息能够通过联网的计算机完成本级局部要求的信息处理功能，但各部门之间未形成数据交换系统，或者部门间数据交换需要手工操作。

（2）部门内有统一的医疗数据字典。

（四）3级：部门间数据交换

1.局部要求：医疗业务部门间可通过网络传送数据，并采用任何方式（如界面集成、调用信息系统数据等）获得部门外数字化数据信息。本部门系统的数据可供其他部门共享。信息系统具有依据基础字典内容进行核对检查功能。

2.整体要求：

（1）实现医嘱、检查、检验、住院药品、门诊药品、护理至少两类医疗信息跨部门的数据共享。

（2）有跨部门统一的医疗数据字典。

（五）4级：全院信息共享，初级医疗决策支持

1.局部要求：通过数据接口方式实现所有系统（如HIS、LIS等系统）的数据交换。住院系统具备提供至少1项基于基础字典与系统数据关联的检查功能。

2.整体要求：

（1）实现患者就医流程信息（包括用药、检查、检验、护理、治疗、手术等处理）的信息在全院范围内安全共享。

（2）实现药品配伍、相互作用自动审核，合理用药监测等功能。

（六）5级：统一数据管理，中级医疗决策支持

1.局部要求：各部门能够利用全院统一的集成信息和知识库，提供临床诊疗规范、合理用药、临床路径等统一的知识库，为本部门提供集成展示、决策支持的功能。

2.整体要求：

（1）全院各系统数据能够按统一的医疗数据管理机制进行信息集成，并提供跨部门集成展示工具。

（2）具有完备的数据采集智能化工具，支持病历、报告等的结构化、智能化书写。

（3）基于集成的患者信息，利用知识库实现决策支持服务，并能够为医疗管理和临床科研工作提供数据挖掘功能。

（七）6 级：全流程医疗数据闭环管理，高级医疗决策支持

1. 局部要求：各个医疗业务项目均具备过程数据采集、记录与共享功能。能够展现全流程状态。能够依据知识库对本环节提供实时数据核查、提示与管控功能。

2. 整体要求：

（1）检查、检验、治疗、手术、输血、护理等实现全流程数据跟踪与闭环管理，并依据知识库实现全流程实时数据核查与管控。

（2）形成全院级多维度医疗知识库体系（包括症状、体征、检查、检验、诊断、治疗、药物合理使用等相关联的医疗各阶段知识内容），能够提供高级别医疗决策支持。

（八）7 级：医疗安全质量管控，区域医疗信息共享

1. 局部要求：全面利用医疗信息进行本部门医疗安全与质量管控。能够共享本医疗机构外的患者医疗信息，进行诊疗联动。

2. 整体要求：

（1）医疗质量与效率监控数据来自日常医疗信息系统，重点包括：院感、不良事件、手术等方面安全质量指标，医疗日常运行效率指标，并具有及时的报警、通知、通报体系，能够提供智能化感知与分析工具。

（2）能够将患者病情、检查检验、治疗等信息与外部医疗机构进行双向交换。患者识别、信息安全等问题在信息交换中已解决。能够利用院内外医疗信息进行联动诊疗活动。

（3）患者可通过互联网查询自己的检查、检验结果，获得用药说明等信息。

（九）8 级：健康信息整合，医疗安全质量持续提升

1. 局部要求：整合跨机构的医疗、健康记录、体征检测、随访信息用于本部门医疗活动。掌握区域内与本部门相关的医疗质量信息，并用于本部门医疗安全与质量的持续改进。

2. 整体要求：

（1）全面整合医疗、公共卫生、健康监测等信息，完成整合型医疗服务。

（2）对比应用区域医疗质量指标，持续监测与管理本医疗机构的医疗安全与质量水平，不断进行改进。

四、评价方法

采用定量评分、整体分级的方法，综合评价医疗机构电子病历系统局部功能情况与整体应用水平。

对电子病历系统应用水平分级主要评价以下四个方面：

- 电子病历系统所具备的功能。
- 系统有效应用的范围。
- 电子病历应用的技术基础环境。
- 电子病历系统的数据质量。

（一）局部应用情况评价

局部功能评价是针对医疗机构中各个环节的医疗业务信息系统情况进行的评估。

1.评价项目：根据《电子病历系统功能规范(试行)》《电子病历应用管理规范(试行)》等规范性文件，确定了医疗工作流程中的 10 个角色，39 个评价项目（附后）。

2.局部应用情况评价方法：就 39 个评价项目分别对电子病历系统功能、有效应用、数据质量三个方面进行评分，将三个得分相乘，得到此评价项目的综合评分。即：**单个项目综合评分 = 功能评分 × 有效应用评分 × 数据质量评分**。各项目实际评分相加，即为该医疗机构电子病历系统评价总分。

（1）电子病历系统功能评分。对 39 个评价项目均按照电子病历应用水平 0~8 等级对应的系统局部要求，确定每一个评价项目对应等级的功能要求与评价内容（评为某一级别必须达到前几级别相应的要求）。根据各医疗机构电子病历系统相应评价项目达到的功能状态，确定该评价项目的得分。

（2）电子病历系统有效应用评分。按照每个评价项目的具体评价内容，分别计算该项目在医疗机构内的实际应用比例，所得比值即为得分，精确到小数点后两位。

（3）电子病历系统数据质量评分。按照每个评分项目中列出的数据质量评价内容，分别评价该项目相关评价数据的质量指数，所得指数为 0~1 之间的数值，精确到小数点后两位。

在考察某个级别的数据质量时，以本级别的数据质量指数为计算综合评分的依据。但在评价本级数据前应先评估该项目前级别的数据质量是否均符合要求，即前级别的数据质量指数均不得低于 0.5。

数据质量评分主要考察数据质量的四个方面：

a.数据标准化与一致性：考察对应评价项目中关键数据项内容与字典数据内容的一致性。

以数据字典项目为基准内容值，考察实际数据记录中与基准一致内容所占的比例。**一致性系数 = 数据记录对应的项目中与字典内容一致的记录数 / 数据记录项的总记录数**。

b. 数据完整性：考察对应项目中必填项数据的完整情况、常用项数据的完整情况。必填项是记录电子病历数据时必须有的内容。常用项是电子病历记录用于临床决策支持、质量管理应用时所需要的内容。

以评价项目列出的具体项目清单为基准，考察项目清单所列实际数据记录中项目内容完整（或内容超过合理字符）所占的比例。**完整性系数 = 项目内容完整（或内容效果合理字符）记录数 / 项目总记录数。**对于结构化数据，直接用数据项目的内容进行判断；对于文件数据，可使用文件内容字符数、特定的结构化标记要求内容进行判断。

c. 数据整合性能：考察对应项目中的关键项数据与相关项目（或系统）对应项目可否对照或关联。

按照列出的两个对应考察项目相关的数据记录中匹配对照项的一致性或可对照性，需要从两个层次评估：是否有对照项；对照项目数据的一致性。**数据整合性系数 = 对照项可匹配数 / 项目总记录数。**空值（或空格值）作为不可匹配项处理。

d. 数据及时性：考察对应项目中时间相关项完整性、逻辑合理性。

根据列出时间项目清单内容进行判断，主要看时间项是否有数值，其内容是否符合时间顺序关系。**数据及时性系数 = 数据记录内容符合逻辑关系时间项数量 / 考察记录时间项目总数量。**针对每个项目，列出进行考察的时间项目清单以及这些项目之间的时间顺序、时间间隔等逻辑关系说明。

（二）整体应用水平评价

整体应用水平评价是针对医疗机构电子病历整体应用情况的评估。整体应用水平主要根据局部功能评价的 39 个项目评价结果汇总产生医院的整体电子病历应用水平评价，具体方法是按照总分、基本项目完成情况、选择项目完成情况获得对医疗机构整体的电子病历应用水平评价结果。电子病历系统的整体应用水平按照 9 个等级（0~8 级）进行评价，各个等级与"三、评价分级"中的要求相对应。当医疗机构的局部评价结果同时满足"电子病历系统整体应用水平分级评价基本要求"所列表中对应某个级别的总分、基本项目、选择项目的要求时，才可以评价医疗机构电子病历应用水平整体达到这个等级，具体定义如下：

电子病历系统评价总分：评价总分即局部评价时各个项目评分的总和，是反映医疗机构电子病历整体应用情况的量化指标。评价总分不应低于该级别要求的最低总分标准。例如，医疗机构电子病历系统要评价为第 3 级水平，则医疗机构电子病历系统评价总分不得少于 85 分。

基本项目完成情况：基本项目是电子病历系统中的关键功能，"电子病历系统应用水平分级评分标准"中列出的各个级别的基本项是医疗机构整体达到该级别所必须实现的功能，且每个基本项目的有效应用范围必须达到80%以上，数据质量指数在0.5以上。例如，医疗机构电子病历系统达到第3级，则电子病历系统中列为第3等级的14个基本项目必须达到或超过第3级的功能，且每个基本项目的评分均必须超过 $3 \times 0.8 \times 0.5=1.2$ 分。

选择项目完成情况：考察选择项的目的是保证医疗机构中局部达标的项目数（基本项 + 选择项）整体上不低于全部项目的2/3。选择项目的有效应用范围不应低于50%，数据质量指数在0.5以上。例如，医疗机构电子病历系统达到第3级，则电子病历系统必须在第3等级25个选择项目中，至少有12个选择项目达到或超过3级，且这12个选择项目评分均必须超过 $3 \times 0.5 \times 0.5=0.75$ 分。

五、评价标准

具体内容见附表C-1至附表C-4。

本标准所规定的电子病历系统应用水平的分级评价方法和标准，主要用以评估医疗信息处理相关信息系统的应用水平。医院信息系统其他方面（如运营信息管理、患者服务信息管理、教学科研信息管理等）的应用水平评价方法不包含在本标准中。

附表 C-1　电子病历系统应用水平分级评价项目

项目序号	工作角色	评价项目	有效应用评价指标	数据质量评价指标
1	病房医师	病房医嘱处理	按出院患者人次比例计算	按医嘱记录数据中符合一致性、完整性、整合性、及时性要求数据的比例系数计算
2		病房检验申请	按住院检验项目人次比例计算	按病房检验申请数据中符合一致性、完整性、整合性、及时性要求数据的比例系数计算
3		病房检验报告	按住院检验项目人次比例计算	按病房检验报告数据中符合一致性、完整性、整合性、及时性要求数据的比例系数计算
4		病房检查申请	按住院检查项目人次比例计算	按病房检查申请数据中符合一致性、完整性、整合性、及时性的比例系数计算
5		病房检查报告	按住院检查项目人次比例计算	按病房检查报告数据中符合一致性、完整性、整合性、及时性要求数据的比例系数计算
6		病房病历记录	按出院患者人次比例计算	按病房病历记录数据中符合一致性、完整性、整合性、及时性要求数据的比例系数计算
7	病房护士	患者管理与评估	按出院患者人次比例计算	按护理评估记录、患者流转管理数据一致性、完整性、整合性、及时性的比例系数计算
8		医嘱执行	按医嘱比例计算（包括药品和检验医嘱）	按医嘱执行记录数据中符合一致性、完整性、整合性、及时性要求数据的比例系数计算
9		护理记录	按出院患者人次比例计算	按危重患者护理记录、医嘱执行记录数据中符合一致性、完整性、整合性、及时性要求数据的比例系数计算

附表 C-1（续）

项目序号	工作角色	评价项目	有效应用评价指标	数据质量评价指标
10	门诊医师	处方书写	按门诊处方数计算	按处方记录数据中符合一致性、完整性、整合性、及时性要求数据的比例系数计算
11		门诊检验申请	按门诊检验项目人次比例计算	按门诊检验申请数据中符合一致性、完整性、整合性、及时性要求数据的比例系数计算
12		门诊检验报告	按门诊检验项目人次比例计算	按门诊检验报告数据中符合一致性、完整性、整合性、及时性要求数据的比例系数计算
13		门诊检查申请	按门诊检查项目人次比例计算	按门诊检查申请数据中符合一致性、完整性、整合性、及时性要求数据的比例系数计算
14		门诊检查报告	按门诊检查项目人次比例计算	按数门诊检查报告数据中符合一致性、完整性、整合性、及时性要求数据的比例系数计算
15		门诊病历记录	按门诊人次数计算	按门诊病历记录数据中符合一致性、完整性、整合性、及时性要求数据的比例系数计算
16	检查科室	申请与预约	按总检查项目人次比例计算	按检查申请数据中符合一致性、完整性、整合性、及时性要求数据的比例系数计算
17		检查记录	按总检查项目人次比例计算	按检查记录数据中符合一致性、完整性、整合性、及时性要求数据的比例系数计算
18		检查报告	按总检查项目人次比例计算	按检查报告数据中符合一致性、完整性、整合性、及时性要求数据的比例系数计算
19		检查图像	按有图像结果检查项目比例计算	按检查图像数据中符合一致性、完整性、整合性、及时性要求数据的比例系数计算

项目序号	工作角色	评价项目	有效应用评价指标	数据质量评价指标
20	检验处理	标本处理	按总检验项目人次比例计算	按标本记录数据中符合一致性、完整性、整合性、及时性要求数据的比例系数计算
21		检验结果记录	按总检验项目人次比例计算	按检验结果记录数据中符合一致性、完整性、整合性、及时性要求数据的比例系数计算
22		报告生成	按总检验项目人次比例计算	按检验报告数据中符合一致性、完整性、整合性、及时性要求数据的比例系数计算
23	治疗信息处理	一般治疗记录	按治疗项目人次比例计算	按一般治疗记录数据中符合一致性、完整性、整合性、及时性要求数据的比例系数计算
24		手术预约与登记	按手术台次比例计算	按手术记录数据中符合一致性、完整性、整合性、及时性要求数据的比例系数计算
25		麻醉信息	按手术台次比例计算	按麻醉记录数据中符合一致性、完整性、整合性、及时性要求数据的比例系数计算
26		监护数据	按监护人次比例计算	按监护记录数据中符合一致性、完整性、整合性、及时性要求数据的比例系数计算
27	医疗保障	血液准备	按输血人次比例计算	按血液记录数据中符合一致性、完整性、整合性、及时性要求数据的比例系数计算
28		配血与用血	按输血人次比例计算	按配血与用血记录数据中符合一致性、完整性、整合性、及时性要求数据的比例系数计算
29		门诊药品调剂	按处方数人次比例计算	按门诊药品调剂记录数据中符合一致性、完整性、整合性、及时性要求数据的比例系数计算
30		病房药品配置	按出院患者人次比例计算	按病房药品配置记录数据中符合一致性、完整性、整合性、及时性要求数据的比例系数计算
31	病历管理	病历质量控制	按出院患者人次比例计算	按病历质控记录数据中符合一致性、完整性、整合性、及时性要求数据的比例系数计算
32		电子病历文档应用	实现要求的功能	无

附表 C-1（续）

项目序号	工作角色	评价项目	有效应用评价指标	数据质量评价指标
33	电子病历基础	病历数据存储	实现要求的功能	无
34		电子认证与签名	实现要求的功能	无
35		基础设施与安全管控	实现要求的功能	无
36		系统灾难恢复体系	实现要求的功能	无
37	信息利用	临床数据整合	实现要求的功能	按整合的临床医疗数据中符合一致性、完整性、整合性、及时性要求数据的比例系数计算
38		医疗质量控制	按电子病历系统中产生卫统报表、三级医院等级评审质量指标、专科质控指标等指定项目的比例情况计算	无
39		知识获取及管理	实现要求的功能	无

附表 C-2　电子病历系统应用水平分级评价基本要求

等级	内容	基本项目数（项）	选择项目数（项）	最低总评分（分）
0 级	未形成电子病历系统	—	—	—
1 级	独立医疗信息系统建立	5	20/32	28
2 级	医疗信息部门内部交换	10	15/27	55
3 级	部门间数据交换	14	12/25	85
4 级	全院信息共享，初级医疗决策支持	16	10/23	110
5 级	统一数据管理，中级医疗决策支持	20	6/19	140
6 级	全流程医疗数据闭环管理，高级医疗决策支持	21	5/18	170
7 级	医疗安全质量管控，区域医疗信息共享	22	4/17	190
8 级	健康信息整合，医疗安全质量持续提升	22	4/17	220

注：选择项目中 "20/32" 表示 32 个选择项目中需要至少 20 个项目达标

附表 C-3　电子病历系统应用水平分级评分标准

项目序号	项目代码	工作角色	业务项目	评价类别	主要评价内容	功能评分	数据质量评价内容
1	01.01.0				医师手工下达医嘱	0	
1	01.01.1		病房医嘱处理（有效应用按近3个月的出院患者人次比例计算）根据"评分标准"中各个级别的要求，统计出近3个月达到各个级别要求的人次数。计算各级别人次数与全部出院患者数比例	基本	（1）在计算机上下达医嘱并记录在本地（2）通过磁盘、文件等方式与其他计算机交换数据	1	
1	01.01.2	病房医师		基本	医嘱在程序间通过网络传送给病房护士	2	
1	01.01.3			基本	（1）医嘱通过网络同时供护士、药剂等业务使用（2）能够获得药剂科的药品可供应情况（3）具有全院统一的医嘱项目字典（4）医嘱下达时能够获得药品剂型、剂量，或检查检验项目中至少1类依据字典规则进行的核查与提示	3	医嘱记录中关键数据项与字典的一致性

说明：电子病历系统应用水平分级评分标准是对电子病历系统的功能、应用、数据质量情况进行分级评价的标准。下表中按照角色列出了具体要求的内容。其中：功能评价的内容在"主要评价内容"一栏列出；应用范围围绕应用比例按照"业务项目"一栏中列出的分子与分母内容。数据质量情况的评估内容在"数据质量评估内容"一栏中给出了基本计算的规则，针对每个个项目的具体内容参照《数据质量评估项目表》，这个表每年均会根据数据质量的重点管理要求进行修订

附表 C-3（续）

项目序号	项目代码	工作角色	业务项目	评价类别	主要评价内容	功能评分	数据质量评价内容
1	01.01.4			基本	（1）医嘱中的药品、检验、检查等信息可传送到对应的执行科室 （2）医嘱下达时能关联项目获得药物知识，如提供药物说明查询功能等	4	医嘱记录中必填项目的完整性
1	01.01.5			基本	（1）医嘱记录在医院中能统一管理，并统一展现 （2）有医师约束医嘱下达权限控制，支持抗菌药物分级使用管理 （3）可依据诊断判断传染病情况，并通过系统上报医政管理部门	5	1．医嘱记录中必填项、常用项目的完整性 2．医疗与医疗流程上下游环节相关数据的可对照性
1	01.01.6	病房医师	病房医嘱处理（有效应用按近3个月的应用人次占比例计算） 根据"评分标准表"中各个级别的要求，统计出近3个月达到各个级别要求的人次数。计算个级别人次数与全部出院患者数比例	基本	（1）对药物治疗医嘱药物的不良反应有上报处理功能 （2）开具医嘱医师能够接收到自己处方的点评结果 （3）下达医嘱时能够参考药品、检查、检验、药物过敏、诊断、性别等相关内容知识至少4项内容进行自动检查并给出提示 （4）能够实时掌握医嘱执行各环节的状态 （5）支持院内会诊的电子申请与过程追踪	6	1．医嘱记录中常用项目的完整性 2．药疗医嘱记录与后续药疗流程相关记录时间符合逻辑关系 3．药疗医嘱记录与药物审核记录时间符合逻辑关系
1	01.01.7			基本	（1）下达医嘱时，能够根据临床路径（指南）要求和患者的具体数据，自动对比执行与变异情况，提示输入变异原因并进行记录 （2）根据检验结果、用药等情况，对传染病、医院感染暴发等自动预警并给出信息并上报医政管理部门 （3）下达医嘱时可查询到患者本机构内的全部医疗记录和外部医疗机构内的相关医疗记录 （4）自动根据以往医疗机构内外的诊治情况、自动进行医嘱核查并给出提示 （5）依据情况，执行情况和知识库，自动判断不良事件情况并给出提示 （6）支持医师在院外浏览医嘱记录	7	1．临床路径记录（临床路径入组状态、变异记录）的完整性 2．委外检查或委外检验医嘱记录与委外检查申请中的可对照性

現代医院信息化建设与管理实践

附表C-3（续）

项目序号	项目代码	工作角色	业务项目	评价类别	主要评价内容	功能评分	数据质量评价内容
1	01.01.8			基本	能共享患者医疗及健康信息并能够进行集中展示，包括机构内外的医疗信息、健康记录，随访信息，患者自采健康记录（如健康记录、体征检测、可穿戴设备数据）等	8	
2	01.02.0				医师手工下达检验申请	0	
2	01.02.1		病房检验检验项目人次比例（有效应用按住院检验检验项目人次比例计算）统计出近3个月达到各个级别要求检验项目的人次数。计算各级别人次数与全部检验人次数比例		（1）在计算机单机中选择项目，打印检验或检查申请单 （2）可通过文件等方式传输方式与其他计算机共享数据	1	
2	01.02.2	病房医师			（1）从字典中选择项目，产生检验申请 （2）下达申请同时生成相关申请	2	
2	01.02.3			基本	（1）检验申请能以电子化方式传送给检验科室 （2）检验标本种类信息在申请中同时记录	3	病房检验申请关键数据项与字典的一致性
2	01.02.4				（1）下达申请时可获得检验项目和标本信息，如适应证，采集要求 （2）检验项目来自全院统一检验项目字典	4	病房检验申请必填项的完整性
2	01.02.5				（1）检验申请数据有全院统一管理机制 （2）有全院统一的检验标本字典并在本申请中使用 （3）开具检验申请时，可以浏览患者重要病历信息	5	1.病房检验申请必填项、常用项的完整性 2.临床的检验申请记录与检验登记记录的主要关联项目能够完善对照

附表 C-3（续）

项目序号	项目代码	工作角色	业务项目	评价类别	主要评价内容	功能评分	数据质量评价内容
2	01.02.6			基本	（1）下达申请医嘱时，能查询临床医疗记录，能够针对患者性别、诊断，以往检验申请结果等进行申请合理性自动审核并针对问题申请给出提示 （2）形成完整的检验申请，可随时查看标本状态、检验进程状态 （3）下达申请时可根据临床路径路径或指南列出所需检验项目	6	1. 病房检验申请常用项目的完整性 2. 申请下达与标本采集时间符合逻辑关系
2	01.02.7			基本	（1）在申请检验时能够查询与获得历史检验结果和其他医疗机构检验结果作参考 （2）下达申请时，可根据诊断、其他检查与检验结果及知识库提出所需检验项目建议	7	区域协同有关检验申请数据的可对照性 检验申请项目与其他医疗机构检验申请项目编码可对照性
2	01.02.8			基本	（1）在申请检验时，可查看患者自采健康记录内容作为病情了解参考 （2）可以利用患者医疗及健康数据，为患者制定持续的检验计划	8	
3	01.03.0	病房医师	病房检验报告（有效应用按住院检验项目人次比例计算）统计出近3个月达到各个级别要求检验项目的人次数。计算各级别人次数与全部检验人次数比例		未使用电子化方式传送检验报告	0	
3	01.03.1				能通过磁盘或文件传导人或查看检验结果	1	
3	01.03.3			基本	能通过界面集成等方式查阅检验科室的检验报告	3	检验报告关键数据项与字典的一致性
3	01.03.4			基本	（1）可获得检验科室报告数据 （2）医师工作站中可查阅历史检验结果 （3）查阅检验报告时可查得检验结果 （4）查看检验报告时能够给出结果参考范围及结果异常标记 （5）检验报告与申请单可进行关联对应	4	病房检验报告必填项目的完整性

附表 C-3（续）

项目序号	项目代码	工作角色	业务项目	评价类别	主要评价内容	功能评分	数据质量评价内容
3	01.03.5			基本	（1）检验报告来自全院统一医疗数据管理体系 （2）查阅报告时，对于多汇参考值的项目能够根据检验结果和诊断、性别、生理周期等自动给出正常异常结果的判断与提示 （3）可根据历史检验结果绘制趋势图 （4）对于危急检验结果，医师、护士能够在系统中看到 （5）浏览检验报告时，可以浏览患者重要病历信息	5	1.病房检验报告必填项、常用项目的完整性 2.检验科室检验报告记录与临床查看检验结果的数据备查对照关系
3	01.03.6		病房检验报告（有效应用按比例计算）统计出近3个月达到各级别要求检验项目的人次数。计算各级别人次数与全部检验人次数比例		（1）检验结果和报告各阶段的状态可实时获得 （2）对于危急检验结果，能够主动通知（如系统弹窗）医师、护士	6	病房检验报告数据整合性、数据及时性
3	01.03.7	病房医师			（1）能够查看历史检验结果和其他医疗机构的检验结果 （2）处理对于危急值通知和具有按时效管控，按接收人员分级通知，并记录反馈功能 （3）委托外部机构完成的检验结果，可直接浏览报告结果，可与检验申请关联 （4）可根据检验结果，提示选择临床路径（指南）的后续诊治方案的制定	7	区域协同有关机构检验结果数据对照性、医疗质量管理相关数据内容的完整与及时性
3	01.03.8				可利用患者医疗机构内外的医疗及健康信息提出处理建议，患者自采数据明显标示，可与本机构数据进行比较，绘制趋势图等	8	
4	01.04.0		病房检查申请（有效应用按比例计算）统计出近3个月达到各科各个级别要求检查项目的人次数。计算各级别人次数与全部检查人次数比例		医师手工下达检查申请	0	
4	01.04.1				（1）在计算机单机中选择项目，打印检查申请单 （2）可通过文件传输方式与其他计算机共享数据	1	

附表 C-3（续）

项目序号	项目代码	工作角色	业务项目	评价类别	主要评价内容	功能评分	数据质量评价内容
4	01.04.2				（1）从字典中选择项目，产生检查申请 （2）申请检查同时生成必要的医嘱	2	
4	01.04.3			基本	（1）检查申请能以电子化方式传送给医技科室 （2）申请时能够提示所需准备工作等内容	3	病房检查申请关键数据项与字典的一致性
4	01.04.4				（1）下达申请可获得检查项目信息，如适应证、作用、注意事项等 （2）申请能实时传送到医技科室 （3）检查项目来自全院统一字典	4	病房检查申请必填项的完整性
4	01.04.5	病房医师	病房检查申请（有效应用按住院检查项目人次比例计算）统计出近 3 个月达到各科各个级别要求检查项目的人次数。计算各级别人次数与全部检查人次数比例		（1）检查申请数据记录在统一管理机制中 （2）开写检查申请时，可以浏览患者重要病历信息	5	1.病房检查申请必填项、常用项目的完整性 2.医嘱记录与检查申请关键关联项目的对照
4	01.04.6			基本	（1）检查申请可利用全院统一的检查安排表自动预约 （2）形成完整的检查闭环，检查执行状态可实时查看 （3）下达申请医嘱时，能够针对患者性别、诊断，以往检查结果等对申请合理性进行自动检查并提示 （4）下达申请时可根据临床路径和指南列出所需检查项目	6	1.病房检查申请科室登记数据完整与检查登记记录中相关时间符合逻辑 2.临床路径中定义的检查项目编码与检查科室的项目编码内容一致性
4	01.04.7			基本	（1）能够查询历史检查结果、其他医疗机构检查结果和报告 （2）下达申请时可根据诊断、其他检查结果验证出所需检查项目建议	7	区域医疗协同有关检查申请数据记录的可对照性
4	01.04.8			基本	（1）可查看其他医疗机构检查情况、患者自采健康数据 （2）可以利用患者医疗及健康数据，为患者制定持续性的检查计划	8	

现代医院信息化建设与管理实践

附表 C-3（续）

项目序号	项目代码	工作角色	业务项目	评价类别	主要评价内容	功能评分	数据质量评价内容
5	01.05.0				手工传送检查报告	0	
5	01.05.1				能通过磁盘或文件导入或查看检查报告或检查图像	1	
5	01.05.3			基本	能通过调用检查科室系统或界面集成方式查阅医技科室的检查报告和图像	3	病房检查报告关键数据项与字典项的一致性
5	01.05.4			基本	（1）能在医师工作站查阅检查报告和图像 （2）查看检查报告时，能够按照项目查看说明等 （3）检查报告与申请单可进行关联对应	4	病房所看检查报告的完整性
5	01.05.5	病房医师	病房检查报告（有效应用按住院检查项目人次比例计算）统计出近3个月达到各科室各个级别要求检查项目的人次数。计算各级别人次数与全部检查人次数比例	基本	（1）检查报告来自全院统一医疗数据管理体系 （2）查阅报告时，能够显示检查结果，对于有正常参考值的项目能够显示参考范围及自动产生异常标记 （3）对于检查危急值，医师、护士在能够系统中看到	5	1. 病房检查报告必填项、常用项的完整性 2. 检查危急值的完整率中重要的完整率 3. 检查科室检查报告与病房申请中重要项目具备完善的数据对照
5	01.05.6				（1）检查结果和报告各阶段的状态可实时获得 （2）查阅报告时，对于有多正常参考值的测量项目能够根据检测量结果和患者年龄、性别、诊断、生理指标等，自动给出正常结果的判断与提示 （3）对于检查危急值，能够主动通知（如系统弹窗）医师、护士	6	病房看到检查报告记录的数据完整性。检查报告记录与上下游数据的及时性

230

附表 C-3（续）

项目序号	项目代码	工作角色	业务项目	评价类别	主要评价内容	功能评分	数据质量评价内容
5	01.05.7		病房检查报告（有效应用按住院检查项目人次比例计算）统计出近 3 个月达到各科各个级别要求检查项目的人次数。计算各级别人次数与全部检查人次数比例		（1）对于危急值通知具有按时效管控、分级通知、反馈功能 （2）能够获得、显示其他医疗机构的检查结果、图像等 （3）可根据检查报告、提示选择临床路径（指南）的后续诊治方案的制定	7	区域协同有关检查报告数据可对照
5	01.05.8				（1）可利用患者医疗机构内外的检查结果及健康信息提出处理建议 （2）患者自采健康记录数据有明显标示	8	
6	01.06.0	病房医师			医师手工书写病历	0	
6	01.06.1		病房病历记录（有效应用按比例计算）统计出院患者人次数。统计近 3 个月书写病历功能达到各个级别的病历数。计算各级别病历数与全部出院人次数比例		（1）有用计算机书写的病历 （2）病历记录在本病房内能够检索与共享	1	
6	01.06.2				（1）能够有专用软件书写入院、查体、病程记录、出院记录等病历记录 （2）能够获得护士生成的患者入出转记录	2	
6	01.06.3				用计算机书写的病历记录能够被其他科室共享	3	病房病历记录关键数据项与典型的一致性
6	01.06.4			基本	（1）病历记录可按照病历书写基本规范列出的基本内容项目进行结构化存储，有可定义的病历式格式和选项 （2）病历记录能够全院共享	4	1. 病房病历记录必填项的完整性 2. 描述性病历中的主诉、现病史、体格检查等内容有合理数据的数据量

附表 C-3（续）

项目序号	项目代码	工作角色	业务项目	评价类别	主要评价内容	功能评分	数据质量评价内容
6	01.06.5			基本	（1）可自定义病历结构与格式，支持结构化病历的书写 （2）提供插入检查检验结果功能 （3）可按照任意病历结构化项目进行检索 （4）病历数据与医嘱等数据结构全院一体化管理 （5）对已由医师确认病历的所有修改，有完整的痕迹记录 （6）书写病历时的时限可设置并能提示 （7）电子病历内容应存储为通用格式，可被经过医院方授权的第三方调用 （8）历史病历应完成数字化处理并可查阅，并可与其他病历整合	5	1. 病历修改记录的完整性 2. 病历记录与质控记录具备完善的数据对照
6	01.06.6	病房医师	病房病历记录（有效应用按比例计算）统计近3个月书写病历功能达到各个级别的病历数。计算各级别病历数与全部出院人次数比例		（1）病房病历具有分权安全控制机制和访问日志 （2）有法律认可的可靠电子签名 （3）病历书写对书写内容有智能检查与提示功能 （4）支持院内会诊记录电子处理，并能与会诊申请对照。会诊记录纳入电子医疗记录体系	6	1. 病房病历记录常用项的未完整性 2. 会诊记录常用项的完整性 3. 会诊记录、病历记录间关系符合逻辑性 4. 病历内容术语、描述的逻辑符合性
6	01.06.7			基本	（1）能够浏览医疗机构内外病历记录的内容 （2）能够接受病案质控意见并修改后反馈 （3）支持医师在院外浏览病历记录 （4）可根据患者情况智能推荐模板	7	区域协同的病历数据内容的可对照性
6	01.06.8			基本	（1）可进行本院病历内容与其他医疗机构内容的联合检索 （2）病历书写过程中，能够引用院内外的医疗信息、健康记录、体征检测信息、随访信息、患者自采健康记录等内容 （3）本院病历记录内容可提供给其他医疗机构的浏览、操作管理、操作记录	8	

附表 C-3（续）

项目序号	项目代码	工作角色	业务项目	评价类别	系统功能评价内容	功能评分	数据质量评价内容
7	02.01.0				手工进行患者管理	0	
7	02.01.1				输入的患者基本信息，住院记录可作为护士本地工作记录	1	
7	02.01.2			基本	患者基本信息，住院记录等可提供本病房临床医师共享	2	
7	02.01.3			基本	从住院登记处接收患者基本信息，输入入院评估记录 （1）床位、病情信息、病历资料供其他部门共享 （2）病历或出院出科信息在系统中处理 （3）转科或出科信息在系统中处理	3	护理评估记录，患者流转管理相关关键数据项与字典的一致性
7	02.01.4	病房护士	患者管理与评估（有效应用按出院患者人次比例计算）统计达到各级别的出院患者人次数，并计算各级别出院患者人次数与总患者人次数的比例		（1）患者入、出院、转科记录、与住院医师站中的患者基本信息衔接 （2）可提示入科的基本处理流程或有可定义的入科处理模版提醒帮助护士上完成常规的处理 （3）护理级别在系统中有明确显示	4	护理评估记录，患者流转管理相关记录中必填项的完整性
7	02.01.5				（1）入院评估记录在医院统一医疗数据管理体系中管理 （2）具有查询既往住院病历记录数据，检查检验结果等供评估时参考的功能	5	护理评估记录，患者流转管理相关必填项、常用项的完整性；护理记录与医疗流程上下游相关记录具备完善的数据对照
7	02.01.6				（1）有患者入出转、出科检查、治疗等活动的跟踪记录 （2）能够查询患者在院内其他部门门诊诊疗活动记录 （3）书写入院评估时有智能模版 （4）可根据患者病情和评估情况，对护理级别或护理措施给出建议	6	1. 患者流转管理记录相关数据完整性、整合性，护理评估记录与医疗流程上下游数据具合理关系 2. 护理相关记录时间与医疗流程时间符合逻辑关系

233

附表 C-3（续）

项目序号	项目代码	工作角色	业务项目	评价类别	系统功能评价内容	功能评分	数据质量评价内容
7	02.01.7		患者管理与评估（有效应用按医嘱应用比例计算）统计达到出院患者各级别的出院患者人次数，并计算各级别出院患者人次数与总患者人次数的比例		有利用患者入出转记录、患者评估记录记录等信息进行护理质量分析的工具	7	1. 进入临床路径患者中护理相关项目数据的完整性，与上下游数据记录可对照 2. 查看外部医疗记录中护理评估项目与本院可对照
7	02.01.8				能够获得区域护理质量数据，并能够用于与本科室护理质量进行对比分析处理	8	
8	02.02.0				护士手工抄写执行单，如药品单、输液卡等	0	
8	02.02.1	病房护士	医嘱执行（有效应用按医嘱执行记录数计算）统计达到各级别要求医嘱执行记录数，并计算各级别医嘱执行记录数与总医嘱执行记录数的比例	基本	（1）手工输入医嘱供执行时使用 （2）本地保存医嘱数据	1	
8	02.02.2			基本	（1）能够接收医师下达的医嘱，同时支持手工增补医嘱 （2）医嘱可供药剂科或收费使用	2	
8	02.02.3			基本	（1）每次的用药医嘱数据能与药剂共享用于药品准备 （2）护士执行医嘱有记录	3	医嘱执行记录中关键数据项与字典的一致性
8	02.02.4				（1）医嘱执行记录可供全院共享 （2）执行单能够在医嘱执行操作后产生	4	医嘱执行记录中必填项的完整性
8	02.02.5			基本	（1）在执行中实时产生记录 （2）全院统一管理医嘱、执行记录，构成统一电子病历内容 （3）新医嘱和医嘱变更可及时通知护士	5	1. 医嘱执行记录必填项、常用项的完整性 如医嘱执行记录中医嘱类别、医嘱项目编码的、标本采集人等 2. 护理执行记录与医疗流程上下游相关记录具备完整数据对照

附表C-3（续）

项目序号	项目代码	工作角色	业务项目	评价类别	系统功能评价内容	功能评分	数据质量评价内容
8	02.02.6		医嘱执行（有效应用按医嘱执行记录数计算）达到各级别要求计算，并计算各级别医嘱执行记录数与总医嘱执行记录数的比例	基本	（1）医嘱执行过程中有患者、药品、检验标本等机读自动识别手段进行自动核对 （2）完成医嘱执行的闭环信息记录 （3）对高风险医嘱执行时有警示	6	医嘱执行记录数据整合性、数据及时性
8	02.02.7				（1）医嘱执行过程能够随时了解和查询医疗机构外部产生的历史医疗记录、体征记录 （2）有利用医嘱执行记录进行护理质量管理的工具	7	无要求
8	02.02.8				可获得区域医嘱质量相关指标并用于分析本科室护理质量	8	
9	02.03.0				手工书写护理记录、手工记录体征数据	0	
9	02.03.1	病房护士			（1）体征记录用计算机本地存储 （2）体征记录可打印、绘图，无网络共享	1	
9	02.03.2				有记录护理记录、体征记录系统并能够通过计算机网络供本科室医师查看	2	
9	02.03.3		护理记录（有效应用按比例计算）统计3个月护理记录达到各级别的人次数，计算各级别护理记录人次数与总出院人次的比例		（1）操作中能够通过界面融合或调用其他系统方式查看其检查、检验、治疗等数据，本科室采集的体征数据、护理操作情况等记录 （2）有危重患者护理观察记录、护理操作情况记录 （3）护理记录信息可供医师查看	3	患者护理记录中关键数据项与字典的一致性
9	02.03.4			基本	（1）可通过系统内嵌的方式获得检查、检验、治疗等数据 （2）对危重患者有符合要求的护理观察记录、护理操作情况等记录可供全院共享	4	患者护理记录中必填项的完整性

附表 C-3（续）

项目序号	项目代码	工作角色	业务项目	评价类别	系统功能评价内容	功能评分	数据质量评价内容
9	02.03.5	病房护士	护理记录（有效应用按次比例计算）统计近3个月护理记录达到各级别的人次，计算各级别人次与总出院人次的比例	基本	（1）护理记录、体征记录数据在医院统一医疗数据管理体系中 （2）生命体征、护理处置可通过移动设备自动导入相应记录单（移动护理） （3）有护理计划模版，护理记录数据可依据护理计划产生	5	1. 护理记录中的必填项、常用项完整性 2. 护理记录与病历记录相关项目具备完善的数据对照
9	02.03.6			基本	（1）根据护理记录（如患者体征等）有自动的护理措施提示 （2）具有分组安全控制机制，制作访问日志，以保障分组护理时信息点的安全性 （3）有法律认可的可靠电子签名 （4）系统能够根据数据体征数据自动完成或设定的护理评估 （5）可以在医院统一医疗数据管理体系中调阅患者既往住院护理记录	6	1. 护理记录与医疗流程相关上下游相关项目数据时间符合逻辑关系 2. 护理记录中电子签名时间、护理记录、护理计划、戳记录的完整性等
9	02.03.7				（1）护理记录书写时，可查询其他医疗机构相关病历数据和知识库数据 （2）能够利用护理记录数据进行护理质量分析 （3）护理记录生成与临床路径（指南）相衔接，可与医师医嘱紧密结合	7	1. 不良事件记录完整性 2. 临床路径中定义的护理项目与护理记录项目有对照
9	02.03.8			基本	可获得区域护理质量指标，能够结合本科室至患者护理记录分析护理工作效率，不良事件发生率等护理质量与区域指标比较	8	

附表 C-3（续）

项目序号	项目代码	工作角色	业务项目	评价类别	主要评价内容	功能评分	数据质量评价内容
10	03.01.0				无门诊电子病历系统，医师手写处方	0	
10	03.01.1	门诊医师	处方书写（有效应用按门诊处方数计算）统计近3个月达到各级别功能的门诊处方数，计算这些门诊处方数与门诊总处方数的比例		（1）在本地记录处方数据并打印处方 （2）可通过存储文件、移动存储设备方式与其他计算机共享处方数据	1	
10	03.01.2				（1）能够查询本科室历史处方记录 （2）处方数据科室内部共享	2	
10	03.01.3			基本	（1）能获取挂号或分诊的患者信息 （2）下达的处方可供应药剂科，收费使用	3	处方书写关键数据项与字典值的一致性
10	03.01.4			基本	（1）处方数据能够全院共享 （2）下达处方时能获得药物关联项目获得的药品剂型、剂量或可供应药品提示 （3）处方下达时能获得药物说明知识，如提供药物说明查询功能等	4	处方中必填项的完整性
10	03.01.5			基本	（1）具有针对患者诊断、性别、历史处方、过敏史等进行合理用药、配伍禁忌、给药途径等综合自动检查功能并给出显示 （2）对高危药品使用给予警示 （3）支持医师处方权限控制 （4）可依据诊断判断传染病情况，并通过系统上报政管理部门	5	处方记录中必填项、常用项的完整性，处方记录的完整性，处方记录与下游医疗流程中下游药品配置记录、合理用药检查记录相关项目具备完善的数据对照

附表 C-3（续）

项目序号	项目代码	工作角色	业务项目	评价类别	主要评价内容	功能评分	数据质量评价内容
10	03.01.6	门诊医师	处方书写（有效应用按门诊处方数计算）统计近3个月达到各级别功能的门诊处方数，计算这些门诊处方数与门诊总处方数的比例	基本	（1）书写处方时可跟踪既往处方执行情况 （2）处方数据能够自动作为门诊病历内容 （3）能够接收到开方医师自己处方的点评结果 （4）发生药物不良反应时能够有记录与上报处理功能	6	1.处方数据整合性、及时性 2.处方记录与处方点评记录中重要项目数据能够对照 3.处方开立与药品审核、配置、发药时间同符合逻辑关系
10	03.01.7			基本	（1）下达处方时，可查阅到患者本机构内外的医疗记录 （2）自动根据以往医疗机构内外的诊治和用药情况自动进行医嘱核查并给出提示 （3）处方及用药说明可供患者查阅 （4）医疗机构之间共享的患者处方信息中应包含可靠电子签名	7	区域协同有关药品处方、用药记录、诊断等数据可对照
10	03.01.8			基本	能获取患者全生命周期的信息资料，并能够进行集中展示，包括患者本机构内外的医疗信息、健康记录、体征记录、随访信息、患者自采健康信息（如健康记录、可穿戴设备数据）等	8	
11	03.02.0		门诊检验申请（有效应用门诊检验项目）统计近3个月门诊申请各项检验所达到相应级别的人次数，计算各级别功能实现人次与总检验人次比例		医师手工下达检验申请	0	
11	03.02.2				可从本科室共享的字典中选择项目，产生检验申请	2	

附表 C-3（续）

项目序号	项目代码	工作角色	业务项目	评价类别	主要评价内容	功能评分	数据质量评价内容
11	03.02.3			基本	（1）检验申请能传送给医技科室 （2）下达申请时有多科室公用的项目字典支持	3	门诊检验申请关键数据项与字典项的一致性
11	03.02.4				（1）下达申请时可获得与项目关联的检验项目的适应证、标本采集、检查意义等信息 （2）有全院统一的检验项目字典	4	门诊检验申请必填项的完整性
11	03.02.5				（1）检验申请数据全院统一管理 （2）有全院统一的检验标本字典并在申请中使用 （3）下达检验申请时，能查询临床医疗记录	5	1.门诊检验申请必填项、常用项的完整性 2.门诊检验申请记录与检验科室相关登记记录具备完善的数据对照
11	03.02.6	门诊医师	门诊检验申请（有效应用按门诊检验项目统计人次比例计算）近3个月门诊申请各项检验所达到相应级别的人次数，计算各级别功能实现人次与总检验人次比例	基本	（1）形成完整的检验闭环、检验申请、标本情况能够随时跟踪 （2）能够针对患者性别、诊断、以往检验结果等进行申请合理性自动审核并针对问题申请给出提示	6	1.门诊检验申请记录时间项间项的完整性 2.检验申请记录与记录有关各项程上下游相关逻辑关系
11	03.02.7				（1）申请检验时，能够查询历史检验结果报告 （2）具有适用于门诊的疾病诊断知识库提供诊断辅助	7	区域协同同有关检验申请记录与外部医疗机构检查记录与检验登记数据项目的可对照性
11	03.02.8				（1）可查看患者自采健康记录内容 （2）可以利用患者医疗及健康数据，为患者制定持续的检验计划	8	
12	03.03.0				未使用电子化方式传送检验报告	0	

附表 C-3（续）

项目序号	项目代码	工作角色	业务项目	评价类别	主要评价内容	功能评分	数据质量评价内容
12	03.03.1	门诊医师	门诊检验申请（有效应用检验项目人次比例计算）统计 近3个月门诊申请各项检验所达到相应级别的人次数，计算各级别功能实现人次与总检验人次比例		可在计算机中查询到检验结果。但限于或利用文件或移动存储设备获取检验结果，人工导入	1	
12	03.03.2				（1）有供全科共享的检验报告记录系统 （2）检验结果数据通过文件或移动存储设备导入，但可在科室内共享	2	
12	03.03.3			基本	能查阅医技科室的检验报告，查阅工具可以是集成检验系统界面、直接利用检验系统	3	门诊医师查到的检验报告关键数据项与字典的一致性
12	03.03.4			基本	（1）能够在门诊医师工作环境中查阅检验报告 （2）医师工作站中可查阅历史检验结果 （3）能够给出结果异常结果异常标记 （4）查看检验报告时，可获得项目说明 （5）检验报告与申请单可进行关联对应	4	门诊检验报告必填项的完整性
12	03.03.5			基本	（1）查阅报告时，对于多项正常参考值的项目能够根据检验结果和临床、性别、生理指标等自动给出正常结果的判断与提示 （2）可根据历史检验结果绘制趋势图 （3）对于危急值检验结果，门诊医师能够在系统中看到	5	1.门诊检验报告必填项、常用项的完整性 2.门诊检验报告与检验科室报告数据相关项目具备完善的数据对应
12	03.03.6				（1）可随时跟踪检验进展情况和结果 （2）对于危急值检验通知，能够主动通知（如系统弹窗）医师、护士	6	1.门诊检验报告中时间相关数据完整性 2.门诊危急值检验报告处理时间与报告记录的时间符合逻辑关系
12	03.03.7			基本	（1）能够对比历史检验结果和其他医疗机构的检验结果，按收入年度分级通知，处理记录反馈功能； （2）对于危急值通知具有按时的效率通知，可直接浏览报告结果、委托外部机构完成的检验结果，并与检验申请关联	7	1.区域协同有关检验报告数据的可对照性 2.门诊查看检验结果与本机构检验的其他检验项目与本院检验项目有对照

附表 C-3（续）

项目序号	项目代码	工作角色	业务项目	评价类别	主要评价内容	功能评分	数据质量评价内容
12	03.03.8			基本	可利用患者医疗机构内外的医疗及健康信息提出处理建议，绘制患者自采数据有明显标示，可与本机构数据进行比较、绘制趋势图等	8	
13	03.04.0				医师手工下达检查申请	0	
13	03.04.2	门诊医师	门诊检查申请（有效应用按门诊检查项目人次比例计算）统计近3个月门诊申请各项检查所达到相应级别的人次数，计算各级别功能实现人次与总检查人次比例		从科室预定字典中选择项目，产生检查申请	2	门诊检查申请关键数据项与字典的一致性
13	03.04.3				(1) 下达申请时能够调用本科室产生的病情摘要 (2) 检查申请能传送给医技科室	3	门诊检查申请必填项的完整性
13	03.04.4				(1) 下达申请时能获得其他部门的病情摘要、诊断，具有检查适应证、作用、注意事项查询功能 (2) 检查申请能实时传送给相关科室 (3) 检查项目来自全院统一字典	4	
13	03.04.5				(1) 检查申请数据全院统一管理 (2) 开写检查申请时，可以浏览患者重要病历信息	5	1.门诊检查申请必填项、常用项的完整性 2.门诊检查申请记录与检查科室登记记录具备完整的数据对照

附表 C-3（续）

项目序号	项目代码	工作角色	业务项目	评价类别	主要评价内容	功能评分	数据质量评价内容
13	03.04.6			基本	（1）申请后可随时跟踪检查进展情况 （2）检查申请可利用全院统一的检查安排表自动预约 （3）下达申请时，能够针对患者性别、诊断，以往检查结果等对申请合理性进行自动检查并提示	6	1. 门诊检查申请记录常用项完整性 2. 门诊检查申请记录与检查科室登记记录间符合逻辑关系
13	03.04.7				（1）申请检查时，能够查询历史检查结果、其他医疗机构检查结果和报告 （2）下达申请时可根据诊断及知识库提出所需检查项目建议	7	区域协同有关数据的可对照性
13	03.04.8	门诊医师	门诊检查报告（有效应用按门诊检查项目人次比例计算）统计近3个月门诊各项检查报告所达到相应级别级别功能实现人次与总检查人次比例		（1）可利用其他医疗机构检查开写情况，患者自采健康记录内容作为检查申请开写的参考依据 （2）可以利用患者医疗及健康数据，为患者制定持续检查计划	8	
14	03.05.0				手工传送检查报告	0	
14	03.05.1				能够用计算机查阅检查报告，但数据来自文件或移动存储设备方式	1	
14	03.05.2				（1）计算机中可查阅检查报告或图像，数据来自文件或移动存储设备导入 （2）检查报告或图像在科室内保存并共享	2	

附表C-3（续）

项目序号	项目代码	工作角色	业务项目	评价类别	主要评价内容	功能评分	数据质量评价内容
14	03.05.3	门诊医师	门诊检查报告（有效应用按门诊检查项目人次比例计算）近3个月门诊各项检查报告所达到相应级别的人次数，计算各级别功能实现人次与总检查人次比例		能通过网络，利用界面集成调用检查科室工具方式查阅医技科室的检查报告或图像	3	门诊检查报告关键数据项与字典的一致性
14	03.05.4			基本	（1）可通过系统内嵌方式查阅检查报告和图像信息 （2）查看检查报告时可以按照项目查阅结果说明信息 （3）检查报告与申请单可进行关联对应	4	门诊检查报告必填项的完整性
14	03.05.5			基本	（1）检查报告和图像来自全院统一管理的数据 （2）查阅报告时，能够显示测量结果，对于有正常参考值的项目能显示参考范围及自动产生异常标记 （3）对于检查危急值，门诊医师能够任系统中看到	5	1.门诊检查报告必填项、常用项的完整性 2.门诊医师看到的检查报告与申请单、检查科室记录相关的项目应具备完善的数据对照
14	03.05.6			基本	（1）在医师工作站能够跟踪检查过程和结果 （2）查阅报告时，对于有多正常参考值的测量项目能够根据测量结果和患者年龄、性别、诊断、生理指标等，自动给出正常结果的判断与提示 （3）对于检查危急值，能够主动通知（如系统弹窗）医师、护士	6	1.门诊相关数据记录时间相关报告的完整性 2.门诊医师看到检查记录与检查报告记录相关时间应符合医疗流程逻辑关系
14	03.05.7			基本	（1）能够对比历史检查结果和其他医疗机构的检查结果 （2）对于危急值通知具有按时有效途径、分级管控、反馈功能 （3）具有对检查结果判断并按照判断诊疗指南或知识库提示后续诊疗工作	7	区域协同中检查报告记录应与院内相关数据可对照
14	03.05.8			基本	（1）可利用患者医疗机构内外的检查结果及健康信息提出处理建议 （2）患者自采健康记录数据有明显标示	8	

现代医院信息化建设与管理实践

附表 C-3（续）

项目序号	项目代码	工作角色	业务项目	评价类别	主要评价内容	功能评分	数据质量评价内容
15	03.06.0				医师手工书写病历	0	
15	03.06.1	门诊医师	门诊病历记录（有效应用按门诊人次数计算）统计近3个月书写门诊病历功能达到的各个级别的门诊人次数。计算各级别门诊人次数与门诊总人次数比例		（1）门诊病历记录保存在本地 （2）门诊病历记录可通过文件、移动存储设备方式供其他人使用	1	
15	03.06.2				（1）有专用软件书写门诊病历记录并可以在科室内共享 （2）书写病历时可调用挂号和本科护士预诊采集的数据	2	
15	03.06.3				（1）书写病历记录可供其他部门共享 （2）书写病历时，可通过界面集成或调用其他系统模块方式查阅病史、检验信息	3	门诊病历关键数据项与字典的一致性
15	03.06.4			基本	（1）门诊病历记录可按照病历书写基本规范列出的基本内容项目进行结构化存储，有可定义的病历格式和选项 （2）门诊病历记录能够全院共享	4	重点考察门诊病历必填项的完整性、是否涵盖主诉、现病史、既往史、查体、诊断、处理意见等内容

244

附表 C-3（续）

项目序号	项目代码	工作角色	业务项目	评价类别	主要评价内容	功能评分	数据质量评价内容
15	03.06.5			基本	（1）能提供插入检查检验结果功能 （2）可对门诊病历内容检索 （3）病历数据与处方、检查报告等数据全院一体化管理 （4）历史病历（包括住院或门诊纸质病历）完成数字化，可查阅，并能够与其他病历整合 （5）对于已提交的病历能自动记录、保存病历记录所有修改的痕迹	5	1.门诊病历必填项、常用项的完整性 2.门诊病历记录描述内容满足合理性数据量
15	03.06.6	门诊医师	门诊病历应用按门诊人次计算（有效门诊人次数计算近3个月书写门诊病历功能达到各个级别的门诊人次数。计算各级别门诊人次数与门诊人次总数比例）		（1）门诊病历具有安全控制机制，分科室访问权限机制和日志 （2）有法律认可的可靠电子签名 （3）可根据诊断、性别、年龄等自动定义病历结构和格式	6	病历建立与书写相关时间记录符合医疗过程逻辑关系
15	03.06.7			基本	（1）能够浏览医疗机构内病历记录的内容 （2）能够按照诊疗指南进行病历书写内容提示 （3）病历书写有书写内容智能检查与提示功能 （4）可根据患者情况智能推荐模板 （5）支持患者在院外浏览本人的门诊病历记录，具备权控制，并有完整的浏览记录	7	区域协同中门诊所看到院外病历历能够与就诊患者有准确关联
15	03.06.8			基本	（1）可进行本院病历内容与其他医疗机构病历内容的联合检索 （2）病历书写过程中，能够引用机构内外的医疗信息、健康记录、体征检测、随访信息，患者自采健康记录等内容 （3）本院病历内容可提供给其他医疗机构的浏览、浏览具备授权管理、操作记录	8	

附表 C-3（续）

项目序号	项目代码	工作角色	业务项目	项目类别	系统功能评价内容	功能评分	数据质量评价内容
16	04.01.0				未用计算机进行预约登记	0	
16	04.01.1				（1）在本地登记来检查患者的情况，代替登记本 （2）登记记录可导出供后续处理应用	1	
16	04.01.2	检查科室	申请与预约（有效应用按总检查项目人次比例）统计近3个月接收与处理申请预约达到各个级别功能的人次数，计算与总检查人次数的比例	基本	科室内部应用检查预约与登记系统，数据仅在科室内部共享	2	
16	04.01.3			基本	（1）检查项目清单可供门诊、病房等临床科室共享 （2）可获取门诊、病房的申请	3	检查科室接收的申请记录与数据质量字典的一致性
16	04.01.4				（1）可根据检查内容生成注意事项 （2）检查安排数据可被全院查询	4	检查申请记录与预约的安排记录必填项的完整性
16	04.01.5				（1）检查安排时间表能够提供全院共享，并能够及时进行同步 （2）各临床科室能根据检查安排表进行预约，预约结果可全院共享 （3）有自动安排检查时间的规则，能够提供默认认的检查时间安排	5	1. 检查申请记录必填项的完整性 2. 检查系统检查申请记录与电子病历系统检查申请记录具备完善的数据对照

检查科室范围：主要评估针对患者进行的各种检查所对应信息系统的功能与应用情况。所考察的内容包括由专门的检查科室开展的项目，临床专科开展的需要出具检查报告的项目。具体检查类别如：放射、超声、内镜、核医学各类医学影像检查、心电图、脑电图等各类电生理检查，各个专科针对口腔、眼耳鼻喉、妇产、心脏、神经、呼吸等各个方面进行的需要出具报告的检查。病理检查的需要出具报告的申请、报告、图像处理也纳入本角色的各个项目评价，但病历历史具备的标本管理纳入检验科室角色中的标本管理项目评价

附表 C-3（续）

项目序号	项目代码	工作角色	业务项目	项目类别	系统功能评价内容	功能评分	数据质量评价内容
16	04.01.6				（1）能够实时掌握患者在其他检查和治疗部门的状态 （2）可结合其他部门检查、治疗安排，智能提示检查安排的冲突并给出提示	6	检查申请记录与医疗流畅上下游相关记录是时间相关数据应符合逻辑关系
16	04.01.7		申请与预约（有效应用按总检查项目人次占比计算）统计近3个月接收与处理申请预约达到各个级别功能的人次数，计算与总检查人次数的比例	基本	（1）支持获取本机构以外的检查申请并能够进行患者 ID 对照、诊疗项目对照 （2）提供根据外历史检查安排情况，进行是否检查的提示功能 （3）有根据本部门检查预约、等候，执行检查时间进行本部门服务效率分析工具 （4）患者可在院外查看申请单状态，检查预约时间，可通知患者预约时间、检查注意事项等	7	区域协同有关的检查申请记录数据可对照
16	04.01.8				（1）可获取区域同类型检查预约安排服务相关指标 （2）能够根据患者检查项目分布、区域服务效率情况分析本部门服务效率	8	
17	04.02.0	检查科室			手工进行检查过程记录	0	
17	04.02.1		检查记录（有效应用占比计算）统计近3个月检查记录处理达到各个级别功能的人次数，计算与总检查人次数的比例		（1）检查记录使用单机系统处理并保存在本地 （2）能导出数据供他人使用	1	
17	04.02.2			基本	有科室范围的检查管理系统，信息仅在本科室内使用	2	
17	04.02.3				（1）记录检查结果过程中，能够查看临床申请中的信息，确保检查结果与申请、患者准确对应 （2）具有连接检查设备采集数据功能 （3）能够提供检查数据和图像访问同与典成集成环境其他功能提供界面集成环境	3	检查记录关键数据项与字典的一致性

附表 C-3（续）

项目序号	项目代码	工作角色	业务项目	项目类别	系统功能评价内容	功能评分	数据质量评价内容
17	04.02.4				（1）所记录的检查数据、检查图像供全院共享 （2）有供全院应用的检查图像或数据访问与显示工具	4	检查记录必填项的完整性
17	04.02.5				（1）检查结果、检查图像在全院有统一管理机制 （2）可以长期存储记录	5	1. 检查记录填项、常用项的完整性 2. 检查记录与检查申请相关的数据项具备完善的数据对照
17	04.02.6	检查科室	检查记录（有效应用按总检查项目人次比例计算）统计近3个月检查记录处理达到各个级别功能的人次数，计算与总检查人次数的比例	基本	（1）检查数据产生过程有状态记录，并有查询和跟踪工具 （2）检查全过程数据记录有防止患者、检查数据、图像不对应的自动核查处理 （3）记录检查测量值时具有基本的选择或自动判断提示功能。包括：各种测量值的合理范围，注释说明的合理范围同汇范围等	6	检查记录与医疗流程上下游相关数据记录中的时间项符合逻辑关系
17	04.02.7				（1）能够获取医院外部检查数据和检查状态并进行记录，本科室检查记录和状态可传给外部系统使用 （2）具有针对检查记录的患者识别和防止数据对照差错规则与工具 （3）检查等候过程中可通知患者检查顺序、等候人数、预计检查的间等信息	7	无要求
17	04.02.8				有针对检查记录的数据完整性、数据记录管理等质量控制工具	8	
18	04.03.0		检查报告（有效应用按总检查项目人次比例计算）统计近3个月检查报告处理达到各个级别功能的人次数，计算与总检查人次数的比例		手工书写报告	0	

附表 C-3（续）

项目序号	项目代码	工作角色	业务项目	项目类别	系统功能评价内容	功能评分	数据质量评价内容
18	04.03.1			基本	（1）手工输入检查报告并保存在本地 （2）检查报告能通过文件或移动存储设备导出数据供他人使用	1	
18	04.03.2				（1）报告书写时可引用检查登记记录、检查记录数据内容 （2）报告中的诊断可与本科室检查登记共享	2	
18	04.03.3				（1）检查报告可供临床科室或其他部门共享 （2）检查报告能够与检查图像关联	3	检查报告记录关键数据项与字典的一致性
18	04.03.4				（1）检查报告有初步结果时，能够区分检查所见与检查结果 （2）检查报告能够全院共享	4	检查报告记录必填项的完整性
18	04.03.5	检查科室	检查报告（有效应用按总检查项目人次比例计算）统计近3个月检查报告处理达到各个级别功能的人次数、计算与总检查人次数的比例		（1）检查报告内容有可定义格式与模板 （2）书写报告时可根据项目、诊断提供选择模板	5	1.检查报告记录必填项、常用项的完整性 2.检查报告与上游相关记录的项目具备完整的数据对照
18	04.03.6				（1）报告书写环境中有查询与引用临床信息、其他部门信息工具 （2）具有法律认可的可靠电子签名 （3）检查报告有安全控制机制与访问日志	6	检查报告记录与数据医疗流程上下游相关记录中有段合逻辑关系
18	04.03.7			基本	（1）能够在报告书写时查询其他医疗机构的检查结果 （2）支持将医院外部申请报告传送给申请者 （3）书写报告过程中有智能提示，有智能化的质控控制 （4）支持患者在院外浏览本人的检查报告，具备授权控制，并有完整的浏览记录	7	区域协同中有关检查报告的数据可对照
18	04.03.8			基本	（1）有对检查报告内容规范性的管理控制 （2）能够获取区域检查报告的阳性率等质控指标，并有将本科室指标与之对比工具	8	

附表 C-3（续）

项目序号	项目代码	工作角色	业务项目	项目类别	系统功能评价内容	功能评分	数据质量评价内容
19	04.04.0				系统中不能够获取数字化图像	0	
19	04.04.1				（1）有检查设备附带工作站获取图像，但仅在单机中记录 （2）图像可以通过文件或移动存储设备方式导出	1	
19	04.04.2				（1）可通过网络获取检查设备图像 （2）图像数据能够在本科室本科室系统保存并共享 （3）检查图像能够与本科室预约与登记数据对照	2	
19	04.04.3	检查科室	检查图像（有效应用按有图像结果项目人次比例计算） 统计近3个月检查项目各个级别功能的人次集与处理达到对各个级别功能的人次数，计算与有图像检查结果项目人次数的比例		（1）检查图像能够提供门诊或病房共享 （2）检查图像可与门诊或住院的申请、患者基本信息对照 （3）具有检查工作清单 （4）能够提供图像浏览工具供其他系统进行界面集成	3	重点考察检查图像相关关键数据项与字典项的一致性，如检查工作单与检查申请序号关联的比例等
19	04.04.4			基本	（1）检查图像供全院共享，有符合DICOM标准的图像访问体系 （2）能够调整图像灰阶等参数并记录	4	检查图像记录相关必填项的完整性
19	04.04.5			基本	（1）建立全院统一的图像存储体系 （2）支持符合DICOM标准的图像显示终端访问图像数据 （3）有完整的数据访问控制体系，支持指定用户、指定患者、指定检查的数据访问控制 （4）具有图像质量控制功能，并有记录	5	1.检查图像记录相关必填项，常用项的完整性 2.检查过程登记产生的记录与影像设备产生的记录备具备完善的数据对照

附表 C-3（续）

项目序号	项目代码	工作角色	业务项目	项目类别	系统功能评价内容	功能评分	数据质量评价内容
19	04.04.6	检查科室	检查图像（有效应用按图像结果应用按比例计算）统计近3个月检查项目人次采集与处理达到各级别功能的检查项目人次数，计算与有图像结果人次数的比例目人次数的比例	基本	（1）图像产生过程、图像质控、图像重现均有跟踪与管理 （2）提供图像注释说明记录并能够与临床科室共享 （3）历史图像完成数字化处理，并能够与其他图像整合	6	检查图像记录与上下游相关记录中的时间符合逻辑关系
19	04.04.7				（1）支持其他医院图像引入院内部影像系统，本院图像可通过网络标准的访问接口提供给其他医院使用 （2）支持患者在院外浏览本人的检查图像，具备授权控制，并有完整的浏览记录	7	区域协同影像检查有关的患者、检查内容相关数据有可对照性
19	04.04.8				参加区域检查科室影像质量评价有记录	8	
20	05.01.0	检验处理	标本处理（有效应用按总验标本数比例计算）统计近3个月检验标本处理达到各级别功能的人次数，计算与总验人次数的比例		未用计算机登记	0	
20	05.01.1				（1）实验室接收检验标本时在本地计算机登记 （2）登记数据可以文件或移动存储设备方式导出	1	
20	05.01.2				（1）接收标本时贴条形码供实验室共享数据，有标本查重处理 （2）可实现标本登记并用于实验室管理	2	

检验处理范围：医院中的各种利用患者体内取出的标本进行的分析检查。包括血液学、免疫、生化等各种类型的检验，各种床旁（如床旁血糖、血气分析等）检验。
病理检查不纳入本处理范围的评价

251

附表 C-3（续）

项目序号	项目代码	工作角色	业务项目	评价类别	系统功能评价内容	功能评分	数据质量评价内容
20	05.01.3				（1）检验标本采集时依据申请数据 （2）使用机读方式确认标本 （3）标本在实验室检验过程各环节有记录	3	标本记录关键数据项与字典项的一致性
20	05.01.4				（1）临床科室有与实验室共享的标本字典并具有与项目关联的采集要求提示与说明 （2）实验室与临床科室共享标本数据 （3）标本采集和检验全程记录并在全院共享	4	标本记录必填项的完整性
20	05.01.5	检验处理	标本处理（有效应用按总检验项目人次比例计算）统计近3个月标本处理达到各个级别功能的人次数，计算与总检验人次数的比例		（1）标本字典、标本采集记录等数据在医院统一管理 （2）标本采集可根据检验知识库进行标本类型、采集要求等的核对，防止标本差错 （3）对接收到的不合格标本有记录	5	1. 标本记录必填项、常用项的完整性 2. 标本记录与检验申请相关记录具备完整的数据对照
20	05.01.6			基本	（1）标本采集、传送及交接状态可获得，并能够供实验室、临床科室共享 （2）能够提供与患者用药、生理周期、检验项目等相关联的自动核对，避免获取不恰当的标本 （3）对于不合格标本能够反馈给采集部门并有说明	6	1. 标本传送记录完整性 2. 检验申请记录与标本处理相关记录 中时间项目符合医疗处理流程的逻辑关系

附表 C-3（续）

项目序号	项目代码	工作角色	业务项目	评价类别	系统功能评价内容	功能评分	数据质量评价内容
20	05.01.7		标本处理（有效应用按总检验项目人次比例计算）统计近3个月检验标本处理达到各个级别功能的人次数，计算与总检验人次数的比例	基本	（1）支持获取本医疗机构以外的检验申请以便能够接收这些申请对应的标本；（2）患者可在院外查询本人的待检项目，并有访问管控措施（3）可通知患者标本采集时间、注意事项等；	7	区域协同检验标本传送中有关数据中患者标识应可对照
20	05.01.8			基本	（1）具有统计分析标本采集到接收时间的记录，并依据数据进行质量管理分析与控制（2）可获得区域标本质量管控指标并用于与本实验室质量数据进行对比分析	8	
21	05.02.0	检验处理	检验结果记录（有效应用按检验项目人次比例计算）统计近3个月检验结果记录达到各个级别功能的人次数，计算与总检验人次数的比例		未用计算机记录	0	
21	05.02.1			基本	（1）手工输入检验结果或用计算机采集检验数据（2）数据在本地记录，代替手工登记本	1	
21	05.02.2			基本	（1）计算机系统能够从检验仪器获得检验数据（2）检验结果在实验室内共享	2	
21	05.02.3				（1）检验结果能够传送给临床科室（2）有自动判断检验正常值，提示正常值范围功能（3）检验系统提供供现场检验结果工具供其他系统进行界面集成或直接调用	3	检验结果记录关键数据项与字典的一致性

附表 C-3（续）

项目序号	项目代码	工作角色	业务项目	评价类别	系统功能评价内容	功能评分	数据质量评价内容
21	05.02.4			基本	（1）检验结果可供全院共享，可为医院其他系统提供检验数据接口 （2）出现危急检验结果时能够向临床系统发出及时警示 （3）对支持双向数据交换的仪器实现双向数据交换	4	检验结果记录必填项的完整性
21	05.02.5		检验结果记录（有效应用按总检验项目人次比例计算）统计近3个月检验		（1）检验结果作为医院整体医疗数据管理体系内容 （2）检验结果可按项目进行结构化数据记录 （3）有实验室内质控记录	5	1. 检验结果记录必填项、常用项的完整性 2. 检验结果记录与上下游流程中的记录具备完善的数据对照
21	05.02.6	检验处理	结果记录达到各个级别功能的人次数，计算与总检验人次数的比例		（1）检验结果产生过程可随时监控，状态能够及时通知临床科室 （2）有结合临床诊断、药物使用、检验结果数据进行结果核对分析的知识库，并能够提供相关提示	6	检验结果记录与上下游相关记录项符合医疗过程逻辑关系
21	05.02.7				（1）检验结果数据记录可分院内与外院检验 （2）有完整的实验室间质控记录	7	区域协同中检验记录有关数据中患者、检验项目、标本数据可对照
21	05.02.8				可获得区域检验质控指标，并能够用于本实验室质控指标对比	8	
22	05.03.0		报告生成（有效应用按总检验项目人次比例计算）统计近3个月检验报告处理达到各个级别功能的人次数，计算总检验人次数的比例		手工书写报告	0	

附表 C-3（续）

项目序号	项目代码	工作角色	业务项目	评价类别	系统功能评价内容	功能评分	数据质量评价内容
22	05.03.1				（1）输入数据后在本地产生报告单 （2）可用文件或移动存储设备方式导出检验报告	1	
22	05.03.2			基本	（1）能根据检验仪器采集数据自动形成报告 （2）产生报告单在检验科内共享	2	
22	05.03.3			基本	（1）检验报告供其他部门共享 （2）检验报告中有的参考范围提示 （3）检验报告能够与临床检验申请自动对应	3	检验报告记录关键数据项与字典的一致性
22	05.03.4				（1）报告数据可供全院使用 （2）审核报告时，可查阅患者历史检验结果 （3）发出报告中的异常检验结果有的标识 （4）检验报告中包括必要的数值、曲线、图像	4	检验报告记录必填项的完整性
22	05.03.5	检验处理	报告生成（有效应用能总项目人次比例）计算：统计近3个月检验报告处理达到的各个级别功能的人次数，计算与检验总人次数的比例	基本	（1）检验纳入全院统一数据管理体系 （2）报告审核时能自动显示患者同项目的历史检验结果作为参考	5	1、检验报告记录必填项、常用项的完整性 2、检验报告记录与上下游医疗流程上下游相关记录中的关联项目具备完整的数据对照
22	05.03.6			基本	（1）检验审核、结果状态能够与临床共享 （2）检验的标本接收、分析、审核等过程能够闭环监控 （3）报告审核时可自动显示患者历史检验结果并提供分析	6	检验报告记录与医疗流程上下游相关记录中间相关关系符合医疗过程逻辑
22	05.03.7			基本	（1）支持将外院检验申请的报告传送回申请者 （2）能够根据检验结果、历史检验情况自动进行报告是否符需要人工审核的判断，可根据性别、年龄、历史检验结果等情况自动给出检验结果准确性质的判断 （3）支持患者在院外浏览本人的检验报告，具备授权控制，并有完整的浏览记录	7	区域协同检验报告有关数据与外部机构具有对照性
22	05.03.8			基本	可获得区域检验质量指标数据，并与本实验室的阳性率、重复检验率、质控等质量指标进行对比分析	8	

附表 C-3（续）

项目序号	项目代码	工作角色	业务项目	评价类别	系统功能评价内容	功能评分	数据质量评价内容
23	06.01.0				未用计算机登记和记录	0	
23	06.01.1				（1）治疗科室使用计算机记录治疗申请、预约或治疗记录数据 （2）治疗相关信息可通过文件、移动存储设备方式提供其他系统共享	1	
23	06.01.2	治疗信息处理	一般治疗记录按有效应用（有效应用按治疗项目人次比例计算）统计近3个月各项治疗记录处理达到各个级别功能的治疗人次数，计算与总治疗人次数的比例		（1）治疗科室有部门内治疗登记记录系统 （2）申请、治疗记录数据在科室内能够共享	2	
23	06.01.3				（1）治疗时间安排表可供其他部门查询共享 （2）治疗申请、预约、记录数据能够与其他临床科室共享 （3）可提供治疗数据访问界面或流程供其他部门调用	3	一般治疗记录关键数据项与字典的一致性
23	06.01.4				（1）治疗安排信息可被全院查询 （2）治疗记录数据可供全院访问，有数据交换接口	4	一般治疗记录中必填项的完整性

治疗信息处理范围：医院中开展的各种需要持续多次重复执行的专科检查。主要包括：透析、康复、放射治疗、针灸、推拿等项目，部分临床科室有计划执行的持续或需要多次重复执行的专门治疗项目，但不包括药物治疗（如化疗、输液、注射等）、外科接药、需要进入手术室的手术治疗

附表 C-3（续）

项目序号	项目代码	工作角色	业务项目	项目类别	系统功能评价内容	功能评分	数据质量评价内容
23	06.01.5	治疗信息处理	一般治疗应用按（有效应用比例）计算，近3个月各项治疗记录处理达到各个项目处理达到各级别功能的人次数，计算与总治疗人次数的比例	基本	（1）有每次治疗的登记执行记录，内容包括时间、项目等 （2）治疗记录纳入全院统一的医疗档案体系 （3）治疗过程中的评估有记录	5	1. 一般治疗记录必填项、常用项的完整性 2. 治疗记录能够医疗流程相关记录具备完善的数据对照
23	06.01.6			基本	（1）治疗过程各环节有记录、可监控 （2）治疗评估能够利用检验、检查的数据 （3）对于高风险治疗有警示和必要时的核查 （4）可根据评估结果对治疗方案自动给出建议	6	1. 一般治疗预约记录完整性 2. 一般治疗相关记录之间时间记录符合医疗过程的逻辑关系
23	06.01.7			基本	（1）可接收医疗机构外部的治疗申请，并能够将治疗记录传送回申请者 （2）支持患者在院外浏览本人的治疗计划与安排	7	区域协同治疗记录有关数据中患者、治疗项目可对照
23	06.01.8			基本	能够获得区域治疗科室数量、质量指标，并能够用于与本科室数据质量指标对比	8	
24	06.02.0				手工登记安排	0	
24	06.02.1		手术预约与登记（有效应用按手术台次计算）统计手术预约与登记达到各科级功能的科室数，计算与全部手术科室数的比例		（1）手术室使用计算机记录手术安排 （2）数据可通过文件或移动存储设备方式导出	1	

附表 C-3（续）

项目序号	项目代码	工作角色	业务项目	项目类别	系统功能评价内容	功能评分	数据质量评价内容
24	06.02.2	治疗信息处理	手术预约与登记（有效应用按手术台次计算）统计手术台次数，计算与手术登记达到各级别功能的科室数，计算全部手术科室数的比例		（1）在手术室登记手术安排，信息供手术室其他环节使用 （2）术后能够校正申请安排时记录的信息 （3）有已定义的手术名称表	2	
24	06.02.3				（1）在临床科室申请手术 （2）手术室安排后信息与其他部门共享 （3）手术室与临床科室能共享手术名称、编码信息	3	手术记录关键数据项与字典的一致性
24	06.02.4				（1）手术申请与安排记录供全院使用 （2）支持麻醉医师查看手术安排并支持麻醉相关信息的修正完善 （3）能够提供手术准备、材料准备清单 （4）有全院统一的手术名称表、手术编码	4	手术记录必填项的完整性
24	06.02.5				（1）手术记录数据与手术安排衔接，成为院内统一医疗记录管理体系内容 （2）提供机读手段标识患者并提示部位、术式、麻醉方式的信息 （3）实现手术分级管理，具有针对手术医师的权限控制	5	1.手术记录必填项、常用项的完整性 2.手术申请记录与相关记录中的患者、手术具备完善的数据对照
24	06.02.6			基本	（1）具有对手术全过程状态记录及在院内显示功能 （2）手术过程信息，手术物品清点与核对数据成为手术记录内容 （3）根据评估结果、检验结果、患者评价结果，并对问题给出提示 （4）对手术前文档有完整性检查，对高风险手术能给出警示	6	1.手术记录完整性、时效性 2.手术记录与相关上下游记录之间时间符合医疗过程逻辑
24	06.02.7				（1）能够获取患者在其他医院手术记录信息 （2）手术记录可供其他医院使用 （3）有患者 ID 对照功能 （4）可告知患者家属手术进行状态等信息	7	区域协同医疗中病历记录有关手术信息的患者，手术项目能够与本院对照
24	06.02.8				能够获取区域手术分级信息以及信息数量指标、质量指标，并用于与本院手术难度与数量、质量指标对比	8	

附表 C-3（续）

项目序号	项目代码	工作角色	业务项目	项目类别	系统功能评价内容	功能评分	数据质量评价内容
25	06.03.0				手工记录并绘制麻醉记录单	0	
25	06.03.1				（1）各手术间单独记录麻醉及监护的体征数据，生成麻醉记录单 （2）麻醉记录单可通过移动存储设备或文件方式导出供其他计算机使用	1	
25	06.03.2				（1）麻醉机、各种监护仪等仪器使用计算机自动采集和记录 （2）麻醉记录单数据通过网络在在手术室共享	2	
25	06.03.3				（1）麻醉记录数据可供手术科室共享 （2）提供麻醉记录单供其他系统进行界面集成 （3）能够记录术中用药情况并在麻醉记录单中体现	3	麻醉记录关键数据项与字典的一致性
25	06.03.4	治疗信息处理	麻醉信息（实现比例手术台次计算）统计 近 3 个月麻醉记录达到各级别功能台次合次数，计算与总台次数的比例	基本	（1）麻醉记录数据供全院共享，提供其他系统数据接口 （2）可提供 1 种以上自动风险评分功能	4	麻醉记录必填项的完善性
25	06.03.5			基本	（1）麻醉记录数据纳入医院整体医疗记录 （2）能够判断麻醉过程中出现的非正常监测参数，并在麻醉记录单和相关图表中显示	5	1. 麻醉记录必填项、常用项的完整性 2. 麻醉记录与相关的手术记录具备完善的数据对照
25	06.03.6			基本	（1）麻醉过程重要信息可全程进行记录和显示 （2）在麻醉过程中出现危急生理参数时，根据知识库进行自动判断并给出提示	6	麻醉记录与相关记录时间符合医疗过程逻辑关系
25	06.03.7				可获得其他医院病历中的麻醉记录信息，并用于手术前访视与风险评估参考	7	区域医疗中外部病历的麻醉记录中患者、麻醉方法信息能够与本院相应记录对照

附表 C-3（续）

项目序号	项目代码	工作角色	业务项目	项目类别	系统功能评价内容	功能评分	数据质量评价内容
25	06.03.8				能够获得区域麻醉质量控制指标，并用于与本院麻醉质量进行对比分析	8	
26	06.04.0				手工记录并绘制，书写监护记录	0	
26	06.04.1	治疗信息处理	监护数据（有效应用按监护仪估算）统计达到各级别的监护仪数据处理的监护数据量，计算与在用总监护仪台数的比例		监护仪数据可传输给中心站，数据可用文件或移动存储设备方式导出	1	监护记录关键数据项与字典的一致性
26	06.04.2				（1）能够连续监护记录监护设备产生的主要生命体征数据 （2）数据在监护室存储，有中心监控系统	2	
26	06.04.3				（1）监护系统能够提供数据界面显示能够与其他系统集成 （2）监护过程的异常情况能够记录并报警	3	监护记录必填项的完整性
26	06.04.4				（1）监护系统提供数据接口，能够将数据传送给全院应用 （2）能够提供1种以上风险评分功能	4	监护记录必填项的完整性
26	06.04.5			基本	（1）监护数据纳入医院医疗记录一管理 （2）能够获得的生理参数数据能够用于自动评分计算处理，根据知识库提供评估分析并给出警示	5	1. 监护记录必填项、常用项的完整性 2. 监护记录与相关医疗记录具备完善的数据对照
26	06.04.6				具有完善的各类急救检查、检验、治疗的申请、执行时点记录，能够对急救过程各个时间节点进行质控与完善诊疗指南	6	监护记录与相关医疗记录的时间项目符合医疗过程时间逻辑
26	06.04.7				（1）有完善的各类急救药物治疗、检查、检验、治疗的申请、执行时间记录 （2）监护数据能够用于完善诊疗指南	7	区域医疗中外部医疗机构电子病历记录中患者、监护项目内容可与本院相应信息对照
26	06.04.8				能够获取监护质量控制指标并与本院重症患者质量指标进行对比分析	8	

附表 C-3（续）

项目序号	项目代码	工作角色	业务项目	项目类别	系统功能评价内容	功能评分	数据质量评价内容
27	07.01.0				手工记录血液来源	0	
27	07.01.1	医疗保障	血液准备（有效应用按输血人次比例计算）统计近 3 个月血液准备处理达到个级别功能的输与总输血人次数，计算与血人次的比例		（1）使用计算机记录血液来源、类型和可保情况 （2）数据通过文件或移动存储设备方式共享	1	
27	07.01.2				计算机记录的血液来源、库存情况可通过网供血液保障科室配血、发放使用	2	
27	07.01.3				（1）具有血液字典 （2）有血液查询工具供临床科室共享使用	3	血液记录关键数据项与字典的一致性
27	07.01.4				（1）库存血液情况或血液统计住院患者血型分布情况 （2）血库能够查询和统计住院患者血型分布情况	4	血液库存记录必填项的完整性
27	07.01.5				（1）具备根据住院患者或手术患者血型分布情况提供配置血液库存的知识库和处理工具 （2）应备在配血前进行用血相关文档的审核，并给出提示	5	1. 血液库存记录时间必填项、常用项的完整性 2. 血液库存记录与血液发放记录相关项目具备完善的数据对照
27	07.01.6			基本	血液记录全程可跟踪管理，包括血液预订、接收、入库、储存、出库等	6	1. 血液库存记录时间项目完整性 2. 血液库存记录与医疗相关记录时间项目符合医疗过程的逻辑关系
27	07.01.7				（1）能够与机构外部血液机构交换和共享血液信息 （2）可按照住院患者情况动态调整血液库存配置或根据血液配置提示临床科室适当调整手术安排	7	血液供应单位与医院血库血液记录的关键数据项可对照

附表 C-3（续）

项目序号	项目代码	工作角色	业务项目	项目类别	系统功能评价内容	功能评分	数据质量评价内容
27	07.01.8	医疗保障	配血与用血（有效应用按输血人次比例计算）统计近3个月配血处理达到各级别功能的输血人次数，计算与总输血人次的比例	基本	可获得区域血液使用范围、损失指标，可结合医院病种、手术信息进行本院血液使用范围、损失率管理	8	
28	07.02.0				手工记录配血情况	0	
28	07.02.1				（1）使用计算机记录配血与血液使用、输血反应数据（2）可通过移动存储设备或文件导入导出共享数据	1	
28	07.02.2				（1）在血库输入用血、配血数据、用血记录、输血反应数据（2）整个血库内各个环节共享数据	2	
28	07.02.3				（1）临床用血申请与血库共享（2）配血情况、用血记录可供临床科室查询	3	配血记录关键数据项与字典的一致性
28	07.02.4			基本	（1）配血过程有完整记录（2）临床申请用血、血库配血时，可共享患者用血相关的配血检验信息	4	配血记录必填项的完整性
28	07.02.5				（1）配血、血液使用有记录、输血反应记录入医院一医疗记录系统（2）能够查询到临床医疗数据、检查与检验数据	5	1.配血记录与用血记录必填项、常用项的完整性 2.配血记录与用血记录相关项目具备完善的数据对照
28	07.02.6			基本	（1）用血整个过程有完整记录（2）系统中在各个环节有根据患者体征、基本情况、检验结果、诊断等进行用血安全检查监控环节，出现不符合安全条件时自动给出警示	6	配血记录与用血记录相关时间项目符合医疗过程的逻辑关系

附表 C-3（续）

项目序号	项目代码	工作角色	业务项目	项目类别	系统功能评价内容	功能评分	数据质量评价内容
28	07.02.7		配血与用血（有效应用按输血人次比例计算）统计近3个月配血处理功能的各级别功能达到的输血人次数，计算与总输血人次的比例		（1）支持与其他相关医疗机构间交换血液使用、用于进行机构间输血质量管理 （2）出现输血不良事件时能追溯到院内相同供血者血液的其他使用记录或成库存记录	7	区域协同医疗病历中输血记录的有关数据项可对照
28	07.02.8				可获得区域血液使用用质量管理指标，可结合医院病种、手术信息进行本院血液使用质量管理	8	
29	07.03.0				手工处理处方	0	
29	07.03.1			基本	（1）使用计算机单机管理处方数据 （2）数据通过文件或移动存储设备方式共享	1	
29	07.03.2	医疗保障	门诊药品调剂（有效应用按处方人数统计）近3个月门诊处方处理达到各级别功能的处方数，计算与总处方数的比例	基本	（1）有门诊药房部门级处方管理系统、手工向计算机输入处方 （2）在本药房内的调剂、配药、事后核查等工作中可通过网络共享数据	2	
29	07.03.3			基本	（1）可共享门诊医师处方数据 （2）有核查处方剂量、给药方式与字典是否一致并提示的功能	3	门诊药品调剂记录关键数据项与字典的一致性
29	07.03.4			基本	（1）有统一的药品字典 （2）可获得门诊、其他部门的处方数据 （3）能够获得患者基本情况、体征、药敏数据 （4）有发药记录	4	门诊药品调剂记录必填项的完整性

附表 C-3（续）

项目序号	项目代码	工作角色	业务项目	项目类别	系统功能评价内容	功能评分	数据质量评价内容
29	07.03.5	医疗保障	门诊药品调剂（有效应用按方次数计算）统计近3个月门诊处方处理达到个级别功能的处方数，计算与总处方数的比例	基本	（1）能从全院统一医疗记录中获得门诊处方记录 （2）有完善的药品使用明细核查处理功能 （3）有药品使用明管理记录，支持药品分级管理 （4）能够实时进行药物之间、药物与诊断的检查 （5）具有处方评价抽查、记录工具，抽查发现的不合理用药能够记录	5	1. 门诊药品调剂记录必填项、常用项的完整性 2. 门诊处方调配记录与处方记录中重要关联项目具备项目完善的数据对照
29	07.03.6			基本	（1）能够跟踪患者治疗周期的药品使用情况，能够核查 （2）药品知识库能够全面对药品使用进行检查与提示 （3）处方评价结果能够通过网络传输给开方医师	6	1. 门诊药品调剂记录时间相关项目完整性 2. 门诊配药记录与处方、审核相关记录的时间相同项符合医疗过程逻辑关系
29	07.03.7			基本	能够处理理本院处方，具有与其他相关医院共享电子处方功能	7	区域协同与外部有交换（外购或外院处方）的门诊处方记录相关项目对患者、药品等信息可对照
29	07.03.8			基本	能够获得区域处方质量控制指标，能够用于管理本院处方合格率、抗菌药物使用等相关合理用药指标	8	
30	07.04.0		病房药品配置（有效应用按出院患者	基本	手工处理住院药品准备信息	0	
30	07.04.1		人次比例）统计计算近3个月住院药疗医嘱处理达到各级别功能的患者数，计算与同期总出院患者的比例	基本	（1）使用计算机记录药品配置与调剂情况 （2）可导出数据供其他系统使用	1	
30	07.04.2			基本	输入的医嘱，发药记录可供药剂科进行药品核查、统计等工作使用	2	

264

附表C-3（续）

项目序号	项目代码	工作角色	业务项目	项目类别	系统功能评价内容	功能评分	数据质量评价内容
30	07.04.3			基本	（1）可接收病房医嘱、处方 （2）可为临床提供统一的药品字典、药剂科的可供应药目录 （3）具有用药检查功能	3	病房药品配置记录关键数据项与字典的一致性
30	07.04.4			基本	（1）病房药品信息可供全院共享（字典、可供应药目录、药品使用说明等） （2）药品准备（集中摆药、配液等）过程有记录	4	病房药品配置记录必填项的完整性
30	07.04.5	医疗保障	病房药品配置（有效应用按人次比例计算患者效应用按比例计算患者人次比例近3个月住院药疗医嘱处理功能的级别计算与同期总出院患者的比例）	基本	（1）药品准备与发药记录纳入全院医疗记录体系 （2）可支持药品单或单次包装并印刷条形码等形式的标识并按机读核对标识 （3）具有对药品治疗医嘱进行抽查与进行处方评价记录工具，对发现的不合理用药能够记录	5	1. 病房药品配置记录必填项、常用项的完整性 2. 病房药房配药记录与相关的医嘱，执行记录重要关联项具备完善的数据对照
30	07.04.6			基本	（1）药品准备与使用过程纳入闭环监控，数据汇总可管理 （2）药品检查者能够利用诊断、检验结果，给全面的核查与提示 （3）处方评价结果能够反馈给临床医师	6	病房药品配置记录与上下游相关记录中时间相符合医疗流程的逻辑关系
30	07.04.7			基本	（1）用药不良反应能够与院外管理机构沟通 （2）出院带药处方数据能够提供给外部医疗机构 （3）住院药品配置能够参考住院前药品使用情况 （4）对用药不良反应并能够将其作为知识更新知识库 （5）能够根据临床路径（指南）进行药品的准备	7	区域协同病历记录中住院用药与本院医院中相关数据项可对照
30	07.04.8				能够获得区域的医嘱质量或处方点评质量指标，抗菌药物使用等相关合理用药指标	8	

附表 C-3（续）

项目序号	项目代码	工作角色	业务项目	评价类别	主要评价内容	功能评分	数据质量评价内容
31	08.01.0	病历管理	病历质量控制（实现出院患者人次比例计算）统计近3个月达到各个级别功能处理的病历数，计算与总出院患者数的比例		手工进行病历质量管理	0	
31	08.01.1				（1）有单机的病历质量控制记录 （2）用导出数据文件或共享方式在部门内部交换信息	1	
31	08.01.2				（1）能实现终末病案质量管理并有记录 （2）质控记录数据能够在病案质量管理部门内通过网络共享 （3）质控结果数据可导出，并与其他医师或管理部门交换	2	
31	08.01.3				（1）能够通过信息系统获取数据用于病历质控 （2）有可定义的病历质控项目并用于病历质控	3	病历质控记录相关关键数据项与字典的一致性
31	08.01.4			基本	（1）具有查看各阶段病历完成时间的功能 （2）质控结果通过信息系统与医师、管理部门交换 （3）可实现过程质量控制	4	病历质控记录填项的完整性
31	08.01.5			基本	（1）系统能够根据不同专科病历、诊断等，选择差别化的质量控制项目，进行病历质控 （2）能够记录病历内容缺陷，并对时限、规定必须书写的病历质控内容进行自动判断处理，生成相应的质控记录 （3）质控结果能反馈给相应的病历书写医师和管理者 （4）出院时所有病历对病案首页内容进行质量核查功能 （5）能够记录病历各级责任医师	5	1.病历质控记录必填项、常用项的完整性 2.病历质控记录与病历记录相关项目具备完善的数据对照
31	08.01.6			基本	（1）实现病案质控闭环管理，支持病案修改过程状态的监控 （2）具有对按照质控修改的病历内容，进行追踪检查功能 （3）病案首页各项内容生成过程中有符合质量管理规范自动检查与提示功能	6	病历质控记录中相关事件记录符合病历管理过程中的逻辑关系

附表 C-3（续）

项目序号	项目代码	工作角色	业务项目	评价类别	主要评价内容	功能评分	数据质量评价内容
31	08.01.7		病历质量控制（实现出院患者人次比次计算）统计近3个月出院患者处理各个级别功能的病历数，计算与总出院病历数的比例	基本	（1）支持对跨院医疗机构病历信息阅读功能，为病历质控人员对本院病历质控提供全面病历信息。（2）支持在病历书写过程中进行完整的病历质量自动核查，实现运行病历及终末病历的自动核查；	7	用于本院病历质控参考的医联体外院病历记录与患者标识可对照
31	08.01.8		病案质量比较	基本	支持获取区域内的病案质量信息，进行病案质量比较	8	
32	08.02.0				无要求	0	
32	08.02.1				单机中存储的病历数据有管控制度与措施	1	
32	08.02.2	病历管理	电子病历文档应用		（1）病案首页、住院医嘱、病程记录、门诊处方有权授管理访问控制机制，为病案服务的医务及管理人员有按规则的授管理访问控制。（2）患者在电子病历系统中具有唯一识别标识	2	
32	08.02.3				（1）病案首页、住院医嘱、病程记录、门诊处方有分级访问控制机制，可以按照使用部门内部的等级划分进行访问控制。（2）电子病历内容可支持归档操作，在诊疗结束后，可将病历转为归档状态，确认或归档后的修改有记录	3	
32	08.02.4				（1）对重点电子病历数据（病案首页、住院医嘱、病程记录、门诊处方）有完善的分级访问控制，能够指定访问者及访问时间范围。（2）能够根据医师的职称等因素分别授予不同的医疗处理能力权限，如对毒麻药品使用、对不同等级抗菌素要求使用权限，对特殊检查申请有使用权限等。（3）可支持医师借阅归档电子病历，借阅操作有记录，浏览内容跟踪	4	
32	08.02.5				（1）对所有电子病历数据具有完善的分级访问控制，能够指定访问者及访问时间范围。（2）能够为医疗机构外的申请人提供电子病历的复制服务	5	

附表 C-3（续）

项目序号	项目代码	工作角色	业务项目	评价类别	主要评价内容	功能评分	数据质量评价内容
32	08.02.6				（1）对整体病历数据的管理与服务操作须限制在指定位置，操作行为可记录、追溯 （2）病历数据的使用须有完整的访问控制，申请、授权、使用均须有记录且过程可监控 （3）针对不同的使用对象，应能控制授权使用病历中的指定内容 （4）具有为患者提供医学影像检查图像、手术录像、检查介入录像等电子资料复制的功能 （5）支持对电子病历数据的封存处理	6	
32	08.02.7	病历管理	电子病历文档应用	基本	（1）针对非正常数据操作行为（如统方、数据拷贝）可实现自动报警 （2）具备完整的跨医疗机构数据交换管理制度 （3）对于跨医疗机构电子病历数据的使用具备完整的记录和授权访问控制 （4）支持为患者提供完整的电子病历数据浏览服务，浏览内容包括患者医疗文书、检验结果、检查报告等，可形成单独的电子病历文件，按照规范的版式显示患者病历资料。浏览操作有记录	7	
32	08.02.8			基本	（1）互联网环境中患者隐私等重要信息应进行保护 （2）内外网电子病历数据交换具有管理工具，数据交换过程有记录	8	

附表 C-3（续）

项目序号	项目代码	工作角色	业务项目	评价类别	主要评价内容	功能评分	数据质量评价内容
33	09.01.0				未在计算机系统中存储病历数据	0	
33	09.01.1				重点病历数据（病案首页、住院医嘱、检查报告、检验报告、门诊处方）可分别存储（门诊存储当天、住院存储当期）可集中存储一个就诊周期（门诊存储一次住院）	1	
33	09.01.2				重点病历数据（病案首页、住院医嘱、检查报告、检验报告、门诊处方）在各部门集中存储一个就诊周期（门诊存储一次就诊、住院存储一次住院）	2	
33	09.01.3	电子病历基础	病历数据存储（有效应用中按照已有记录年限考察）按照评分标准限考察）计算与总病历数的比例	基本	（1）重点病历数据（病案首页、住院医嘱、门诊处方）可集中统一长期存储 （2）既往就诊记录可被访问	3	
33	09.01.4		表中要求统计病历中各项内容存储达到各级年限的病历数，计		（1）重点病历数据、主要医疗记录可全院使用并可集中统一长期存储 （2）病历保存时间符合《电子病历应用管理规范》的存储要求	4	
33	09.01.5				（1）全部医疗记录和图像能够长期存储，并形成统一管理体系 （2）具有针对离线病历数据的智能化调用与传输机制 （3）对于预约或已住院患者的全部离线医疗记录能够提前提供调取和快速访问功能	5	
33	09.01.6				（1）已将历史病历扫描存储，并具有与其他病历整合的索引 （2）病历的存储整合具有智能化分配存储空间，监控存储与备份操作，具有动态智能高效调度机制	6	

269

附表 C-3（续）

项目序号	项目代码	工作角色	业务项目	评价类别	主要评价内容	功能评分	数据质量评价内容
33	09.01.7		病历数据存储（有效应用按照评分标准限考察）按照评分标准应用按照考察	基本	（1）可记录和存储就诊患者医疗机构内外的医疗信息 （2）可实现与全国、省、市卫生数据平台进行信息交换 （3）市级以上医联体（或医疗联盟、医疗集团）核心医院具有医疗数据储存管理能力	7	
33	09.01.8		表中要求统计病历中各项内容存储达到各级年限的病历数，计算与总病历数的比例	基本	（1）可记录和存储就诊患者医疗机构内外的医疗及健康信息 （2）可记录和存储全国专病全国专病的注册登记信息及电子病历数据，数据内容具备代表性，可支持权威知识库的研发	8	
34	09.02.0	电子病历基础			无电子身份认证	0	
34	09.02.1		电子认证与签名（有效应用按系统数考察：1、4、6、7级以全部子系统为基数；2、3、5级以相关子系统为基数）统计各个需要独立认证的系统达到相应级别要求的系统数，计算与总系统数的比例		专用的医疗信息处理系统有身份认证	1	
34	09.02.2				（1）各个系统均有身份认证功能 （2）临床应用的电子病历系统（住院医师站、门诊医师站、护士站）可用相同用户与密码进行行身份认证	2	
34	09.02.3				重点电子病历相关系统（门诊、病房、检查与检验系统）对同一用户可用相同用户与密码进行身份认证	3	
34	09.02.4				医疗相关的所有系统对同一用户可采用相同的用户与密码进行身份认证	4	

附表 C-3（续）

项目序号	项目代码	工作角色	业务项目	评价类别	主要评价内容	功能评分	数据质量评价内容
34	09.02.5		电子认证与签名应用按系统数考察：1、4、6、7级以全部子系统数为基数；2、3、5级以相关子系统为基数）统计各个需要独立认证系统达到相应级别要求的系统数，计算与总系统数的比例	基本	（1）重点电子病历相关记录（门诊、病房、检查、检验科室产生的医疗记录）有统一的身份认证功能 （2）重点电子病历相关记录（门诊、病房、检查、检验科室产生的最终医疗档案至少有一类可实现可靠电子签名功能	5	
34	09.02.6			基本	（1）所有医疗记录处理系统产生的最终医疗档案具有可靠电子签名 （2）最终医疗档案的电子签名记录中有符合电子病历应用管理规范要求的时间戳	6	
34	09.02.7			基本	（1）全部电子病历系统在数据产生过程可实现可靠电子签名，如每个医嘱、每段病程记录，每个阶段的检查报告等 （2）全部医疗记录的电子签名记录中有符合电子病历应用管理规范要求的时间戳	7	
34	09.02.8	电子病历基础			有医疗信息交换与共享相关的医疗机构之间的电子病历中的电子签名可互认	8	
35	09.03.0				无要求	0	
35	09.03.1				处理电子病历的计算机具备防病毒措施	1	
35	09.03.2				（1）有部门级的局域网 （2）服务器具备防病毒措施	2	
35	09.03.3		基础设施与安全管控		（1）有放置服务器的专用房间 （2）医院内部有局域网，部门间网络互相联通 （3）有相关的计算机、硬件管理制度	3	
35	09.03.4				（1）具备独立的机房 （2）局域网全院联通 （3）服务器部署在独立的安全保护区域 （4）有相关的网络管理制度	4	

附表 C-3（续）

项目序号	项目代码	工作角色	业务项目	评价类别	主要评价内容	功能评分	数据质量评价内容
35	09.03.5				（1）楼层机房、网络设备和配线架要有清晰且正确的标识 （2）根据不同业务划分独立的网络区域 （3）全院重点区域应覆盖无线局域网，部分医疗设备接入院内局域网 （4）有配套的安全运维管理制度 （5）具备保障信息系统服务器时间一致的机制 （6）建立数据使用的审查机制，确保向境外传输数据应经过安全评估。	5	
35	09.03.6	电子病历基础	基础设施与安全管控		（1）信息机房有高可靠的不间断电源、空调，具备专门的消防设施 （2）关键网络设备、网络链路采用冗余设计，电子病历系统核心设备不存在单点故障 （3）支持智能医疗仪器设备等物联网设备安全地接入院内局域网 （4）具备防止非授权客户端随意接入网络的能力，并且可有效控制内网客户端非法外联 （5）完成信息安全等级保护定级备案与测评，医院重要信息安全等级保护不低于第三级 （6）有不受医院管控的服务器提供和管理的时间戳及守时系统，时间源应取自权威的时间源，如国家授时网络、北斗/GPS导航系统、手机系统等 （7）电子病历系统数据库要有详细的访问与操作记录，操作行为记录保存六个月以上	6	
35	09.03.7				（1）医院核心机房符合《数据中心设计规范》GB50174-2017中B级机房要求，院内局域网符合《综合布线系统工程设计规范》GB50311的有关规定。 （2）电子病历系统核心软硬件设备等可集中监控、报警，并可集中管理日志、日志保留时间不低于六个月 （3）可以审计网络设备及服务器的操作行为，操作行为记录保存六个月以上。 （4）设有信息安全岗位，定期组织安全培训及考核，定期组织安全测评	7	

附表 C-3（续）

项目序号	项目代码	工作角色	业务项目	评价类别	主要评价内容	功能评分	数据质量评价内容
35	09.03.8		基础设施与安全管控	基本	（1）实现院内局域网与区域健康网络的连接并存有安全防护 （2）不同楼宇的机房可集中监控、报警 （3）与互联网环境的系统传输数据时有安全传输通道 （4）涉及互联网业务的信息系统，数据库服务器不可直接暴露在互联网环境中 （5）具有独立的信息安全管理制度体系，设有独立的信息安全岗位，有专人负责信息安全工作	8	
36	09.04.0	电子病历			无灾难恢复体系	0	
36	09.04.1				对于重点系统，每周至少进行一次完整数据备份，备份数据存储于本机以外的存储设备	1	
36	09.04.2	基础	系统灾难恢复体系（实现比例按系统数估算：1、2、4、6级以相关子系统为基数；3、5、7级以全部子系统为基数）统计达到相应要求的系统数、计算与总系统数的比例	基本	对于重点系统应具有软件及数据备份，数据备份周期不应超过1周，当出现系统故障时，可恢复关键业务	2	
36	09.04.3				（1）全部系统应具有软件及数据的备份，数据备份周期不应超过1周 （2）重点系统每日至少进行一次完整数据备份 （3）重点系统具有备用服务器及核心网络设备	3	
36	09.04.4				（1）全部系统每日至少进行一次完整数据备份 （2）具有灾备机房，配备灾难恢复所需的关键数据处理设备、通信线路和相应的网络设备 （3）数据备份采用自动方式完成，备份数据存储于灾备机房 （4）有专职的计算机房运行管理人员	4	

273

附表 C-3（续）

项目序号	项目代码	工作角色	业务项目	评价类别	主要评价内容	功能评分	数据质量评价内容
36	09.04.5			基本	（1）对于重点系统具备完整的灾难恢复保障体系，每年至少完成一次应急演练 （2）每季度至少进行一次数据恢复验证，保障备份数据的可用性 （3）对于重点系统数据与系统的恢复时间大于2小时，数据丢失时间不超过1天	5	
36	09.04.6	电子病历基础	系统灾难恢复体系（实现比例按系统级估算：1、2、4、6级以相关子系统为基数；3、5、7级以全部子系统为基数）统计达到各等级要求的系统数，计算与总系统数的比例		（1）具备灾备机房，配置灾难恢复所需的全部网络及数据处理设备，并处于就绪状态或持续运行状态 （2）机房有管理人员值守或监控 （3）有配套的管理制度，如备份存取、验证制度、灾备机房运行管理制度、备份系统运行管理制度等	6	
36	09.04.7			基本	（1）支持主备数据库间的实施数据同步，可利用通信网络将关键数据实时复制到灾备机房 （2）具备通信网络自动或集中切换能力 （3）数据与系统的恢复时间不大于15分钟，数据丢失时间不超过半小时	7	
36	09.04.8				（1）灾备系统具备与生产系统一致的处理能力并完全兼容； （2）重点系统数据服务器可实时无缝切换，具备实时监控和自动切换能力。 （3）系统完全冗余，数据不丢失	8	

附表 C-3（续）

项目序号	项目代码	工作角色	业务项目	评价类别	系统功能评价内容	功能评分	数据质量评价内容
37	10.01.0				无特定要求	0	
37	10.01.1				可导出科室的医嘱记录、检验报告记录、检查报告记录用于分析	1	
37	10.01.2				能够产生住院患者就诊记录、检查登记记录、病房发药记录、门诊用药记录用于分析	2	
37	10.01.3				可从系统生成病案首页全部医疗相关部分的数据	3	住院病案首页、门诊病案记录中关键项目与字典一致性
37	10.01.4				能生成用于数据分析的相互能够关联对照的患者信息、医嘱信息、手术信息、检验结果、检查报告、用药记录、体征记录数据	4	1.电子病历主要记录中必填项目的完整性。 2.电子病历主要记录患者、就诊唯一标识能够相互对应
37	10.01.5	信息利用	临床数据整合		形成临床数据仓库，有统一索引与规范数据格式，结构化的数据内容包括：住院病案首页、门诊就诊记录、医嘱记录、检查报告、检验报告、手术记录、治疗记录、体征记录	5	形成的数据仓库数据有统一的数据元定义字典的比例
37	10.01.6				（1）较全面的临床信息数据仓库，包括从病历中的入院记录、出院小结、检查报告和病历报告中的检查描述、检查结论（诊断）内容中抽取出的结构化数据内容 （2）能够持续从医疗业务系统中抽取数据到数据中心	6	结构化病历记录中定义的项目可抽取内容值达到50以上比例。
37	10.01.7			基本	覆盖医疗过程所有业务系统的数据 （1）完整临床数据仓库，包括影像、图形、结构化数据等，内容 （2）有可定义的数据选择与抽取工具，具备常用的管理、研究、教学数据处理工具 （3）具备跨省级专病或专科临床数据中心	7	数据仓库中的数据记录有唯一标识，有注册表登记

信息利用范围：医疗过程产生的各类医疗信息的数据整合、管理指标生成、知识库的生成等，侧重于医疗信息在医疗安全、质量管理中的应用

附表 C-3（续）

项目序号	项目代码	工作角色	业务项目	评价类别	系统功能评价内容	功能评分	数据质量评价内容
37	10.01.8		临床数据整合	基本	（1）能够与区域医疗联合完整医疗数据整合，形成完整健康记录数据。具有多医疗机构联合的全面临床医疗数据索引，多机构可联合索占全部患者人数占全部患者人数15%以上；（2）支持分布式数据的检索、抽取与处理（3）具备国家级专病或专科临床数据中心	8	
38	10.02.0				无要求	0	
38	10.02.1				无要求	1	
38	10.02.2				可从科室医嘱记录中生成危重患者人次数（2013版三级医院评审细则 7-2-3-5）	2	
38	10.02.3	信息利用	医疗质量控制		（1）能够从系统中产生工作指标（工作量、效率）14项中的7项；（2013版三级医院评审细则 7-1-2）（2）可产生药物敏实验比例指标（2013版三级医院评审细则 7-5-2-5）（3）系统可生成不同感染风险指数手术部位感染率（2013版三级医院评审细则 7-6-2-4）（4）能够从系统中生成抗菌药比例，门诊注射药比例（2013版三级医院评审细则 7-5-2-1、7-5-2-2）	3	
38	10.02.4				（1）能够从系统中产生麻醉例数、麻醉分级管理例数指标（2013版三级医院评审细则 7-2-2-3）（2）可从麻醉系统中获得各 ASA 分级麻醉患者比例指标（2015版麻醉专业医疗质控指标2）（3）可从护理记录产生非计划入ICU率指标等 [重症医学专业医疗质量控制指标（2015年版）11]（4）可从科室医嘱记录中生成危重患者人次数（2013版三级医院评审细则 7-2-3-5）（5）卫生统计上报表指标，50%以上由系统自动生成	4	

附表 C-3（续）

项目序号	项目代码	工作角色	业务项目	评价类别	系统功能评价内容	功能评分	数据质量评价内容
38	10.02.5				（1）能够从系统生成医院运行基本监测指标中工作符合、治疗质量、工作效率全部指标（2013版三级医院评审细则7-1-2、7-1-3、7-1-4） （2）可从系统中产生麻醉相关质控指标3、4、5、6（2015版麻醉专业医疗质控指标3、4、5、6） （3）能够从系统中产生某类单病种质量指标中的5项具体指标，如：ST段抬高心肌梗死、心力衰竭、社区获得性肺炎、急性脑梗死、髋、膝关节置换术、冠状动脉旁路移植术、儿童社区获得性肺炎、围手术期预防深静脉血栓塞等 （4）卫生统计上报报表指标，70%以上由系统自动生成 （5）可从护理记录产生急性生理与慢性健康评分指标等［重症医学专业医疗质量控制指标（2015年版）2］	5	
38	10.02.6	信息利用	医疗质量控制		（1）能够从系统中生成三级医院医疗质量评审医疗质控部分50%指标、检验、麻醉、急诊、重症医学专业部分质控40%指标 （2）能够从系统中产生某类单病种质量指标中的重要参考指标，如：ST段抬高心肌梗死、心力衰竭、社区获得性肺炎、急性脑梗死、髋、膝关节置换术、冠状动脉旁路移植术、儿童社区获得性肺炎、围手术期预防深静脉血栓塞等 （3）国家卫生健康计生委发布的专业质控指标，60%可由系统自动生成、全部时间点相关指标可由系统自动生成 （4）卫生统计上报报表指标，90%以上由系统自动生成	6	

附表 C-3（续）

项目序号	项目代码	工作角色	业务项目	评价类别	系统功能评价内容	功能评分	数据质量评价内容
38	10.02.7		医疗质量控制	基本	（1）管理部门有医疗指标分析工具，并能够将分解结果传送相关临床科室 （2）具有医疗质量分析知识库，能够对患者安全、院内感染等情况进行预警 （3）能够从系统中生成全部医疗质量评审医疗质量控制部分 80% 以上的指标（形成 2013 版医院评审细则第 7 章） （4）形成医院质控指标的闭环循环，支持指标的不断完善，生成质控指标被省级以上采纳	7	
38	10.02.8			基本	（1）能够获取区域医疗质量数、质量情况数据，能够将医院的整体质控指标与区域同类指标进行对比 （2）包括细化到国家质控指标中单病种疾病指标的对比，症监护科室相关指标的对比	8	
39	10.03.0	信息利用			无特定要求	0	
39	10.03.1				无特定要求	1	
39	10.03.2				无特定要求	2	
39	10.03.3		知识获取及管理		药品、检查、检验项目字典中具有相关内容作为知识库使用，如药品字典中的剂型、剂量、给药途径、检查字典中的适应症、标本要求等；检验字典中的适应症、标本要求等	3	
39	10.03.4				（1）专项知识库的内容可供全院使用 （2）与诊疗项目相关联的文档类内容可作为知识库管理，包括药品说明书、检查检验说明等 （3）有供全院查询的电子化的政策法规文档	4	
39	10.03.5				（1）有可联合利用患者在两个以上的数据进行检查与提示的知识库 （2）全院具备统一的知识库体系，不同科室、不同系统调用的相同知识逻辑同知识库展示的结果相同	5	

附表 C-3（续）

项目序号	项目代码	工作角色	业务项目	评价类别	系统功能评价内容	功能评分	数据质量评价内容
39	10.03.6	信息利用	知识获取及管理		（1）知识库系统支持内容配置的配置，提供与应用系统对接，并支持提醒与警示功能 （2）支持决策类知识的维护，可根据医院自身、临床专科的特点对知识库进行补充、完善 （3）对于引入的外部知识库，须完成外部知识与院内部项目的对照	6	
39	10.03.7				（1）医院知识库具备持续的更新管理机制与工具 （2）可利用外部知识数据，实现知识库的持续完善 （3）对于决策支持应用情况有记录，并可利用记录对知识库进行完善	7	
39	10.03.8			基础	（1）可根据个性化的知识需求，提供相对应的个性化知识库，并具备个人知识门户功能 （2）要求具有专科知识图谱，知识图谱具有自学习能力 （3）具备自行开发知识库能力的能力，开发知识体系可被多家三级医疗机构应用	8	

附表 C-4 数据质量评估项目表（2018 版）

项目代码	工作角色	业务项目	数据质量考察项目
01.01.3		病房医嘱处理	一致性：医嘱记录（医嘱项目编码，医嘱项目名称）
01.01.4		病房医嘱处理	完整性：医嘱记录（患者标识、医嘱号、医嘱分类、医嘱项目编码、医嘱项目名称、医嘱开始时间）
01.01.5		病房医嘱处理	完整性：医嘱记录（下达医嘱医师编码、下达医嘱医师姓名、医嘱状态） 整合性：药疗医嘱记录与护理执行记录可对照（医嘱号、医嘱项目编码、药疗医嘱给药途径、药疗医嘱用法）
01.01.6		病房医嘱处理	完整性：医嘱记录（医嘱下达时间、医嘱状态） 及时性： 1. 药疗医嘱记录（医嘱下达时间）＜药房发药记录（药房发药时间），药房发药记录（药房发药时间）＜医嘱执行记录（给药时间） 2. 药疗医嘱记录（医嘱下达时间）＜药师审核记录（药师审核时间）
01.01.7		病房医嘱处理	完整性：临床路径记录（患者入组状态、变异原因） 整合性：医嘱记录（患者标识、委外检查或检验的项目编码）与委外检查或检验申请单（外部患者标识、外部的检查或检验项目编码）可对照
01.02.3		病房检验申请	一致性：检验申请记录（检验项目名称、检验项目编码、标本名称）
01.02.4		病房检验申请	完整性：检验申请记录（检验申请单号、患者标识、患者性别、项目编码、项目名称、标本名称）
01.02.5		病房检验申请	完整性：检验申请记录（检验申请医师编码、医师姓名、检验申请状态、项目描述） 整合性：检验申请记录（检验申请单号、检验申请项目编码、标本状态）与检验科室的检验登记记录（检验申请单号、检验申请项目编码、标本状态）可对照
01.02.6	病房医师	病房检验申请	完整性：检验申请记录（申请开立时间、标本采集人、标本采样时间） 及时性：检验申请记录（申请开立时间）＜标本采集记录（采样时间）
01.02.7		病房检验申请	整合性： 1. 委外检验申请记录（检验申请单号、检验项目代码、标本代码）与向外部检验机构传送检验申请记录（检验申请单号、检验申请项目代码、标本代码）可对照 2. 本医疗机构外检验申请记录（检验项目代码、标本代码）与本院检验字典可对照
01.03.3		病房检验报告	一致性：检验结果项目名称
01.03.4		病房检验报告	完整性：检验报告记录（患者标识、检验结果项目名称、检验结果、正常参考值）
01.03.5		病房检验报告	完整性： 1. 检验报告记录（报告检验科室、审核医师） 2. 检验危急值记录（项目编码、危急值、通知时间、医师接收时间、处理医师、处理记录） 整合性： 1. 检验科室报告记录与标本记录（标本号）可对照 2. 检验科室报告记录与医师工作站中医师查看的检验项目编码、名称、参考值可对照
01.03.6		病房检验报告	完整性：检验报告记录（报告时间、审核时间） 及时性：检验报告记录（审核时间）＜检验危急值处理记录（医师处理时间）

项目代码	工作角色	业务项目	数据质量考察项目
01.03.7	病房医师	病房检验报告	完整性：外院检验结果记录（检验项目名称、参考值项目、标本类型） 整合性：本医院检验报告项目编码、结果参考值与外院相应项目可对照
01.04.3		病房检查申请	一致性：检查申请记录（检查项目名称、检查项目编码）
01.04.4		病房检查申请	完整性：检查申请记录(申请单号、患者标识、检查项目编码、检查项目名称)
01.04.5		病房检查申请	完整性：检查申请记录（检查申请科室、检查目的或临床诊断、检查申请状态、检查部位） 整合性：医嘱记录与检查申请记录（检查申请项目编码、检查状态）可对照
01.04.6		病房检查申请	及时性：检查申请记录（申请时间）＜检查科室登记记录（患者到检时间） 整合性：临床路径定义记录（检查项目编码）与检查科室中检查项目字典（检查项目编码）可对照
01.04.7		病房检查申请	整合性： 1. 委外检查申请记录（检查申请单号、检验项目代码）与向外部检验机构传送检查申请记录（检查申请单号、检查申请项目代码）可对照 2. 本医疗机构外检查申请记录（检查项目代码）与本院检查字典可对照
01.05.3		病房检查报告	一致性：检查项目代码
01.05.4		病房检查报告	完整性：检查报告记录[检查项目名称、检查项目编码、检查描述、诊断(或结论、印象)]
01.05.5		病房检查报告	完整性： 1. 检查报告记录（报告科室、报告医师、检查诊断编码、审核医师编码） 2. 检查危急值记录（检查项目编码、通知对象、通知时间、处理人、处理记录内容） 整合性：检查系统与病房检查申请系统中的项目编码、名称可对照
01.05.6		病房检查报告	完整性：检查报告记录（报告时间、审核时间） 及时性： 1. 检查申请记录（申请时间）＜检查报告记录（报告时间） 2. 检查报告记录（报告时间）＜检查危急值记录（医师接收时间）
01.05.7		病房检查报告	整合性：本医院检查报告诊断项目编码项目与外院相应项目可对照
01.06.3		病房病历记录	一致性：病案首页记录（性别、门诊诊断）
01.06.4		病房病历记录	完整性： 1.病案首页记录(患者标识、姓名、性别、出生日期、门诊诊断、入院时间、入院科室、出院时间、出院患者、出院主要诊断、出院诊断编码) 2. 描述性病历记录中的主诉、现病史、体格检查，病历记录内容大于100字
01.06.5		病房病历记录	完整性：病历修改记录（修改医师、修改时间、修改后的病历内容） 整合性：病历记录（章节标识）与质控记录（有问题病历章节标识）可对照
01.06.6		病房病历记录	完整性： 1. 病历签名记录（签名病历内容识别标识、签名时间、签名医师） 2. 会诊记录（申请会诊时间、申请会诊科室、会诊科室、会诊完成时间、会诊医师） 及时性： 1. 会诊记录会诊申请时间＜会诊完成时间 2. 病历记录（提交时间）<=病历签名记录（签名时间）
01.06.7		病房病历记录	整合性：病历记录（患者标识）与外院病历记录（患者标识）可对照

附表 C-4（续）

项目代码	工作角色	业务项目	数据质量考察项目
02.01.3		患者护理与评估	一致性：病房患者信息（入院方式、护理级别）
02.01.4		患者护理与评估	完整性： 1. 病房患者信息（患者标识、患者姓名、患者性别、患者出生日期、护理级别、入科时间、床位号） 2. 护理评估记录（患者标识）
02.01.5		患者护理与评估	完整性：护理评估记录（评估护士编码、评估护士姓名、评估项目名称） 整合性： 1. 护理记录与医嘱执行（患者标识、护理级别）可对照 2. 病房患者信息（患者标识、住院病区）与住院登记记录（患者标识、住院病区）可对照
02.01.6		患者护理与评估	及时性： 1. 住院登记记录（入院时间）<= 病房患者信息（入科时间） 2. 病房患者信息（入科时间）< 护理评估记录（评估时间）
02.01.7		患者护理与评估	完整性：护理相关临床路径记录（患者入径诊断、入径时间，变异记录） 整合性：本医疗机构外护理评估记录中评估项目与本院护理评估项目可对照
02.02.3		医嘱执行	一致性：医嘱执行记录（医嘱项目编码、医嘱项目名称、给药途径）
02.02.4		医嘱执行	完整性：医嘱执行记录（患者标识、医嘱号、医嘱项目编码、医嘱项目名称、医嘱执行时间）
02.02.5	病房护士	医嘱执行	完整性：医嘱执行记录（医嘱分类、执行护士编码、执行医嘱护士姓名） 整合性：医嘱记录与护理执行记录（医嘱号、医嘱项目编码、药疗医嘱给药途径、药疗医嘱用法）可对照
02.02.6		医嘱执行	及时性：药房发药记录（发药时间）< 医嘱执行记录（给药时间），护理执行记录（标本采集时间）<= 检验科（标本接收时间）
02.02.7		医嘱执行	
02.03.3		护理记录	一致性：护理记录（体征记录项目编码、体征记录项目名称）
02.03.4		护理记录	完整性：护理记录（患者标识、护理项目、执行时间、执行人）
02.03.5		护理记录	完整性： 1. 护理记录（护理计划时间、护理计划项目） 2. 护理记录（描述性护理项目）内容大于 10 个字符 整合性： 1. 护理记录与病历记录（患者标识、住院标识）可对照 2. 护理记录中观察记录项目，如：脉搏、心率、出入量、身高、血压等，与观察记录字典可对照
02.03.6		护理记录	完整性： 护理电子签名记录（签名时间、签名护理记录标识） 及时性：护理记录（护理计划时间）与护理记录（护理执行时间）差距小于 1 小时
02.03.7		护理记录	完整性：不良事件记录（发生时间、持续时间、不良事件类型、名称、记录人） 整合性：护理记录文书编码与临床路径规定的文书编码可对照

项目代码	工作角争	业务项目	数据质量考察项目
03.01.3		处方书写	一致性：处方记录（处方项目编码，处方项目名称）
03.01.4		处方书写	完整性：处方记录（处方号、处方药品编码、处方药品名称、处方类型、处方剂量、处方剂量单位、处方开立医师编码、处方开立时间）
03.01.5		处方书写	完整性：处方记录［患者诊断、性别、年龄（或出生日期）］ 整合性：处方记录（处方号、药品编码）与药房配药记录（处方号、药品编码）可对照
03.01.6		处方书写	完整性：处方记录（处方状态、处方确认时间、处方确认人） 整合性：处方记录与处方点评记录（处方号、药品编码）可对照 及时性：处方开立时间＜要是审核时间＜药师发药时间
03.01.7		处方书写	完整性：外配处方（患者标识、处方名称、给药途径、剂量、剂量单位、机构标识、医师标识） 整合性：院外医疗机构药品字典与院内药品字典可对照，院外医疗机构诊断字典与院内诊断字典可对照
03.02.3		门诊检验申请	一致性：检验申请记录（检验项目名称、检验项目编码、标本名称）
03.02.4	门诊医师	门诊检验申请	完整性：检验申请记录（检验申请单号、患者标识、患者性别、项目编码、项目名称、标本名称）
03.02.5		门诊检验申请	完整性：检验申请记录（检验申请医师编码、医师姓名、检验申请状态、项目描述） 整合性：检验申请记录（检验申请单号、检验申请项目编码、标本状态）与检验科室的检验登记记录（检验申请单号、检验申请项目编码、标本状态）可对照
03.02.6		门诊检验申请	完整性：检验申请记录（申请开立时间、标本采集人、标本采样时间） 及时性：检验申请记录（申请开立时间）＜标本采集记录（采样时间）
03.02.7		门诊检验申请	整合性： 1. 委外检验申请记录（检验申请单号、检验项目代码、标本代码）与向外部检验机构传送检验申请记录（检验申请单号、检验申请项目代码、标本代码）可对照 2. 医联体医疗机构检验申请记录（检验项目代码、标本代码）与本院检验字典可对照
03.03.3		门诊检验报告	一致性：检验报告记录（项目编码，项目名称）
03.03.4		门诊检验报告	完整性：检验报告记录（患者标识、检验结果项目名称、检验结果、正常参考值）
03.03.5		门诊检验报告	完整性： 1. 检验报告记录（报告检验科室、审核医师） 2. 检验危急值记录（项目编码、危急值、通知时间、医师接收时间、处理医师、处理记录） 整合性： 1. 检验科室报告记录与标本记录（标本号）可对照 2. 检验科室报告记录与医师工作站中医师查看检验报告记录（检验项目编码、名称、参考值）可对照

附表 C-4（续）

项目代码	工作角争	业务项目	数据质量考察项目
03.03.6		门诊检验报告	完整性：检验报告记录（报告时间、审核时间） 及时性：检验报告记录（审核时间）<检验危急值处理记录（医师处理时间）
03.03.7		门诊检验报告	完整性：外院检验结果记录（检验项目名称、参考值项目、标本类型） 整合性：本医院检验报告项目编码、结果参考值与外院相应项目可对照
03.04.3		门诊检查申请	一致性：检查申请记录（项目编码，项目名称、检查部位）
03.04.4		门诊检查申请	完整性：检查申请记录（申请序号、患者标识、患者姓名、项目编码、项目名称、检查部位）
03.04.5		门诊检查申请	完整性：检查申请记录（患者性别、年龄、出生年月、检查目的、申请医师编码、医师姓名） 整合性：检查申请记录与检查科室登记记录（申请单号、项目编码、项目名称、检查部位）可对照
03.04.6		门诊检查申请	完整性：门诊检查申请记录（申请单开立时间、申请单确认状态），检查执行记录（执行时间、执行状态、执行人） 及时性：检查申请记录（申请开立时间）<检查预约记录预约（预约时间）<检查登记（到检时间）
03.04.7		门诊检查申请	整合性：医联体机构外的检查项目申请中患者标识、检查项目代码、诊断代码能够与院内相关记录与字典可对照
03.05.3		门诊检查报告	一致性：门诊检查报告记录（项目编码，项目名称、检查部位）
03.05.4		门诊检查报告	完整性：门诊检查报告记录（报告单号、患者标识、患者姓名、项目编码、项目名称、检查部位）
03.05.5	门诊医师	门诊检查报告	完整性：门诊检查报告记录（报告医师编码、医师姓名、患者年龄（或出生日期）、诊断编码） 整合性：门诊检查报告记录与门诊检查申请单记录（申请单号、项目编码、项目名称、检查部位）项目可对照
03.05.6		门诊检查报告	完整性：门诊检查报告记录（报告审核时间、审核状态） 及时性：检查科室检查记录（项目执行时间）≤门诊检查报告记录（报告审核时间）
03.05.7		门诊检查报告	整合性：院外检查报告记录中患者标识、检查项目、诊断应与院内检查相关数据和字典可对照
03.06.3		门诊病历记录	一致性：门诊病历记录（患者性别、科室、诊断）
03.06.4		门诊病历记录	完整性：门诊病历记录（患者标识、患者姓名、诊断名称）
03.06.5		门诊病历记录	完整性： 1.门诊病历记录（就诊时间、医师签名） 2.门诊病历记录中主诉、辅助检查、病史等描述性记录字符数 >50
03.06.6		门诊病历记录	及时性：门诊病历记录（创建时间）<（签名时间）
03.06.7		门诊病历记录	整合性： 院外病历记录（患者标识）与院内就诊患者标识可对照

附表 C-4（续）

项目代码	工作角色	业务项目	数据考察项目
04.01.3		申请与预约	一致性：检查申请记录（检查项目名称、检查项目代码、检查部位）
04.01.4		申请与预约	完整性： 1.检查申请记录（申请单编号、患者标识、患者姓名、检查项目、部位、检查目的、申请医师、申请科室） 2.检查预约记录（申请单编号、患者标识、患者姓名、检查项目、部位、检查安排时间）
04.01.5		申请与预约	完整性：检查申请记录（诊断、特殊情况描述、执行科室、检查科室位置、申请时间） 整合性：检查科室接收的检查申请记录与临床科室的检查检查记录（申请单编号、患者标识、检查项目、部位、申请医师、申请科室）可对照
04.01.6		申请与预约	及时性：检查申请记录（检查申请时间）≤检查预约记录（检查安排时间）
04.01.7		申请与预约	整合性：医联体相关医院间检查检查申请记录中（患者标识、检查项目、部位）可对照
04.02.3		检查记录	一致性：检查记录（检查项目、部位）
04.02.4		检查记录	完整性：检查记录（患者标识、检查项目、部位、测量值）
04.02.5		检查记录	完整性：检查记录（检查时间、检查医师或技师、检查状态） 整合性：检查记录与检查申请记录（患者标识、检查项目）数据内容可对照
04.02.6		检查记录	及时性：检查申请记录（检查申请时间）≤检查记录（检查时间）
04.02.7		检查记录	
04.03.3	检查科室	检查报告	一致性：检查报告记录（检查项目、部位）
04.03.4		检查报告	完整性：检查报告记录（检查报告编号、患者标识、检查项目、部位、检查结论、报告时间）
04.03.5		检查报告	完整性：检查报告记录（检查所见、报告医师、审核医师、检查状态） 整合性：检查报告记录与检查申请记录（申请单编号、患者标识、检查项目、部位、申请科室）可对照
04.03.6		检查报告	及时性：检查申请记录（申请时间）≤检查记录（患者报到时间）≤检查记录（检查时间）≤检查报告记录（报告审核时间）
04.03.7		检查报告	整合性：医联体机构之间检查报告记录（患者标识、检查项目、诊断）可对照
04.04.3		检查图像	一致性：检查图像（检查项目、部位、采集人的名称和编码）
04.04.4		检查图像	完整性：检查图像记录（图像唯一编号、患者标识号）
04.04.5		检查图像	完整性：检查图像记录（图像产生时间、检查部位、图像产生设备） 整合性： 1.检查图像记录与检查申请记录（检查项目、患者标识）可对照 2.检查图像记录与检查报告记录（图像号）可对照
04.04.6		检查图像	及时性：检查申请记录（检查申请时间）≤检查图像记录（图像产生时间）≤检查报告记录（检查报告时间）
04.04.7		检查图像	整合性：医联体传入医院的图像记录与检查报告记录中（患者标识、检查部位）能够与本医院（患者标识、检查部位）可对照

附表 C-4（续）

项目代码	工作角色	业务项目	数据考察项目
05.01.3		标本处理	一致性：检验标本记录（标本编码、标本名称）
05.01.4		标本处理	完整性：标本记录（标本标识、标本编码、标本签收状态）
05.01.5		标本处理	完整性：标本记录（标本类别、容器类别、患者标识、标本采集时间、采集人） 整合性：标本记录与检验申请记录（检验申请单号）可对照
05.01.6		标本处理	完整性：标本传送记录（标本标识、标本位置、状态改变时间） 及时性：检验申请记录（申请时间）＜标本记录（标本采集时间）
05.01.7		标本处理	整合性：医联体中外送标本或外院标本记录中（本院患者标识、外院患者标识）可对照
05.02.3		检验结果记录	一致性：检验结果记录（检验报告项目、参考值范围）
05.02.4		检验结果记录	完整性：检验结果记录（检验申请单号、检验时间、检验项目、项目结果）
05.02.5	检验处理	检验结果记录	完整性： 1. 检验结果记录（患者标识、正常参考值） 2. 检验危急值记录（检验项目、危急结果值、报告人、报告内容、报告时间） 3. 质控记录（质控时间、项目、结果、靶值） 整合性： 1. 检验结果记录与检验申请记录（患者标识、检验单号）可对照 2. 检验申请记录与检验结果记录（检验申请项目、检验报告项目）可对照
05.02.6		检验结果记录	及时性：检验标本记录（标本签收时间）≤检验结果记录（结果报告时间）
05.02.7		检验结果记录	整合性：检验结果记录（患者标识、检验项目）与外部医疗机构检验申请记录（患者标识、检验项目）可对照
05.03.3		报告生成	一致性：检验报告记录（项目名称、参考值范围）
05.03.4		报告生成	完整性：检验报告记录（检验申请单号、患者标识、检验报告项目、检验结果、报告时间、报告科室）
05.03.5		报告生成	完整性：检验报告记录（正常参考范围、报告人、审核人） 整合性：检验报告记录与检验申请记录（申请单号、患者标识）可对照
05.03.6		报告生成	及时性：标本记录（标本采集时间）≤检验结果记录（检验时间）＜检验报告记录（报告发布时间）
05.03.7		报告生成	整合性： 1. 外送标本返回的报告（患者标识、检验报告项目）与院内记录可对照 2. 外部机构申请的检验结果记录中（患者标识）与外院申请记录（患者标识）可对照

项目代码	工作角色	业务项目	数据质量考察项目
06.01.3		一般治疗记录	一致性：治疗执行记录（治疗项目编码、治疗项目名称）
06.01.4		一般治疗记录	完整性：治疗执行记录（患者标识、患者姓名、治疗项目名称）
06.01.5		一般治疗记录	完整性：治疗执行记录（治疗时间、治疗师） 整合性：治疗执行记录与治疗计划记录或治疗处方（患者标识、治疗项目）可对照
06.01.6		一般治疗记录	完整性：治疗预约记录（预约时间、治疗计划项目） 及时性：治疗申请记录（申请时间）＜治疗计划记录或治疗处方（治疗计划时间）＜治疗执行记录（治疗时间）
06.01.7		一般治疗记录	整合性：医联体医疗机构间治疗申请、治疗记录中（患者标识、治疗项目）可对照
06.02.3		手术预约与登记	一致性：手术申请记录（手术项目名称、手术编码）
06.02.4		手术预约与登记	完整性：手术申请记录（手术标识号、患者标识、手术名称、手术日期、手术医师）
06.02.5		手术预约与登记	完整性：手术申请记录（手术执行科室、助手姓名、麻醉方式、器械要求） 整合性： 1. 手术申请记录与麻醉记录（患者标识、手术标识号）可对照 2. 手术记录与病案首页（手术名称、手术代码）可对照
06.02.6	治疗信息处理	手术预约与登记	完整性：手术记录（患者标识、手术标识号、手术名称、手术描述、手术医师、手术开始时间、手术结束时间） 及时性：手术申请记录（手术申请时间）＜=手术记录（手术开始时间）＜手术记录（手术结束时间）
06.02.7		手术预约与登记	整合性：医联体病历记录中的手术记录（患者标识、手术编码）与本院相应项目可对照
06.03.3		麻醉信息	一致性：麻醉记录（麻醉方法、手术名称）
06.03.4		麻醉信息	完整性：麻醉记录（手术标识号、患者标识、患者姓名、手术名称、麻醉方法、麻醉师姓名）
06.03.5		麻醉信息	完整性：麻醉记录（麻醉事件、术中用药、麻醉开始时间、进入恢复室时间、麻醉苏醒时间） 整合性：麻醉记录与手术记录（手术标识号、麻醉方式）可对照
06.03.6		麻醉信息	及时性：麻醉记录（麻醉开始时间）＜手术记录（手术开始时间）＜麻醉记录（进入麻醉恢复室时间）＜麻醉记录（麻醉苏醒时间）
06.03.7		麻醉信息	整合性：医联体医院病历中麻醉记录中（患者标识、麻醉方式）与本医院相应记录数据可对照
06.04.3		监护数据	一致性：监护记录（体征项目、护理措施）
06.04.4		监护数据	完整性：监护记录（患者标识、监测项目、护理措施、护理执行人）
06.04.5		监护数据	完整性：监护记录（护理记录、评估记录、体征采集时间、评估时间、治疗项目、治疗时间） 整合性： 1. 监护记录与检验结果记录（患者标识、检验报告项目代码）可对照 2. 监护记录与医嘱记录（患者标识、医嘱项目代码）可对照
06.04.6		监护数据	及时性：检验记录（危急值报警时间）＜监护记录（危急值处置时间）
06.04.7		监护数据	整合性：外部医疗机构病历记录中的监护数据（患者标识、监测项目）与本医院中相应记录可对照

附表 C–4（续）

项目编码	工作角色	业务项目	数据质量考察项目
07.01.3		血液准备	一致性：血液记录（血液项目名称、血液编码）
07.01.4		血液准备	完整性：血液库存记录（血液编码、血袋编号、血型、数量、单位、入库时间）
07.01.5		血液准备	完整性：血液记录（捐血者编码、捐血时间） 整合性：血液库存记录与血液使用记录（血袋编号、血液编码）可对照
07.01.6		血液准备	完整性：血液库存记录（入库时间、出库时间记录、操作人员） 及时性：血液库存记录（入库时间）<血液库存记录（出库时间）<血液使用记录（输血时间）
07.01.7		血液准备	整合性：院外血液记录与院内血液库存记录（血袋号、血型编码）可对照
07.02.3		配血与用血	一致性：配血记录（血型编码、配血检验项目）
07.02.4		配血与用血	完整性：配血记录（患者标识、配血检验项目、检验结果、配血时间）
07.02.5		配血与用血	完整性： 1. 配血记录（配血人、核对人员） 2. 用血记录（患者标识、血型编码、输血时间、血袋编号） 整合性：配血记录与输血记录（患者标识、血型编码）可对照
07.02.6		配血与用血	及时性：配血记录（配血时间）<用血记录（输血时间）
07.02.7		配血与用血	完整性：医联体病历中输血记录（患者标识、血型编码）与医院内的相关记录可对照
07.03.3		门诊药品调剂	一致性：门诊配药记录（药品名称、药品编码、给药途径）
07.03.4	医疗保障	门诊药品调剂	完整性：门诊配药记录（患者标识、姓名、药品编码、药品名称、给药途径、给药频率、发药数量）
07.03.5		门诊药品调剂	完整性：门诊配药记录（处方开立时间、诊断、剂量、剂量单位、处方医师、审核药师、审核时间） 整合性：药品调剂记录和门诊处方记录（患者标识、处方号、药品代码）可对照
07.03.6		门诊药品调剂	完整性：门诊配药记录（处方审核时间、发药时间） 及时性：门诊处方记录(处方开立时间)<处方审核记录(处方审核时间)≤门诊配药记录（处方发药时间）
07.03.7		门诊药品调剂	整合性：医联体门诊处方记录（患者标识、药品编码、给药途径）项目与本院相关记录可对照
07.04.3		病房药品配置	一致性：药房配药记录（药品名称、药品编码、给药途径）
07.04.4		病房药品配置	完整性：药房配药记录（患者标识、姓名、药品编码、药品名称、给药途径、给药时间、发药数量）
07.04.5		病房药品配置	完整性：药房配药记录（医嘱执行时间、剂量、剂量单位、审核药师、审核时间） 整合性：药房配药记录与医嘱执行记录（患者标识、药品编码、给药途径）可对照
07.04.6		病房药品配置	及时性： 1. 医嘱记录（医嘱开立时间）<药房配药记录（发药时间） 2. 药房配药记录（发药时间）<药品执行记录（给药时间）
07.04.7		病房药品配置	整合性：医联体病历记录中药疗医嘱记录（患者标识、药品编码、给药途径）与本院相关项目数据可对照

项目代码	工作角色	业务项目	数据质量考察项目
08.01.3		病历质量控制	一致性：病案质控记录（质控项目名称）
08.01.4		病历质量控制	完整性：病案质控记录（患者标识、质控项目编码、质控时间）
08.01.5	病历管理	病历质量控制	完整性：病历质控记录（书写医师、质控人员编码、病历质控问题描述、病案评分、时限超时标志） 整合性：病历质控记录与病历记录（患者标识、病历章节标识）可对照
08.01.6		病历质量控制	及时性：病历质控记录（质控时间）< 病历质控记录（修改时间）< 病历质控记录（质控确认完成时间）
08.01.7		病历质量控制	整合性：医联体外院病历（患者标识）与医院病历记录可对照
10.01.3		临床数据整合	一致性： 1. 住院病案首页（出院诊断编码、门诊诊断、手术操作编码、性别） 2. 门诊病案记录（门诊诊断）
10.01.4		临床数据整合	完整性： 1. 病案首页（患者标识、住院标识、入院科室、出院科室、入院时间、出院时间） 2. 检查报告（患者标识、检查项目、结论、检查时间） 3. 检验报告（患者标识、检验项目、结果、参考范围、检验时间） 4. 医嘱记录（患者标识、医嘱代码、医嘱开始时间） 5. 体征记录（患者标识、体征项目、测量结果、测量时间） 整合性：医嘱、检查、检验、手术、药品、体征项目能全部与患者标识对应
10.01.5	信息利用	临床数据整合	一致性：形成临床数据仓库的项目有数据元素定义、值域定义。数据内容与值域字典可对应 完整性：住院病案首页数据全部内容符合病案首页质量规范必填项要求
10.01.6		临床数据整合	完整性： 1. 从结构化病历记录中抽取记录项目与项目值，包括从入院记录提取结构化项目（主诉、现病史、既往史、个人史、婚育史、家族史、体格检查、专科情况、辅助检查等相关章节提取结构化数据）；病程记录（当前病情记录、评分、诊疗计划等相关章节提取结构化数据）；出院小结（诊疗情况、目前情况、评分、出院诊断、出院注意事项、出院带药等相关章节提取结构化数据） 2. 结构化检查报告记录中抽取记录项与项目值，包括检查描述、检查结论（提取量化项目名称、量化文本结果、量化数字结果、量化日期结果、量化布尔值等） 3. 抽取的数据项目超过结构化定义项目内容的 50%
10.01.7		临床数据整合	完整性：数据仓库中数据有注册登记，每个登记的数据索引有唯一数据标识与实际数据对应

附录 D

《医院信息互联互通标准化成熟度测评方案（2020 年版）》

本测评方案从 2021 年起施行，测评方案文本可在国家卫生健康委统计信息中心官方网站信息化建设栏目（ http://www.nhc.gov.cn/mohwsbwstjxxzx/new_index.shtml ）下载。

附录 E

《医院智慧服务分级评估标准体系（试行）》

医院智慧服务是智慧医院建设的重要内容，指医院针对患者的医疗服务需要，应用信息技术改善患者就医体验，加强患者信息互联共享，提升医疗服务智慧化水平的新时代服务模式。建立医院智慧服务分级评估标准体系（Smart Service Scoring System，4S），旨在指导医院以问题和需求为导向持续加强信息化建设、提供智慧服务，为进一步建立智慧医院奠定基础。电子病历、医院运营、教学、科研等信息化建设情况不在本评估范围内。

一、评估目标

·建立完善医院智慧服务现状评估和持续改进体系，评估医院开展的智慧服务水平。

·明确医院各级别智慧服务应当实现的功能，为医院建设智慧服务信息系统提供指南，指导医院科学、合理、有序地开发、应用智慧服务信息系统。

·引导医院沿着功能实用、信息共享、服务智能的方向，建设完善智慧服务信息系统，使之成为改善患者就医体验、开展全生命周期健康管理的有效工具。

二、评估对象

应用信息系统提供智慧服务的二级及以上医院。

三、评估分级

对医院应用信息化为患者提供智慧服务的功能和患者感受到的效果两个方面进行评估，分为 0 级至 5 级。

（一）0 级：医院没有或极少应用信息化手段为患者提供服务

医院未建立患者服务信息系统；或者在挂号、收费、检查、检验、入出院、药事服务等环节中，面向患者提供信息化服务少于 3 个。患者能够通过信息化手段获取的医疗服务信息较少。

（二）1 级：医院应用信息化手段为门急诊或住院患者提供部分服务

医院建立服务患者的信息系统，应用信息化手段对医疗服务流程进行部分优化，在挂号、收费、检查、检验、入出院、药事服务等环节中，至少有 3 个以上的环节能够面向患者提供信息化服务，患者就医体验有所提升。

（三）2级：医院内部的智慧服务初步建立

医院应用信息系统进一步优化医疗服务流程，能够为患者提供智慧导医分诊、分时段预约、检查检验集中预约和结果推送、在线支付、床旁结算、生活保障等智慧服务，患者能够便捷地获取医疗服务相关信息。

（四）3级：联通医院内外的智慧服务初步建立

电子病历的部分信息通过互联网在医院内外进行实时共享，部分诊疗信息可以在院外进行处理，并与院内电子病历信息系统实时交互。初步建立院内院外、线上线下一体化的医疗服务流程。

（五）4级：医院智慧服务基本建立

患者医疗信息在一定区域内实现互联互通，医院能够为患者提供全流程的个性化、智能化服务，患者就诊更加便利。

（六）5级：基于医院的智慧医疗健康服务基本建立

患者在一定区域内的医院、基层医疗机构以及居家产生的医疗健康信息能够互联互通，医院能够联合其他医疗机构，为患者提供全生命周期、精准化的智慧医疗健康服务。

四、评估方法

采用定量评分、整体分级的方法，综合评估医院智慧服务信息系统具备的功能、有效应用范围、技术基础环境与信息安全状况。

（一）局部应用情况评估

是对医院中各个环节的医疗业务信息系统进行评估。

评估项目： 按照患者诊前、诊中、诊后各环节应涵盖的基本服务内容，结合医院信息化建设和互联网环境，确定5个类别共17个评估项目（见附件1）。

评估方法： 围绕17个评估项目分别对医院智慧服务信息系统的功能、有效应用范围进行评分。功能评估按照实现的功能等级获得等级评分，有效应用范围评估按照实际应用情况获得相应的比例系数评分。将两个得分相乘，得到此评估项目的综合评分。即：单个项目综合评分＝功能评分 × 有效应用范围评分。各项目实际评分相加即为该医院智慧服务信息系统局部应用情况的总评分。

功能评分： 标准中对每个评估项目，均按照0~5级列出每一个评估项目对应的功能要求与评估内容。评估是根据各医院智慧服务系统达到相应评估项目的功能状态（评为某一级别必须达到前几级级别相应的要求），确定该评估项目的得分。

有效应用范围评分： 按照每个评估项目要求的应用范围，分别计算该项目在医院中的实际应用比例。其中，要求实际应用的项目，实际服务中实现应用则视为 100%，无实际应用则视为 0。要求比例的项目，计算该项目在医院内的实际应用比例，所得比值即为得分，精确到小数点后两位。

（二）整体应用水平评估

是对医院智慧服务信息系统整体应用情况的评估。具体方法是按照总分、基本项目完成情况、选择项目完成情况得到评估结果，分为 0~5 级共六个等级（各级评估要求见附件 2）。

医院智慧服务信息系统评估总分：是反映医院智慧服务信息系统整体应用情况的量化指标，即局部应用情况评估各项目评分的总和，且该得分不低于相应级别最低总分标准。例如，医院智慧服务信息系统达到第 3 级水平时，则其评估总分应大于等于 30 分。

基本项目完成情况：基本项目是医院智慧服务信息系统中的基础、关键项目。医院智慧服务信息系统达到某一等级时，其相应等级基本项目应当全部达标。部分项目应用范围必须达到 80% 以上。

选择项目完成情况：选择项目是医院结合实际选择实现的项目。医院智慧服务信息系统达到某一等级时，其相应等级选择项目至少 50% 应当达标。部分项目应用范围必须达到 50% 以上。

附件：

附表 E-1 医院智慧服务分级评估项目

附表 E-2 医院智慧服务分级评估基本要求

附表 E-1 医院智慧服务分级评估项目

序号	类别	业务项目	应用评估
1	诊前服务	诊疗预约	应用电子系统预约的人次数占总预约人次数比例
2		急救衔接	具备急救衔接机制和技术手段并有应用
3		转诊服务	应用信息系统转诊人次数占总转诊人次数比例
4	诊中服务	信息推送	应用信息技术开展信息推送服务
5		标识与导航	具备院内导航系统
6		患者便利保障服务	具备患者便利保障系统并有应用
7	诊后服务	患者反馈	电子调查人次占全部调查人次比例
8		患者管理	应用电子随诊记录的随诊患者人次数占总随诊患者人次比例
9		药品调剂与配送	具有药品调剂与配送服务系统并有配送应用
10		家庭服务	具有电子记录的签约患者服务人次占总签约患者服务人次比例
11		基层医师指导	应用信息系统开展基层医师指导
12	全程服务	费用支付	具备电子支付系统功能并有应用
13		智能导医	有智能导医系统功能并有应用
14		健康宣教	有健康宣教系统并有应用
15		远程医疗	具备远程医疗功能并有应用
16	基础与安全	安全管理	应用身份认证的系统占全部系统比例
17		服务监督	具有服务监督机制并有监督记录

说明："应用评估"中要求"有应用"的项目，该功能在实际中应用则视为100%，如未应用则视为0；要求比例的项目，实际应用比例基本项不低于80%，选择项不低于50%

附表 E-2　医院智慧服务分级评估基本要求

等级	内容	基本项目数（项）	选择项目数（项）	最低总分（分）
0 级	医院没有或极少应用信息化手段为患者提供服务	——	——	——
1 级	医院应用信息化手段为门急诊或住院患者提供部分服务	4	8/13	10
2 级	医院内部的智慧服务初步建立	6	6/11	20
3 级	联通医院内外的智慧服务初步建立	8	4/9	30
4 级	医院智慧服务基本建立	9	3/8	41
5 级	基于医院的智慧医疗健康服务基本建立	9	3/8	51

说明：表中"8/13"是指 13 个选择项目中至少有 8 个项目达标

附录 F

《中华人民共和国网络安全法》

《中华人民共和国网络安全法》已由中华人民共和国第十二届全国人民代表大会常务委员会第二十四次会议于 2016 年 11 月 7 日通过，自 2017 年 6 月 1 日起施行。

参见网址：http://www.npc.gov.cn/wxzl/gongbao/2017-02/20/content_2007531.htm

致 谢

（按首字笔画排序）

东软集团股份有限公司

北京嘉和美康信息技术有限公司

西安朝前智能科技有限公司

华为技术有限公司

江苏世轩科技股份有限公司

奇安信科技集团股份有限公司

金蝶医疗软件科技有限公司

威睿信息技术（中国）有限公司

联众智慧科技股份有限公司

新华三技术有限公司